なぜ起きる？　どう対応する？

非う蝕性
歯頸部歯質欠損
NCCL
Noncarious Cervical Lesion

監著　黒江敏史
著　　青島徹児／井上　和／築山鉄平

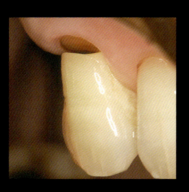
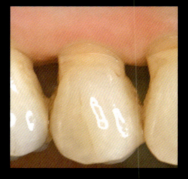
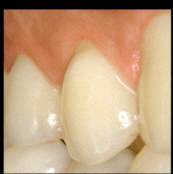
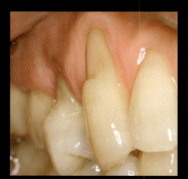

クインテッセンス出版株式会社　2024

序文

　う蝕以外の原因による歯頸部歯質の欠損(Noncarious Cervical Lesion：NCCL)は，日常臨床で頻繁に遭遇する状態である．しかし，毎日のように目にしているであろうこのNCCLは，現在歯科領域でもっとも見解が分かれている疾患の1つであるかもしれない．そして，その議論の中心にあるのは，アブフラクションである．

　歯周疾患の新分類で注目を集めた欧米の2大歯周病学会(AAPとEFP)の合同ワークショップでは，アブフラクションも取り上げられ，「力でNCCLが発生するという信頼できるエビデンスはなく，アブフラクションが現実であることを支持しない」という結論が出された．さらに，歯科最大の研究系学術団体であるIADRがまとめたtooth wearの用語集から，根拠不足としてアブフラクションは除外された．アカデミアではアブフラクションに対して否定的な見解が増えてきている．一方，多くの臨床家にとってアブフラクションは現実味を帯びた存在である．書籍，雑誌，講演等でNCCLが扱われる際には，かならずと言っていいくらいに原因としてアブフラクションが挙げられる．しかし，咬合のレジェンドDawsonのようにアブフラクションに否定的な臨床家もいて，臨床家の見解も一枚岩ではない．なぜこのような齟齬が生じているのだろうか？

　筆者は，1994年(卒後2年目)からアブフラクションにのめり込み，肯定派の研究者としてアブフラクションの実証を目指していた時期があった．しかし，時は流れて2024年現在，臨床家としてアブフラクションを否定的に捉えている．そのため，ここ30年のアブフラクションの歴史的経緯をほぼリアルタイムでフォローしてきており，肯定／否定双方の論理を理解することができる．さらに，開業して約15年で蓄積した相当数の経過を追ったNCCL症例によって，筆者のNCCLに対する考え方は大きく変化した．本書は，現時点で得られている科学的／臨床的根拠を総動員して，混沌としているNCCLの病因論をアップデートすることを目的に制作した．

　病因論に関する見解は分かれていても，臨床の現場でわれわれは日々NCCLに対応していかなければならない．NCCLの対応は，予防や経過観察から，修復，根面被覆術まで多岐に渡る．筆者1人ではこれらの範囲を高いレベルですべて網羅することはできない．そのため，対応についてはそれぞれの分野の第一人者である共著者をお迎えして現在の到達点を提示していただいた．青島徹児先生にはNCCLの修復を，築山鉄平先生には根面被覆術を，素晴らしい症例を交えて解説していただいた．また，NCCLならびにtooth wearは歯科衛生士が関与できる点が多いため，歯科衛生士としての対応を井上和先生に解説していただいた．

　本書の内容は，今後の研究や新たな臨床的知見の蓄積によって変わっていく可能性はあるが，2024年時点における研究と臨床の最前線をまとめている．読者諸氏の知識のアップデートと，より確実なNCCLのマネジメントに貢献できれば幸いである．

2024年6月
黒江敏史

CONTENTS

序文 ……… 3

第 1 章　おさえておきたいNCCLに関する基本情報

1．用語の整理

1）はじめに ………………………………… 8
2）本書で用いる定義 ……………………… 8
3）用語は正しく用いないと誤解が生じる …… 11
4）おわりに ………………………………… 11

2．Tooth wear概論

1）はじめに ………………………………… 12
2）健全な状態とtooth wearの比較 ………… 12
3）Tooth wearの原因 ……………………… 13
4）酸蝕 ……………………………………… 13
5）咬耗 ……………………………………… 20
6）摩耗 ……………………………………… 22
7）Erosive tooth wear ……………………… 23
8）乳歯ならびに若年者永久歯のtooth wear … 25
9）おわりに ………………………………… 26

3．NCCLの臨床像

1）はじめに ………………………………… 28
2）多様なNCCLの臨床像 ………………… 28
3）NCCLの典型像 ………………………… 33
4）NCCLの疫学 …………………………… 35
5）おわりに ………………………………… 36

4．NCCLの病因論

1）はじめに ………………………………… 38
2）病因論の歴史的変遷 …………………… 38
3）病因の検証方法 ………………………… 39
4）アブフラクション ……………………… 39
5）摩耗 ……………………………………… 40
6）酸蝕 ……………………………………… 41
7）Erosive tooth wearとNCCL …………… 42
8）おわりに ………………………………… 43

5．摩耗の帰還

1）はじめに ………………………………… 46
2）アブフラクション仮説登場以前の評価 … 46
3）アブフラクション仮説登場の影響 …… 46
4）21世紀における再検証 ………………… 47
5）象牙質を減らすのは歯磨剤中の研磨剤 … 48
6）摩耗に関連する要因 …………………… 48
7）摩耗によってNCCLができる条件 …… 49
8）摩耗への反論 …………………………… 50
9）おわりに ………………………………… 50

6．NCCLと歯肉退縮

- 1）はじめに …………………………… 54
- 2）歯肉退縮の原因 …………………… 54
- 3）歯周炎に関連した歯肉退縮 ……… 54
- 4）歯周炎に関連しない歯肉退縮 …… 55
- 5）歯肉退縮に関連するリスク ……… 57
- 6）おわりに …………………………… 59

7．咬耗とNCCL

- 1）はじめに …………………………… 60
- 2）咬耗とNCCLに関する臨床研究 … 60
- 3）症例でみる咬耗とNCCLの関係 … 62
- 4）おわりに …………………………… 62

8．ブラッシング習慣がない集団のNCCL

- 1）はじめに …………………………… 66
- 2）現代のブラッシング習慣が確立される前にNCCLはあったか？ …………… 66
- 3）NCCLは現代病 …………………… 68
- 4）ブラッシング習慣がない現代人集団のNCCL …………………………… 69
- 5）隣接根面の溝 最古のNCCL？ …… 70
- 6）おわりに …………………………… 71

9．NCCLと象牙質知覚過敏

- 1）はじめに …………………………… 72
- 2）象牙質知覚過敏の定義 …………… 72
- 3）象牙質知覚過敏のメカニズム …… 72
- 4）象牙質知覚過敏の臨床像 ………… 74
- 5）象牙質知覚過敏の疫学 …………… 75
- 6）象牙質知覚過敏への対応 ………… 77
- 7）おわりに …………………………… 77

10．臨床的対応

- 1）はじめに …………………………… 80
- 2）予防編 ……………………………… 80
  - ●歯科衛生士が行う酸蝕患者への医療面接と対応　井上　和 …… 81
  - ●不適切なブラッシングの実例とそれらへの対処　井上　和 …… 87
  - ●経過観察の方法と歯科医師の介入を求めるタイミング　井上　和 …… 89
- 3）治療編 ……………………………… 90
  - ●NCCLに対する修復および補綴的アプローチ　青島徹児 …… 96
  - ●NCCLをともなう歯肉退縮を治療する際のディシジョンメイキング　築山鉄平 …… 106
- 4）おわりに …………………………… 120

第2章 症例編

1. 症例で読み解くNCCLの病因

1）はじめに……………………124
2）経過からみるNCCL……………125
3）アブフラクションと信じられているタイプの
　　NCCLの検証……………………149
4）おわりに：
　　Tooth wearとNCCLの統合……………200

第3章 主要論文のレビュー

1. 20世紀の論文

1）アブフラクション仮説の源流……………208
2）アブフラクション仮説の大前提「咬合力で
　　歯頸部に応力が集中する」の起源………212
3）20世紀におけるNCCLに関する知見……214
4）20世紀のまとめ……………………218

2. 21世紀の論文

1）文献レビューの変遷……………………222
2）進歩したコンピュータによる
　　応力解析研究……………………225
3）NCCLの実験的再現……………………229
4）口腔内でできたNCCLの詳細な検証……236
5）NCCLの臨床研究……………………237
6）NCCLに関する研究の現在地……………239

索引……………………243

あとがき……………………246

Column

[1] 前向き／後ろ向きの臨床観察……………………27
[2] 酸性食品とアルカリ性食品……………………37
[3] EBMとアブフラクション……………………37
[4] RDA……………………52
[5] 偽陽性と偽陰性……………………53
[6] 相関関係と因果関係……………………65
[7] 源流に遡れ！　17.5分という神話……………………79
[8] 蹄の音を聞いたらシマウマではなく馬を思い浮かべろ……………………206
[9] Erosion? corrosion? bio-corrosion?……………………221

第 1 章

おさえておきたい
NCCLに関する基本情報

臨床の現場でNCCLに遭遇する頻度は高いにもかかわらず，系統立った情報が不足している．卒前・卒後教育で扱われる内容は限定的で，日本においてNCCLに特化した書籍は存在しない．しかし，決して知見がないわけではなく，とくに21世紀以降に科学的な検証がかなり進んできた．

本章では，なぜNCCLが発生するかにフォーカスして，現在の知見を総括する．また，NCCLには多様な臨床的対応が必要なため，各分野のスペシャリストを迎えて対応の最前線を提示していただく．

第1章 おさえておきたいNCCLに関する基本情報

1 おさえておきたいNCCLに関する基本情報

1．用語の整理

1）はじめに

インターネットで多くの歯科医院がNCCLやアブフラクションに関する情報を提供しているが，用語が正しく使用されていない事例にしばしば遭遇する．また，セミナーで受ける質問のなかにも，用語の定義が混乱していると思われるものがある．

実例を基にした誤用例を以下に示すので，何が問題かを考えていただきたい．
a）アブフラクションの原因は，かつて「歯ブラシでの摩耗」と考えられていましたが……
b）今までNCCLという言葉を知らず，歯頸部の欠損はWSDとすぐ決め付けていたが……
c）NCCL：歯ぎしりが原因で歯の付け根の薄いエナメル質が剥がれ，くさび状に削れること
d）アブフラクションをする患者さんの，軽減する方法が知りたいです

2）本書で用いる定義

用語の定義を正しく理解し，適切に使用することは，歯科医療従事者間で正確にコミュニケーションをとるための大前提である．そのため，本書においても，誤解が生じないように最初に用語の定義を確認する．しかし，tooth wearとNCCLに関連する用語は，学術団体の用語集に収載されていないことが多く（表1），定義も統一されているとは言い難い状況であった．そのような状況を改善するために，European Organization for Caries Research (ORCA)とthe International Association for Dental Research (IADR)はtooth wearに関する用語のコンセンサスを2020年に発表した．

本書では，もっとも新しく，tooth wearの専門家集団が策定したORCAとIADRの用語のコンセンサス[1]を基本的に踏襲する．酸蝕は，単独でも，摩耗

表1 各種学会が発行している用語集におけるtooth wearやNCCL関連用語の収載状況．

	tooth wear	Erosive tooth wear	NCCL	アブラクション	酸蝕（erosion）	咬耗（attrition）	摩耗（abrasion）	**WSD
ORCA & IADR[1]	○	○	×	×（推奨しない用語として除外）	○	○	○	×
Academy of Prosthodontics：*GPT-2023[2]	×	×	×	○	○	○	○	×
American Academy of Periodontology (AAP)[3]	×	×	×	○	○	×	○	×
American Association of Endodontists (AAE)[4]	×	×	×	○	○	○	○	×
日本補綴歯科学会[5]	×	×	×	○	○	○	○	×
日本歯科保存学会[6]	○	×	×	○	○	×	○	○

*The Glossary of Prosthodontic Terms 2023：Tenth Edition, **Wedge-shaped defect：くさび状欠損

■ Tooth wear：う蝕以外の物理・化学的原因による歯質の喪失

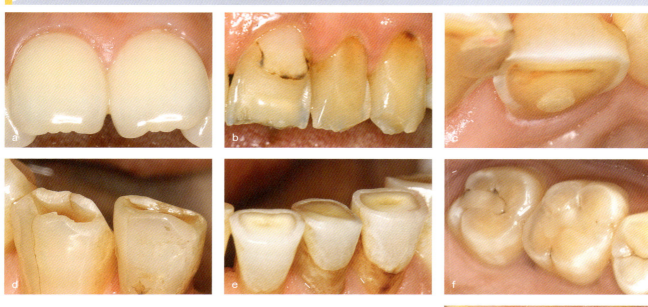

図1 a〜g　う蝕以外の物理・化学的原因によって歯の表面が喪失した状態．唇頬側，舌口蓋側，切縁，咬合面のいずれにも発生する可能性がある．エナメル質の喪失に始まり，エナメル質がなくなった部位では，象牙質の喪失に移行する．

や咬耗といった物理的過程を促進することでも，歯質を喪失させる．そのため，ORCAとIADRは酸蝕を主原因とするtooth wearとして，erosive tooth wearを用語集に初めて加えた．このことから，tooth wearの要因のなかで酸蝕がとくに重要視されていることがわかる．attritional（咬耗を主原因とする）もしくはabrasive（摩耗を主原因とする）tooth wearという用語は提唱されていない．

ORCAとIADRは，エビデンス不足を理由に，アブフラクションを推奨しない用語として用語のコンセンサスから除外したため，アブフラクションに関しては他団体の見解を集約して採用した．理由は記載されていないが，NCCLもORCAとIADRの用語のコンセンサスに収載されていない．GPT（Glossary of Prosthodontic Terms）では第9版にはNCCLが収載されていたが（内容はアブフラクションと同一），2023年に改定された第10版ではNCCLは除外された．そのため，NCCLの定義はLevitchら[7]とBartlettら[8]のレビュー論文に準じた．このような事情を踏まえて，本書ではORCAとIADRの用語のコンセンサスをベースに以下の定義で各用語を使用する．

1）Tooth wear：う蝕以外の物理・化学的原因による歯質の喪失（図1）

2）Erosive tooth wear：酸蝕が主要な原因であるtooth wear

3）NCCL：セメントエナメル境（以下，CEJ）付近に生じたう蝕ではない物理・化学的原因による歯質の喪失（図2）

4）アブフラクション：咬合力が原因と考えられる歯頸部歯質の喪失

5）酸蝕：口腔内細菌が産生する以外の酸による歯質の化学的喪失

6）咬耗：歯と歯の接触による歯質の物理的喪失

7）摩耗：歯以外の異物との接触による歯質の物理的欠損

8）くさび状欠損（WSD）：歯頸部に生じたくさび

> 第1章 おさえておきたいNCCLに関する基本情報

■ NCCL：CEJ付近に生じたう蝕ではない物理・化学的原因による歯質の喪失

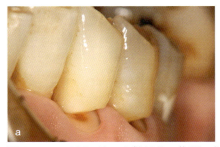
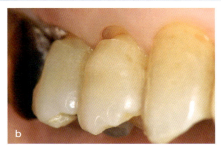
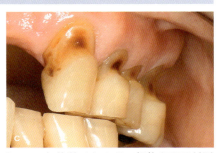

図2a～c　NCCLは，う蝕以外の物理・化学的原因による歯質の喪失であることはtooth wearと共通であるが，部位がCEJ付近に限定される点で異なる．歯質欠損の主体は象牙質であることも，tooth wearとは異なる．

■ 分類の基準（図3）と用語の重なり（図4）

状態によって定義されている用語 a	Tooth wear	NCCL	WSD

原因によって定義されている用語 b	酸蝕	摩耗
	咬耗	アブフラクション

図3a,b　非う蝕性歯質喪失に関連する用語は，統一された基準で定義づけられていない．Tooth wear，NCCL，WSDは状態に基づいて定義されているが，酸蝕，摩耗，咬耗，アブフラクションは原因に基づいている．状態で定義された用語と原因で定義された用語では，重複する部分がでてくる（例：NCCLには酸蝕，摩耗，アブフラクションが含まれる）．原因の性質上，咬耗とアブフラクションは発生部位が限定される（それぞれ咬合接触部位と歯頸部）．

図4　部位や形態の制約がないため，tooth wearはすべての非う蝕性の原因と歯質が喪失した状態を包含する．NCCLはそのなかで歯頸部に位置するものだけが該当し，原因から咬耗が外れる．WSDは形態がくさび状という制約がさらに加わるため，NCCLの一部のみが該当する．

状の形態をした非う蝕性の歯質欠損

　これらは統一された基準で分類されているわけではなく，状態あるいは原因に基づくもの，状態と原因の両方に基づくものがある（図3）．そのため，これらは相互排他的ではなく，ほとんどの臨床状況で2つ以上が該当する．

　Tooth wearとNCCLは，いずれも物理・化学的要因による歯質欠損である．しかし，部位による縛りはないtooth wearに対してNCCLは歯頸部に限定される．そのため，NCCLはtooth wearに包含されることになる．さらに，くさび状欠損（WSD）は，くさび状の歯頸部歯質欠損であるため，NCCLに包含される（図4）．

　Tooth wearとNCCLの原因は，それぞれ酸蝕・摩耗・咬耗，酸蝕・摩耗・アブフラクションであると考えられている．そのため，原因に注目するとそれぞれの関係性は変化する．たとえば，酸蝕によって起きる歯質欠損には，tooth wearとNCCLの両方が含まれることになる．歯頸部は例外的な状況を除き咬合接触がないため，咬耗にはNCCLは含まれずtooth wearのみが該当する．自分が何にフォーカスしているかを明確にして用語を選択しないと，誤解が生じる原因となる．

　Tooth wearとNCCLは，物理・化学的な原因による歯の表面における喪失であり，生物学的原因による歯質欠損（例：う蝕，外部／内部吸収）は含まれないことにも注意が必要である．

3）用語は正しく用いないと誤解が生じる

上記のように，用語はかならずしも相互排他的ではなく，重なり合う部分がある．そのため，混同しないように使い分けに注意が必要である．冒頭に示した誤用例の問題点を解説する．

a）アブフラクション→NCCL：アブフラクションはNCCLの中で咬合力が原因と推測されるものであり，アブフラクションという用語が提唱されて以来摩耗が原因と考えられたことはない．以前から摩耗はNCCLの原因の一つとされているため，この文脈では原因を限定する用語であるアブフラクションではなく，より広いカテゴリーのNCCLが用いられるべきである．

b）WSD→アブフラクション（もしくは摩耗か酸蝕）：多因子性と考えられているNCCLを単一の原因に限定する用語として使っていたことに対する反省と考えられるため，WSDの代わりに原因に基づく名称が用いられるべきであろう．WSDは形態に基づき，原因は問わない用語である．

c）NCCL→アブフラクション，削れる→喪失する：力学的原因に限定しているため，原因を限定しない総称であるNCCLではなくアブフラクションが用いられるべきである．アブフラクションであれば，「削れる」というメカニズムは正しくない．また，アブフラクションの原因と考えられる強い力は，歯ぎしりだけで生じるわけでない（クレンチング，早期接触，硬い食物を多く摂取する習慣等）．

d）アブフラクション→ブラキシズム：文脈から推測すると，アブフラクションの箇所に来るべきは行動である．アブフラクションを用いていることから過剰な咬合力が念頭にあると推測され，ブラキシズムを用いるべきと考えられる．

4）おわりに

このように，適切な用語が選択されないと，情報発信者の意図が誤解されたり，質問者の疑問点が正しく伝わらなかったりする可能性がある．正確なコミュニケーションのためには，正しい用語の選択をすることが重要である．カリオロジーにおいて「う蝕」と「う窩」を，歯周病学で「歯肉炎」と「歯周炎」を混同してはいけないように，tooth wearとNCCLに関する用語も適切に使用する必要がある．

本項のポイント

- Tooth wearとNCCLに関して，学術団体がまとめた用語集は長らく存在しなかった
- 2020年にORCAとIADRがerosive tooth wearに関連する用語集を発表した
- エビデンス不足を理由に，アブフラクションは推奨されない用語として除外された
- 用語は正しい定義で適切に使い分けないと，誤解の元になる

参考文献

1. Schlueter N, Amaechi BT, Bartlett D, Buzalaf MAR, Carvalho TS, Ganss C, Hara AT, Huysmans MDNJM, Lussi A, Moazzez R, Vieira AR, West NX, Wiegand A, Young A, Lippert F. Terminology of Erosive Tooth Wear：Consensus Report of a Workshop Organized by the ORCA and the Cariology Research Group of the IADR. Caries Res. 2020；54(1)：2-6.
2. The Glossary of Prosthodontic Terms 2023：Tenth Edition. J Prosthet Dent. 2023 Oct；130(4 S 1)：e 7 -e126.
3. American Academy of Periodontology. Glossary of Periodontal Terms.https：//members.perio.org/libraries/glossary（2024年6月28日アクセス）
4. American Association of Endodontists. Glossary of Endodontic Terms Tenth Edition.https：//www.aae.org/specialty/clinical-resources/glossary-endodontic-terms/（2024年6月28日アクセス）
5. 公益社団法人日本補綴歯科学会（編）．歯科補綴学専門用語集 第6版．東京：医歯薬出版，2023.
6. 特定非営利活動法人日本歯科保存学会（編）．保存修復学専門用語集 第2版．東京：医歯薬出版，2017.
7. Levitch LC, Bader JD, Shugars DA, Heymann HO. Non-carious cervical lesions. J Dent. 1994 Aug；22(4)：195-207.
8. Bartlett DW, Shah P. A critical review of non-carious cervical (wear) lesions and the role of abfraction, erosion, and abrasion. J Dent Res. 2006 Apr；85(4)：306-12.

2. Tooth wear 概論

1) はじめに

　Tooth wearはう蝕，吸収，外傷以外の原因による歯質の喪失であり[1]，う蝕，歯周病に次ぐ第三の歯科疾患として注目を集めている．Tooth wearとNCCLはう蝕以外の原因で歯質が減るという点は共通であるため，NCCLを理解するためには，まずtooth wearをよく知る必要がある．

2) 健全な状態とtooth wearの比較

　Tooth wear症例の臨床的特徴を理解するために，歯質喪失がほとんどない，萌出から時間が経過していない歯とtooth wear症例を対比してみる．個人差はあるが，歯にはもともと明確な咬頭，隆線，副隆線，切縁結節ならびに深い裂溝が存在し，メリハリのある形態を呈している（図1）．また，エナメル質表面には微細構造があり平滑ではない．

　一方，軽度のtooth wear症例では，エナメル質表面の艶と微細構造が失われたのっぺりとした外観になる（図2a）．さらに進行するとエナメル質の厚みは薄くなり，咬頭や副隆線は失われ平坦な形態になり，象牙質の色が透けて黄色がかった色調になる（図2b, c）．エナメル質の厚みを超えて喪失が進むと，象牙質が露出する．露出した象牙質面は，エナメル質と同じ高さの平面になっている場合と（図2d, e）くぼんで凹面となっている場合がある（図2f, g）．さらに進行すると，エナメル質と象牙質の両方が大きく失われ，歯冠形態は原型を留めなくなる（図2h, i）．

■ 歯質喪失がほとんどない，萌出から時間が経過していない歯

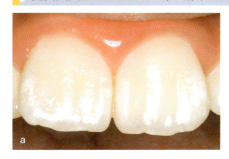
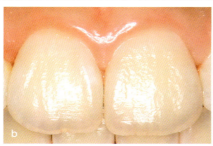
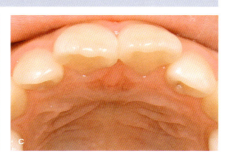
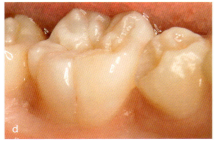
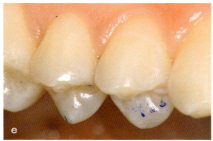

図1 a〜e　萌出から時間が経過していない前歯の表面には微細構造が観察される（a, b）．切縁方向から見ると，唇側面のもともとの豊隆が維持されている（c）．萌出間もない臼歯咬合面には鋭い咬頭と深い裂溝があり，各咬頭にはさらに副隆線があり平坦な面はどこにもない（d, e）．

■ Tooth wearの臨床像

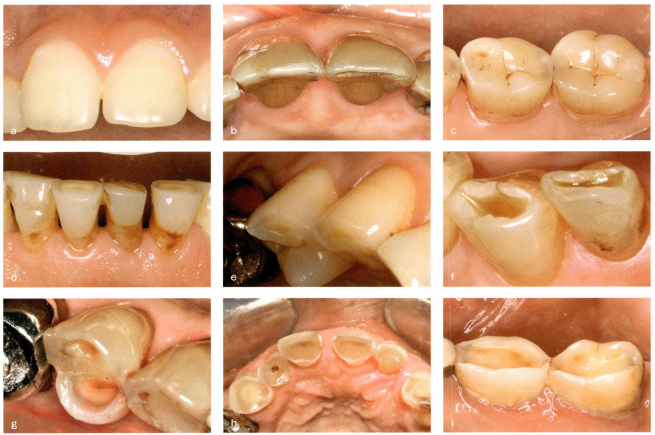

図2 a～i 初期のtooth wearではエナメル質表面の微細構造は失われ、艶もなくなっている（a）．さらに進行したtooth wearがある前歯を切縁方向から観察すると、唇側エナメル質が唇側全面で喪失しており、もともとの豊隆が消失して平坦な形態になっている（b）．図1cと比較すると、唇面の変化が明らかである．エナメル質が薄くなり、象牙質の色が透けている．Tooth wearが進行した臼歯の咬合面は、平坦な形態となっており、ところどころに平面が形成されている（c）．6|の近心頬側咬頭で象牙質が露出している．エナメル質が喪失して露出した象牙質は、エナメル質と同じ高さの平面となっている場合（d, e）と、象牙質がくぼんで凹面となっている場合（f, g）がある．Tooth wearが高度に進行すると、歯冠形態が原型を留めなくなる（h, i）．

3）Tooth wearの原因

酸蝕、咬耗、摩耗がtooth wearの三大原因と考えられている（図3）[1]．喪失原因をより大きく括ると、化学的（溶ける）と物理的（すり減る）に分けることができる（図4）[2,3]．咬耗と摩耗は擦れる対象が異なる（それぞれ対合歯と異物）が、どちらも物理的接触で歯質が喪失する点は同じである．Tooth wearは、「溶ける」か「擦れる」、あるいはそれらの相乗作用の結果である．

Tooth wearには、各原因に固有の臨床的特徴があると考えられており、診断用のフローチャートが2つ存在する[2,3]．そのうちの1つであるVerrettのフローチャートを図5に示す[2]．

4）酸蝕

酸蝕の原因となる酸には、外因性と内因性のものがある（図6）．日本では、かつて酸蝕は特定の職業（メッキ・ガラス工場等）に関連する稀な職業病と教育されていた．しかし、日本においてもこの10年ぐらいで、酸蝕に対する認識が大きく変化し、酸蝕は、酸性の飲食物・薬剤に起因した頻繁に遭遇する疾患と考えられるようになった．また、内因性の酸蝕に

Tooth wearの原因

酸蝕：酸で溶けて歯質が喪失すること
咬耗：対合歯と擦れて歯質が喪失すること
摩耗：異物と擦れて歯質が喪失すること

図3　Tooth wearの原因(参考文献1より引用)．Tooth wearにアブフラクションが含まれる場合があるが，tooth wearの用語に関するコンセンサス[1]，ならびにtooth wearの診断用フローチャート[2,3]にはアブフラクションが含まれていないため，本書でもtooth wearの原因からアブフラクションを外した．Verrettは「アブフラクションは論争が続いているため，取り扱わない」と説明している[2]．

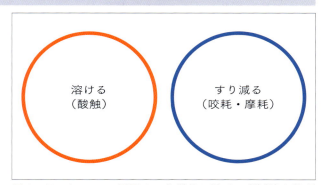

図4　Tooth wearの原因は，化学的に溶ける(酸蝕)と物理的にすり減る(咬耗・摩耗)に分けることができる．

Tooth wearの診断用フローチャート(Verrettのフローチャート)

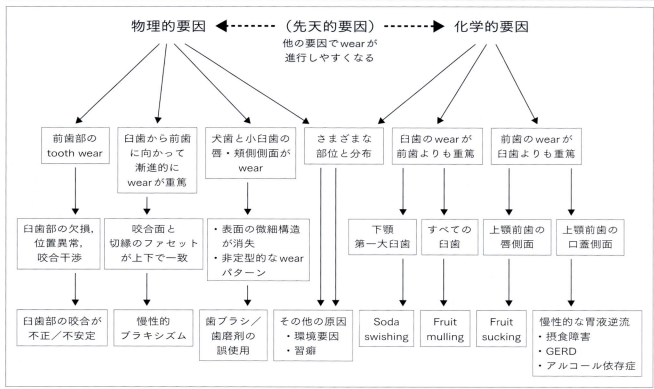

図5　Verrettのフローチャート．物理的要因と化学的要因に分けられている(参考文献2より引用・改変)．

関する認識も高くなってきた．

　歯の無機成分はpHがある一定の値(臨界pH)よりも低くなると，溶解が始まる．う蝕における臨界pHはエナメル質でおよそ5.5〜5.7[4]，象牙質でおよそ6〜6.75[5]と考えられている．無機成分が溶解するかは酸自体のpH値だけでなく，周囲のカルシウムやリン酸塩の濃度によっても影響を受ける[4]．個人差はあるものの，プラーク中のカルシウムとリン酸塩の濃度はある程度一定であるため，上記のような値を算出することができる．しかし，酸蝕を起こす原因(酸性飲食物，薬剤，胃酸等)のミネラル濃度はそれぞれで大きく異なり，臨界pHは個別に計算する必要がある[4]．そのため，酸蝕に関してう蝕のような一定の臨界pH値は存在せず，飲食物等のpHが，ある値より低いから溶ける，あるいは高いから溶けないとは一概に言えない．Lussiらはさまざま

2. Tooth wear 概論

■ 酸蝕を起こす酸の由来

外因性
▶ 酸性飲食物
▶ 薬剤
▶ 職業的環境

内因性
▶ 胃酸（胃食道逆流症や習慣性嘔吐で口腔内へ）

図6　酸蝕を起こす酸の由来は，大きく外因性と内因性に分かれる．外因性の酸には多様なものがあるが，現代社会では酸性飲食物がもっとも大きな要因である．

■ 酸蝕の原因となるもの

飲料	炭酸飲料	フルーツジュース	スポーツドリンク	エナジードリンク	ワイン	ビール
	シャンパン	フレーバー付きミネラルウォーター	コーヒー	紅茶	ハーブティー	
薬剤	ビタミンCタブレット	鎮痛剤	感冒薬	マウスウォッシュ	保湿剤	人工唾液
調味料	酢	ドレッシング	チリソース			
食物	果物	ヨーグルト	サワーキャンディー			

図7　酸蝕の教科書[4,6]に挙げられている，歯を溶かすポテンシャルがある飲食物等の抜粋．ここで挙げたカテゴリーのすべての製品が酸蝕をおこすわけではない点に注意が必要である．

な酸性飲食物に関するエナメル質の臨界pHは3.9～6.5の範囲にあったと報告しており[4]，う蝕の臨界pHと比較して大きな幅がある．

酸蝕の教科書で挙げられている，酸蝕を起こし得る飲食物等を図7に抜粋した[4,6]．ここに挙げた以外でも，歯を溶かすポテンシャルをもつもの・状況は数多く存在する（酸性のガム[6]，日本酒，缶チューハイ，ある種の工場環境[6]，飲泉用の温泉水[7]，pH調整に失敗したプールの水[6,7]）．エナメル質と比較して象牙質の酸蝕に関する情報は少ないが，う蝕に対する臨界pHを踏まえると，エナメル質を溶かすものは象牙質も溶かすと考えられる．

酸蝕は，艶の消失（つねに起きるわけではない）から始まる（図8）．エナメル質の喪失が進行すると，歯の外形の変化が明確になり，象牙質が透けて，色調も変化する（図9, 10）．さらに進行すると，エナメル質の喪失量が多い，もしくはもともとエナメル質が薄い部位で，象牙質が露出してくる（図11, 12）．

露出した象牙質は，周囲のエナメル質に対して陥凹している．象牙質部分は対合歯と接触しておらず，咬合接触部位はエナメル質部分に限られている（図13）．

切縁部で象牙質が露出すると，薄い遊離エナメル質が生じる．遊離エナメル質に力が加わると，容易に破折し，ギザギザな切縁になる（図14）．後述する咬耗とは異なる外見を呈する．

より高度になると，歯冠の大部分が失われ，対合歯との間に明確な空隙が生じる（図15）．修復が施された歯の場合，修復材料よりも歯質のほうが溶解しやすいため，修復材料がアイランド状に残る（図16）．

酸蝕の特徴をまとめると，広い範囲でエナメル質の喪失が起き，喪失した部分としていない部分の境界は不明確である．象牙質が露出した部分では，象牙質部分がえぐれた形態となる．

う蝕と酸蝕は，どちらも酸による歯質の溶解であるが，う蝕の場合，糖が口腔内に取り込まれてから

> 第1章　おさえておきたいNCCLに関する基本情報

■ 酸蝕の臨床像①

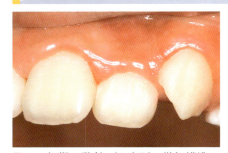
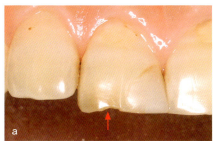
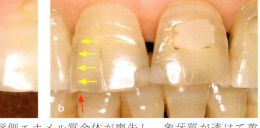

図8　初期の酸蝕．1⏊表面の微細構造と艶が失われている．口腔内に露出した期間が1⏊より短い2⏊3⏊の微細構造は残っている（本症例は10歳，男子．3⏊は6か月前に萌出）．

図9a, b　酸蝕が進んだ状態．唇側エナメル質全体が喪失し，象牙質が透けて黄色っぽく見える．隣接面の歯質喪失は唇側面よりも少ないため，隣接面のエナメル象牙境（以下，DEJ）が透けて見えるようになる（黄色の矢印）．切縁部のエナメル質は薄くなるため，欠けることがある（赤色の矢印）．

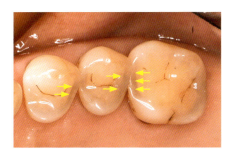

図10　咬合面のエナメル質が全面的に喪失して象牙質が透けて見えてきているが，まだ象牙質は露出していない．隣接面のDEJが透けてくる（黄色の矢印）．

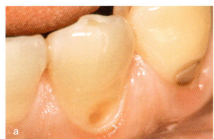
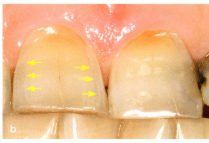
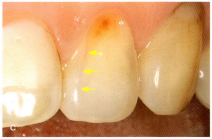

図11a～c　エナメル質の厚みを超えて歯質が喪失すると，象牙質が露出する．前歯部では，エナメル質が薄い歯頸側1/3で象牙質が露出し，エナメル質に対して陥凹している．黄色の矢印の部分では，隣接面のDEJが透けている．

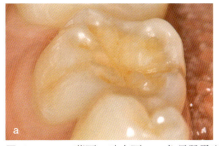
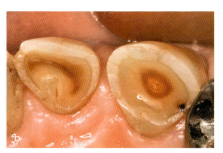
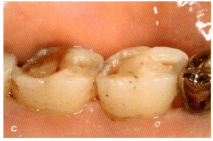

図12a～c　口蓋面，咬合面での象牙質露出．咬合面では咬頭頂部から象牙質の露出が始まり，そこから広がっていく．露出した象牙質面は，エナメル質に対して陥凹している．

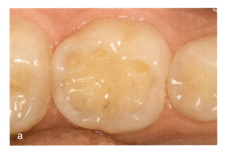
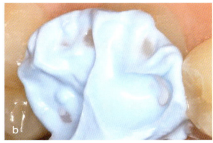

図13a, b　咬合面の，歯質喪失が大きい部分に対合歯が咬み込んでいるわけではない．咬合接触しているのは，喪失が少ない咬合面外側のエナメル質部分である．

2. Tooth wear 概論

■ 酸蝕の臨床像②

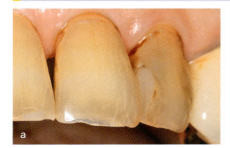
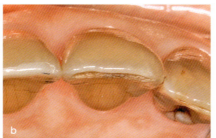
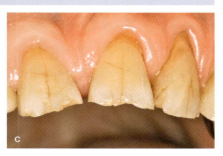
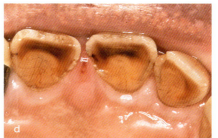

図14a〜d　切縁部で象牙質が露出すると，遊離エナメル質が生じる．遊離エナメル質部に外力が加わると容易に破折する．切縁がギザギザになっていることから，すり減った結果でないことがわかる（aとb，cとdはそれぞれ同一歯の唇側面観と咬合面観）．

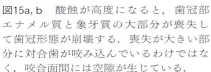
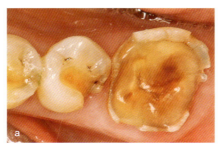
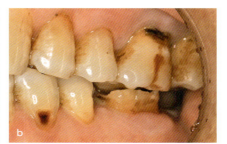

図15a, b　酸蝕が高度になると，歯冠部エナメル質と象牙質の大部分が喪失して歯冠形態が崩壊する．喪失が大きい部分に対合歯が咬み込んでいるわけではなく，咬合面間には空隙が生じている．

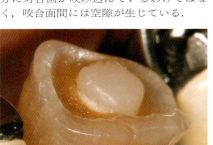
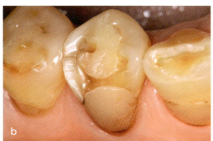
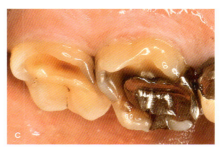

図16a〜c　歯質よりも耐酸性が高い修復物周囲では，歯質が選択的に喪失して，修復物がアイランド状に残る．修復直後には，歯質は修復物と同じ高さまで存在していたと考えられる．エナメル質はほぼ修復物の高さまで残っているため，象牙質が露出した部分での歯質喪失が大きいことがわかる．

細菌が酸を産生するまでには数分を要し，歯質の溶解（脱灰）は数十分間継続する．そして，臨界pHを上回ると，脱灰から再石灰化に転じる．そのため，う蝕では，表層ではなく表層下で脱灰が進み，う蝕病変は深さを有する．

一方，酸蝕は，う蝕と比べて短時間で始まり，終わる現象である．酸蝕は，酸が歯面に接触すると速やかに歯質の溶解が開始し，その後，唾液によって酸が洗い流される，あるいは中和されると，停止する．このため，歯質の喪失は表面に限局し，う蝕のような深さのある病変とはならない．

また，酸蝕は，すべての歯，歯面で同様に起きるわけではない．酸蝕が生じやすいのは，酸が直接歯に接触する部位である（図17a, b）．一方，酸は唾液によって無力化されるため，唾液の流量が多い部位では酸蝕が起きにくく，少ない部位では進みやすい．

> 第1章　おさえておきたいNCCLに関する基本情報

■ **酸が直接接触しやすい部位**

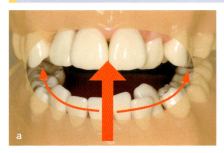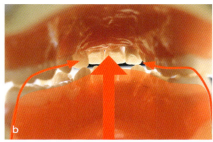

図17a, b　酸が歯と接触しやすい部位は，外因性（a）と内因性（b）で異なる．外因性の場合は，上顎前歯部唇側面や臼歯部咬合面が酸と接触しやすい．一方，口腔の後方から酸が出てくる内因性の酸蝕では，上顎（とくに前歯部）口蓋側の歯が酸と接触しやすい部位である．下顎歯は舌で覆われているため，上顎と比べて酸と直接接触しにくい．

■ **外因性の酸蝕（Fruit sucking）**

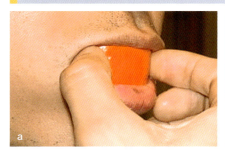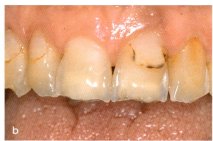

図18a, b　Fruit suckingは前歯部で果物（主に柑橘類）をかじる習慣である（a，イメージ図）．毎日のように柑橘類を摂取していた患者の上顎前歯部を示す（b）．エナメル質が大きく喪失し，象牙質が露出した部分もある．|1 唇側面のCR充填は著者が数年前にエナメル質と同じ高さになるように行ったものであるが，歯質の喪失によりコンポジットレジンが浮き上がっている．

■ **外因性の酸蝕（Soda swishing）**

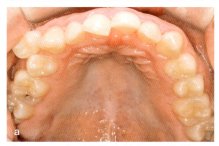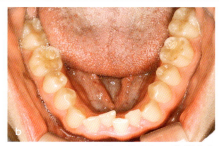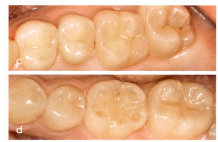

図19a〜d　毎日炭酸飲料を1.5L飲用していたsoda swishing症例．前歯部の歯質喪失は目立たないが，臼歯部咬合面，とくに下顎第一大臼歯で重篤である．

具体的には，大唾液腺から唾液にさらされる上顎小臼歯と第一大臼歯頬側，下顎歯舌側は唾液によって酸蝕から守られやすい．一方，第二大臼歯や前歯部唇側は唾液の作用がおよびにくい．唾液の流量が減少すれば，酸蝕のリスクは高くなる．

酸性飲食物の摂取方法によって差異は生じるが，外因性は，一般的に唇頬側面と咬合面に生じやすい．まず，図18bに図5のFruit sucking（果物を前歯でかじる）に相当する症例を示す．毎日のように柑橘類を摂取する習慣があり，前歯部でかじっていたと推測される．|1 のコンポジットレジン充填は，著者が数年前に唇側エナメル質と同じ高さになるように行ったものである．

次に，図19に図5のsoda swishing（炭酸飲料を口腔内でぐちゅぐちゅさせて，炭酸を抜いてから飲み込む習慣）に相当する症例を提示する．この習慣では，前歯部より臼歯部で喪失が大きく，下顎第一大臼歯でもっとも重篤になる[2, 3]．この患者は1日に，ジュース（主に炭酸飲料）を1.5L飲む習慣があった．

酸蝕による歯質喪失は，不可逆的に蓄積するため，1つひとつの酸性は強くなくとも，多くの種類の酸性飲食物を摂取すれば，重篤な歯質喪失に至る．たとえば，「1日に2Lの炭酸飲料を飲む習慣がある人」と，「それぞれは少量だが多種類の酸性飲食物を

■ 内因性の酸蝕（胃食道逆流症）

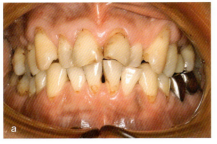
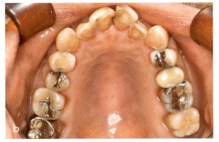
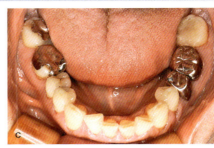
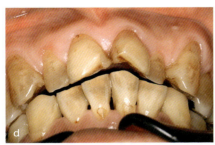
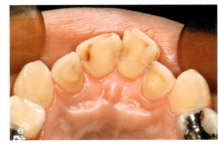
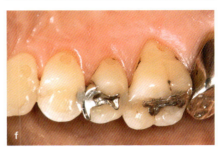
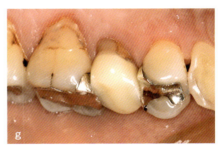

図20a～g　胃食道逆流症症例．胃液は口腔の奥から前方に向かって出てくるため，上顎口蓋側（とくに前歯部）の歯面で酸蝕が重篤になる．2|から|2の口蓋側エナメル質は，歯肉縁に沿った一部を除きほぼ喪失している．そのため，前医が充填したコンポジットレジンがアイランド状に歯面から突出している．歯質喪失が著明な前歯部は咬合しておらず，咬耗ではなく酸蝕が原因と考えられる．舌によって保護され，顎下腺と舌下腺からの唾液にさらされている下顎歯は上顎歯に比べて歯質喪失が少ない．

摂取する人」では，同等の歯質喪失量になる可能性がある．したがって，幅広く，もれなく情報取集しないと，酸蝕の原因を特定できない場合がある．

内因性では，口腔の後方から前方に向かって酸（胃酸）が出てくるため，上顎の口蓋側（とくに前歯部）が好発部位になる．図20に内因性の酸蝕症例（胃食道逆流症）を示す．上顎前歯部口蓋側のエナメル質はほとんど喪失しているが，前歯部に咬合接触はないため，咬耗ではなく胃酸による溶解が原因である．前医による充填は，歯面から浮き上がっている．下顎の歯の舌側は，舌によって保護され，胃酸が直撃せず，顎下腺と舌下腺からの唾液にさらされているため，上顎に比べて歯質の喪失が少ない．

内因性と外因性の酸蝕に共通した特徴として，歯肉縁に沿って一層健全なエナメル質が残ることが挙げられる[8]（図21）．その理由としては，歯肉溝滲出液によって酸が洗い流され，歯肉縁近くの歯質が溶けにくいこと，歯肉縁はプラークが残りやすく酸が歯質に直接接触しないことが挙げられている[8]．

歯肉退縮して歯根象牙質が露出していると，歯肉縁に沿った歯質はエナメル質ではなく象牙質となるため，酸蝕の多くは歯肉退縮がない状態で起きているということになる．つまり，酸蝕は歯肉退縮とは無関係に起きることが示唆される．これは後述するNCCLとは好対照である．また，隣接面における酸蝕による歯質の喪失は，他の歯面よりも少なく，進行した場合には隣接面のエナメル象牙境が透けて見えてくる（図9b，10，11b，cの黄色い矢印）．

酸蝕は，永久歯だけでなく乳歯にも起きるため（図22），小児においても注意が必要である．

> 第1章　おさえておきたいNCCLに関する基本情報

■ 歯肉縁に沿って残ったエナメル質

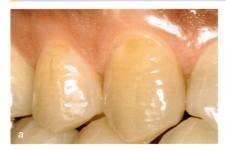
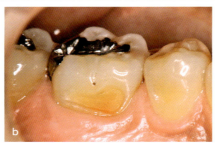
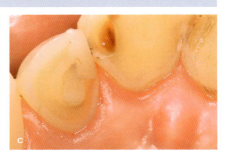
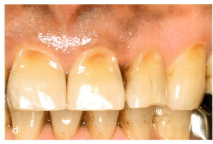

図21a〜d　酸蝕の大きな特徴に，歯肉縁に沿って一層健全なエナメル質が残ることがある．これは外因性でも内因性でも共通である．この領域は，1）歯肉溝滲出液によって酸が洗い流されることと，プラークが残りやすく酸が歯質に直接接触しにくいことが，理由として挙げられている[8]．

■ 乳歯の酸蝕

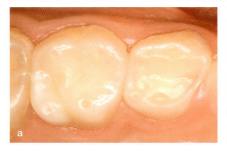
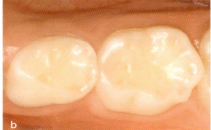
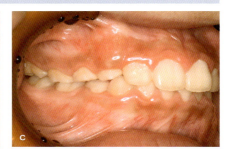
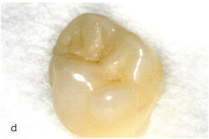

図22a〜d　酸蝕は，永久歯だけでなく乳歯でも起きる．ほぼ毎日のように炭酸飲料を摂取していた9歳男子の乳臼歯は，エナメル質が大きく喪失し，咬頭頂部で象牙質が露出し始めている．酸蝕がない乳臼歯(d)と比較すると，歯質喪失の大きさがわかる．

5）咬耗

　咬耗は物理的喪失であるため，対合歯と接触する部位に限定して起きる．酸蝕を除外できる人工物咬合接触面の喪失パターンが，咬耗の典型像と考えられる（図23a, b）．喪失部位の境界は明瞭で，喪失面は平坦である．耐摩耗性が異なる材料（硬質レジン歯と床用レジン，金属と硬質レジン）でも喪失面は同じ高さになる．このような特徴を示すtooth wearは（図23c〜e），咬耗が主たる原因と考えられる．

　対合する歯同士が，それぞれ原因でもあり結果でもあるため，喪失面は上下でぴったり一致する（図24a, b）．対合歯と直接接触する部位が減るため，喪失面のエナメル質と象牙質は同じ高さになる（図24c〜e）．この点は酸蝕と好対照である．上下のス

■ 咬耗による喪失部位の特徴

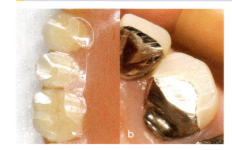
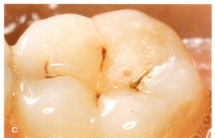
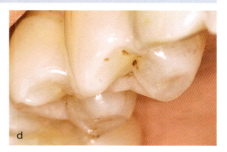
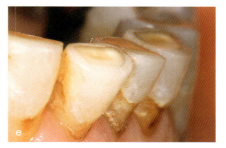

図23a〜e　咬耗の典型像は，酸蝕の影響を受けない人工物の咬合接触面で起きる喪失パターンが相当すると考えられる．喪失面と非喪失面の境界が明瞭で，材料に関係なく喪失面は平坦になる（a, b）．このような特徴を示すtooth wear（c〜e）は，咬耗が主たる原因と考えられる．aの義歯ならびにbの対合の義歯は夜間外しているため，日中のブラキシズムで咬耗したと考えられる．

■ 咬耗の喪失面は上下でぴったり一致する

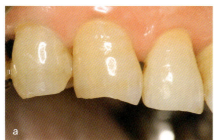
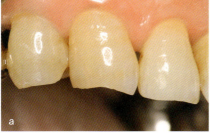
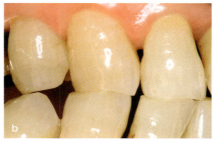
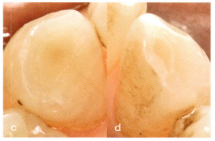

図24a〜d　咬耗面は上下でぴったりと一致し，エナメル質と象牙質が同じ高さの平面になっている．
図24e　直接接触する部分が喪失するため，喪失面は平坦で，エナメル質と象牙質が同じ高さになる．
図24f　上下顎の模型を手で持って合わせたときに喪失面が一致する場合は，咬耗が原因と診断することができる[2,3]．

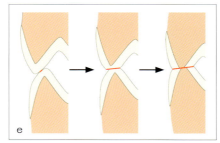
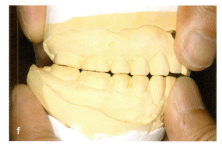

タディモデルを手で持って合わせると，喪失面がぴったり一致すること（図24f）が咬耗の診断基準である[2,3]．

一般に，咀嚼中の歯の接触は瞬間的な接触であるため咬耗の主原因とは考えられず，ブラキシズム（とくにグラインディング）が主原因であると考えられている[2,3]．

グラインディングが主原因の咬耗の場合は，後方から前方に向かい，漸進的に喪失量が大きくなる[2,3]（図25）．これは，咬合のガイドを担っている前方歯群から咬耗が進行した結果，離開していた後方歯群が接触するようになり，咬耗が後方に拡大していくためである．ただし，前方開咬の場合では，これとは対照的に，後方歯ほど喪失量が大きくなる（図26）．酸蝕と同様に，咬耗は乳歯でも起きる（図27）．

> 第1章　おさえておきたいNCCLに関する基本情報

■ ブラキシズムが主原因の咬耗

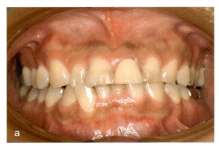
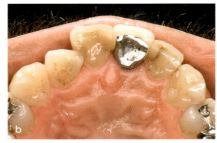
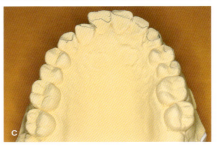

図25a～c　ブラキシズムが原因の咬耗は，後方から前方に向かい漸進的に喪失量が大きくなる[2,3]．ガイドを担っている前歯から咬耗が始まり，進行して臼歯が離開しなくなることで後方歯群に咬耗が拡大していく．

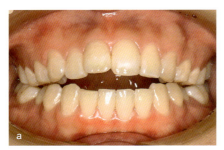
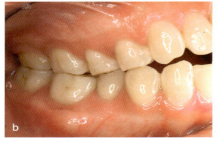
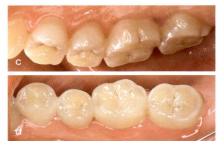

図26a～d　前方開咬の場合は，図25とは反対に，後方歯ほど咬耗が重篤になる．

■ 乳歯の咬耗

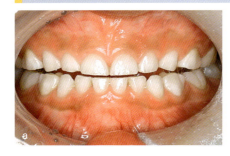
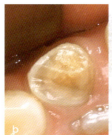
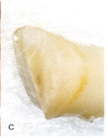

図27a～c　咬耗は乳歯でも起きる．

6）摩耗

　現代において，摩耗の原因となるもっとも一般的な異物は，歯磨剤に含まれる研磨剤である[3]．Tooth wearのフローチャートでは，摩耗の典型像は「犬歯，小臼歯部唇側における表面性状の喪失，ならびにサンドブラストをかけたような外観」とされている[2,3]．図28にそのような症例を示す．

　本症例では，前歯部と小臼歯部の唇頬側面のエナメル質が広範囲に喪失していたため，外因性の酸蝕を疑い，インタビューを行った．しかし，『酸っぱいものは嫌いで食べない』とのことで，酸蝕に関連する要因を見つけることができなかった．

　しかし，この患者は歯磨剤を好み，大量に使用して，唇頬側面を強圧の大きな水平的ストロークで長時間ブラッシングしていることが判明した．これにより歯肉退縮が起き，歯根象牙質が露出した歯もあった．一方，咬合面に目を移すと，酸蝕の特徴とされている咬頭頂部のカップ状欠損がない．また，歯肉縁に沿って健全エナメル質が残るという酸蝕の特徴はなく，歯肉縁の高さまで歯質が喪失しているため，原因は摩耗であったと考えられる．

　道具や，ナッツ類などの硬い食品を特定の部位で

■ 摩耗

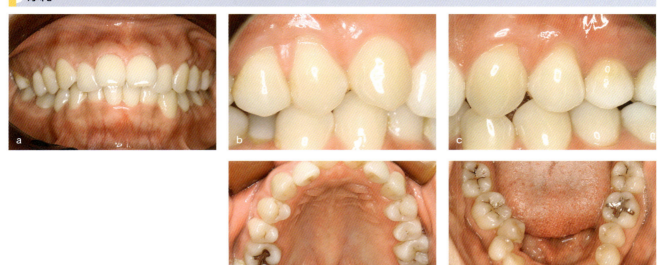

図28a〜e 前歯部から小臼歯部にかけて，唇頬側エナメル質が喪失して平坦になっている．歯磨剤が好きで大量に使用し，強圧かつ大きく水平的なストロークで長時間ブラッシングする習慣があった．外因性の酸蝕と似た所見であるが，「酸っぱいものは嫌い」で，酸蝕の要因を見つけることができなかった．歯肉縁に沿って健全歯質が残っておらず，咬合面や上顎口蓋側に酸蝕の所見がないことからも，摩耗が主原因と考えられる．

■ 協働する場合もあるtooth wear

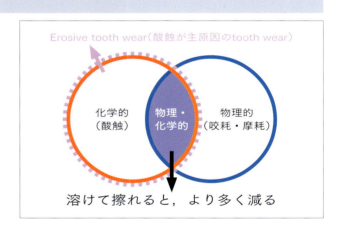

図29 Tooth wearは多因子性疾患であり，各原因は協働して作用する場合がある．酸蝕によって軟化した歯質に物理的要因が作用すると，酸蝕単独よりも多くの歯質が喪失する[4]．

かじる習慣で，摩耗が起きる場合もある[9]．狭い範囲に限局して特異な形態に歯質が喪失している場合は，そのような習慣がないか確認する必要がある．しかし，このような摩耗の頻度は高くない．

7）Erosive tooth wear

Tooth wearは多因子性の疾患であるため，各原因は独立して作用するだけでなく，協働する場合も多い．酸蝕により軟化した歯質に，物理的要因が作用すると，酸蝕単独の場合よりも多くの歯質が喪失する[4]（図29）．つまり，酸蝕は単独でも物理的要因の増強因子としても，広範囲でエナメル質を喪失させるもっとも強力なtooth wearの要因である．

摩耗や咬耗が起きた歯面に酸が作用した場合の喪失量はそれぞれの単純な和であるが，脱灰された歯面に摩耗や咬耗が作用すると喪失量は相乗的に大きくなる．作用する順番が重要な意味をもつ．これらのような酸蝕を主たる原因とするtooth wearは，

みかんの過剰摂取が背景にあったerosive tooth wear症例

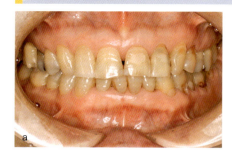
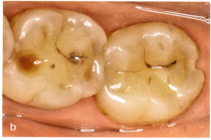

図30a, b　みかんの過剰摂取が背景にあったerosive tooth wear症例を示す．当院初診時の正面観（a）と下顎左側大臼歯の咬合面観（b）には，酸蝕の特徴的な所見が見られる．

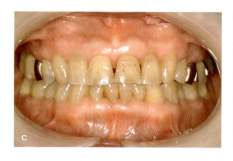
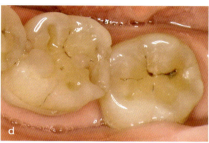

図30c, d　初診から11年3か月後の正面観（c）と下顎左側大臼歯の咬合面観（d）．歯質の喪失は，初診時からほとんど進行していない．

erosive tooth wearと定義されている[1, 4]．

健全なエナメル質は物理的侵襲に対して強い抵抗性を示すが，脱灰したエナメル質表層は食物や軟組織との接触でも容易に喪失することが実験的に示されている[10,11]．そのため，erosive tooth wearの影響は象牙質よりもエナメル質でより顕著に現れる[12]．

みかんの過剰摂取が背景にあったerosive tooth wear症例を供覧する．当院での初診時の正面観と下顎左側大臼歯の咬合面観を示す（図30a, b）．初診時にすでに相当量の歯質喪失が見られたものの，その後10年以上経過したがほぼ進行しなかった（図30c, d）．歯質喪失がいつ起きて，なぜ直近では10年以上も進行が止まっているかという臨床的疑問が生じる．実は，過去に約40年間，みかんがたくさん採れる地域に住んでおり，その当時はみかんをもらうことが多く，頻繁に食べていたとのことであった．しかし，当院のある山形県に引っ越してからは，みかんを食べなくなった（山形県は果物の生産が盛んだが，気候的に柑橘類の栽培に適しておらず，農家からのおすそわけはない）．この食生活の変化が，歯質喪失の進行と停止の原因であったと考えられる．

注目すべきは，唇頬側面，咬合面ともに左側で喪失量が大きいことである（図30a, c, e）．歯質喪失は当院受診前にすでに起きていたため推測になるが，右利きで左側をより強く長い時間ブラッシングしていたことで，左側でerosive tooth wearがより進行したと推測される．左側の歯肉退縮量が反対側に比べて大きいことからも，上記のようなブラッシング習慣だったことが推測される．

舌にロールワッテを置いて，臼歯部で噛むように指示したところ，無意識で左側で噛んだ．そのため，左側が主咀嚼側であり物理的要因（食物による摩耗，咬耗）がより強く作用して，左側咬合面でerosive tooth wearが進行したと推測される（図30f）．

山形県に転居し，みかんを摂取しなくなっても，ブラッシングと咀嚼は同様に行っていたはずである．しかし，当院を受診してからは，この患者の摩耗と咬耗は進行していない．このことより，みかんを大量に摂取していた当時の酸蝕こそが，摩耗，咬耗による歯質喪失を非常に増強していたことが推測される．

この症例のように，原因がなくなれば歯質の喪失は止まるため，原因を特定してアプローチすることが重要である．この症例の担当歯科衛生士が，患者

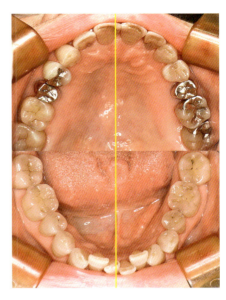

図30e　上下顎の咬合面観．唇頬側と同様に，左側で歯質喪失がより重篤である．

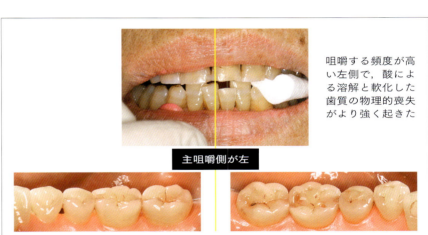

図30f　舌の上にロールワッテを置き，「噛んで下さい」と指示したところ患者は無意識で左側で噛んだことから，左側が主咀嚼側であることが推測される．みかんを噛む頻度が高かった左側でerosive tooth wearによる歯質喪失がより進んだと考えられる．

が以前みかんの産地に住んでいたことを引き出したきっかけは，「訛りがない」ことだった．情報収集能力と，気付きは大事である．

　酸蝕の例として提示した，前述の症例群における歯質の喪失も，純粋な化学的溶解だけではなく，物理的接触（対合歯，歯ブラシ・歯磨剤，食物）の修飾を受けていると考えられる．図31に示す症例は，全体的には酸蝕の喪失パターンを示すが，表面には細かい水平的な傷がついており，摩耗も関与していることが示唆される．しかし，図30の症例で示したように，エナメル質喪失に大きく影響するのは酸蝕である．そのため，erosive tooth wearの形態的の特徴のベースは酸蝕であり，共存する物理的要因によって誇張されたような特徴を示す．

8）乳歯ならびに若年者永久歯のtooth wear

　図22, 27に示したように，tooth wearは永久歯だけでなく乳歯にも起きる[13]．そして，乳歯列と若年者の永久歯列におけるtooth wearに関しては，システマティックレビューを制作できるくらい多くの臨床研究が存在する[14]．後述するが，NCCLはこの年齢層ではほぼ見られないことと対照的である．

■ 全体的には酸蝕の喪失パターンを示すが摩耗も関与している症例

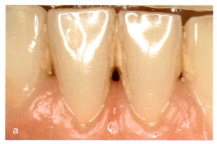
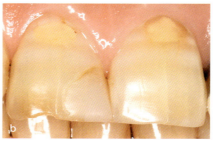
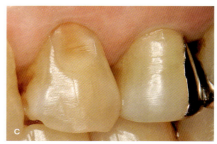

図31a〜c 酸蝕と摩耗によるeorsive tooth wear症例．全体的には酸蝕に特有な歯質喪失パターンを示すが，表面には細かい水平的な引っ掻き傷が付いている．

9）おわりに

Tooth wearは，歯冠部のエナメル質に始まる歯質の喪失で，喪失部位・範囲ならびに形態はその主原因によって特有のパターンがある．後述のNCCLとは異なり，歯肉退縮とは無関係に発症すると考えられる．

本項のポイント

- Tooth wearの原因は大きく化学的と物理的に分けられる
- Tooth wearはエナメル質から象牙質の順で進行する
- 酸蝕による歯質喪失は広範囲に渡るが，歯肉縁に沿って健全なエナメル質が残るのが特徴である
- 単独でも，物理的要因の増悪因子としても，エナメル質を広範囲で喪失させる酸蝕がもっとも強力なtooth wearの要因である
- 酸蝕と咬耗は乳歯にも見られる

参考文献

1. Schlueter N, Amaechi BT, Bartlett D, Buzalaf MAR, Carvalho TS, Ganss C, Hara AT, Huysmans MDNJM, Lussi A, Moazzez R, Vieira AR, West NX, Wiegand A, Young A, Lippert F. Terminology of Erosive Tooth Wear: Consensus Report of a Workshop Organized by the ORCA and the Cariology Research Group of the IADR. Caries Res. 2020；54(1): 2 -6.
2. Verrett RG. Analyzing the etiology of an extremely worn dentition. J Prosthodont. 2001 Dec；10(4): 224-33.
3. Abrahamsen TC. The worn dentition--pathognomonic patterns of abrasion and erosion. Int Dent J. 2005；55(4 Suppl 1): 268-76.
4. Lussi A, Carvalho TS. Erosive tooth wear: a multifactorial condition of growing concern and increasing knowledge. Monogr Oral Sci. 2014；25: 1 -15.
5. 杉原直樹，高柳篤史(監著)，石原和幸，遠藤眞美，大鶴洋，久保至誠，佐藤秀一，鈴木誠太郎，福島正義，見明康雄，宮崎真至，桃井保子(著)．根面う蝕の臨床戦略「サイエンス」×「超高齢社会」で紐解く．東京：クインテッセンス出版，2018.
6. Hara, A.T., Carvalho, J.C., Zero, D.T. (2015). Causes of Dental Erosion: Extrinsic Factors. In: Amaechi, B. (編) Dental Erosion and Its Clinical Management. Berlin: Springer, 2015: 69-96.
7. 小林賢一．歯が溶ける！エロージョンの診断から予防まで．東京：医歯薬出版，2009.
8. Ganss C, Lussi A. Diagnosis of erosive tooth wear. Monogr Oral Sci. 2014；25: 22-31.
9. Hattab FN, Yassin OM. Etiology and diagnosis of tooth wear: a literature review and presentation of selected cases. Int J Prosthodont. 2000 Mar-Apr；13(2): 101-7.
10. Eisenburger M, Shellis RP, Addy M. Comparative study of wear of enamel induced by alternating and simultaneous combinations of abrasion and erosion in vitro. Caries Res. 2003 Nov-Dec；37(6): 450-5.
11. Vieira A, Overweg E, Ruben JL, Huysmans MC. Toothbrush abrasion, simulated tongue friction and attrition of eroded bovine enamel in vitro. J Dent. 2006 May；34(5): 336-42.
12. Wiegand A, Schlueter N. The role of oral hygiene: does toothbrushing harm? Monogr Oral Sci. 2014；25: 215-9.
13. Carvalho TS, Lussi A, Jaeggi T, Gambon DL. Erosive tooth wear in children. Monogr Oral Sci. 2014；25: 262-78.
14. Kreulen CM, Van 't Spijker A, Rodriguez JM, Bronkhorst EM, Creugers NH, Bartlett DW. Systematic review of the prevalence of tooth wear in children and adolescents. Caries Res. 2010；44(2): 151-9.

Column 1

前向き／後ろ向きの臨床観察

臨床観察でNCCLの原因を突き止めようとするならば，前向きで検証することが望ましい．しかし，すでに発生したNCCLの原因を特定しようとすると，後ろ向きでの推測にならざるを得ない．時間を遡ることはできないため，初診患者にあるNCCLがいつどのように発生したかは，患者の記憶を頼りにした歯科医療従事者の推測になる．そのため，図1に示すような欠点があり，バイアスがかかりやすい．

一方，初診時の情報がそろった，治療やメインテナンスで定期来院している患者に新たにNCCLが発生した場合，前向きで発生過程を検証することができる．24時間365日観察しているわけではないので月・年単位の精度になるが，発生時期や進行のスピードを特定できる．また，発生・進行期間に何が起きていたかを把握できる可能性は，後ろ向きの検証と比較してはるかに大きい．さらに，介入することで進行を抑制もしくは停止できれば，かなり確実に原因を特定できる（図2）．これが本書の第2章で前向きの記録にこだわった理由である．

う蝕と歯周病は経過を追うことなく初診時に診断をつけることができるが，それは蓄積された知見に裏付けられた診断基準があるからである．一方，アブフラクションは仮説であったため，提唱当時は科学的根拠に裏付けられた診断基準がなかった．したがって，アブフラクションの存在を臨床的に実証するためには，前向きで経過を追って検証する必要があった．しかし，少なくとも筆者が把握している範囲では，アブフラクションの発生・進行を前向きでフォローした症例報告は存在しない．

実は，アブフラクションの症例報告は未だに科学的根拠以上に脆弱である．筆者がNCCLの記録を取り始めた理由は，アブフラクションを肯定するための臨床的根拠を手に入れるためである．現在アブフラクションに対して否定的なスタンスを取っているが，筆者はかつてアブフラクションを強く信奉していた．しかし，本書で提示したアップデートされた科学的根拠と開業以来集めた前向き観察を中心とした症例の記録に直面して，ほぼ180°考えを変えざるをえなくなった．その変化が正常進化であるか闇落ちであるかは，読者諸氏の判断に委ねたい．

自画自賛になるが，本書の第2章は現時点では質・量ともに類を見ないNCCLの臨床記録である．しかし，筆者よりも詳細に長期に渡って臨床記録を採られている歯科医師・歯科衛生士はたくさんいるはずである．もし信頼性の高いアブフラクションの前向き記録があるならば，臨床的エビデンスとして歯科界に共有していただきたい．研究者ではない歯科医師・歯科衛生士はEvidence-based Medicine (EBM) において単なる傍観者ではなく，プレーヤーとして舞台に上がり能動的に関与していくことは可能である．

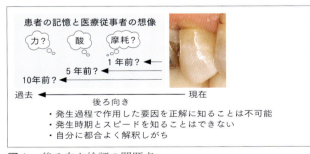

図1　後ろ向き検証の問題点．

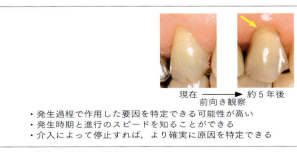

図2　前向き検証の利点．

3. NCCLの臨床像

1) はじめに

本章の「1．用語の整理」で示したように，NCCLに関して学術団体が定める明確な定義はないが，一般的にはCEJ付近に発生した非う蝕性の歯質欠損を指す[1,2]（図1）．これらは，本章の「2．Tooth wear概論」で示したtooth wear症例とは明らかに異なる臨床的特徴を示している．

2) 多様なNCCLの臨床像

NCCLの形態は，歯冠側壁と歯肉側壁がなす角度と最深部における明確な角の有無によって，くさび状（V字状）と皿状（U字状またはC字状）に分けられる（図2a〜d）[3]．90°以上だが最深部に明確な角があったり，90°以下でも最深部が丸みを帯びていたりする混合型も存在する（図2e, f）．多くのNCCLは歯冠側中央部マージンがCEJ付近に位置しているが，エナメル質の欠損をともない，CEJの歯冠側へ大きく拡大している場合もある（図3）．NCCLの歯冠側マージンがCEJ根尖側の歯根象牙質上に位置するパターンも考えられるが，筆者が集めたNCCLの臨床写真では確認できなかった．

一方，歯肉側マージンは歯肉縁と一致することが多いが，縁上もしくは縁下の場合もある（図4）．NCCLの歯冠側マージンがCEJ付近であるならば，当然ながら歯肉側マージンは象牙質上に位置することになる．歯冠側マージンと歯肉側マージン間の距離は，短いものから長いものまで，多様である（図5）．

しかし，これらのNCCLは，エナメル質と歯肉縁に挟まれた領域にできていることは共通である．

■ NCCLの臨床像

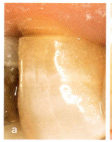
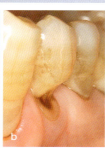
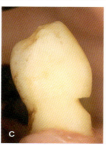
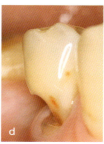
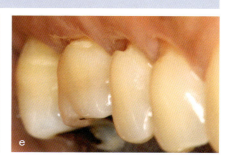
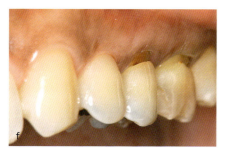

図1 a〜f　NCCLの臨床像．いずれも非う蝕性の歯質喪失であるが，喪失の仕方は前章で扱ったtooth wearとは大きく異なる．

■ NCCLの形態的分類

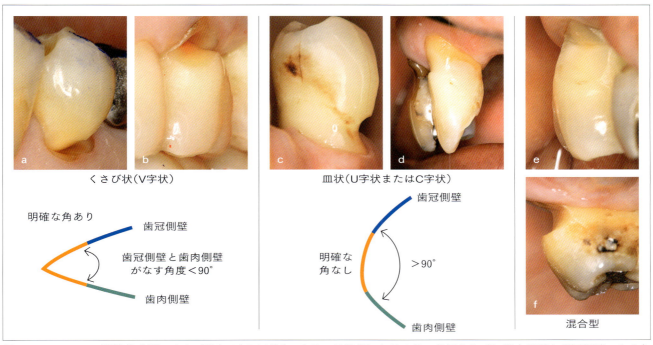

図2 a〜f　NCCLの形態的分類．くさび状(a, b)と皿状(c, d)は，最深部における角の有無ならびに歯肉側壁と歯冠側壁のなす角度によって分類される．また，どちらにも分類できない混合型(e, f)の形態もある．

■ 歯冠側マージンの位置

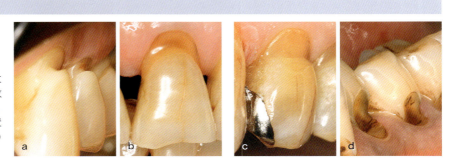

図3 a〜d　NCCLの歯冠側マージンの位置に関するバリエーション．CEJと一致している(すべて象牙質の欠損)場合(a, b)と，CEJを超えてエナメル質上に位置している(一部エナメル質の欠損を含む)場合(c, d)がある．

■ 歯肉側マージンの位置

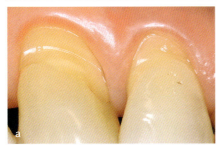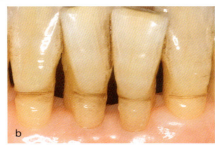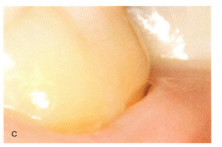

図4 a〜c　NCCLの歯肉側マージンの位置に関するバリエーション．歯肉縁と一致(a)，歯肉縁上(b)，歯肉縁下(c)の場合がある．

NCCLの歯冠側マージンはCEJ付近のエナメル質であることは一緒であるため，違いを生んでいるのは歯肉側マージンの位置である．つまり，NCCLの範囲は歯肉退縮量によって規定されている可能性があり，歯肉退縮と深い関係があることが伺われる．

深さも，探針でようやく触知できる程度から，歯

歯冠側マージンと歯肉側マージン間の距離（NCCLの高さ）

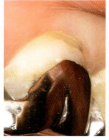 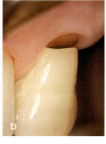 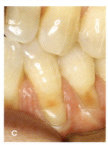 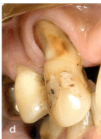

図5 a〜d 歯冠側マージンと歯肉側マージン間の距離（NCCLの高さ）に関するバリエーション．狭いもの（a, b）と広いもの（c, d），そしてその中間がある．いずれも歯冠側マージンはCEJ付近のエナメル質であるため，NCCLの高さを決めているのは歯肉側マージンの位置（歯肉退縮の程度）である．

NCCLの深さ

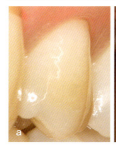 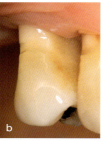 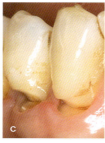 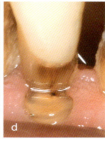

図6 a〜d NCCLの深さに関するバリエーション．肉眼では確認困難で，探針によりようやく触知できるもの（a），浅いもの（b），深いもの（c），歯髄腔を超えるもの（d）まである．（aは第2章の症例20，dは第2章の症例22）．

隣接面への広がり方

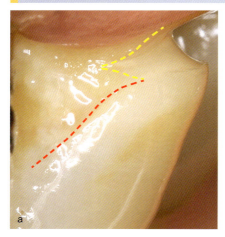 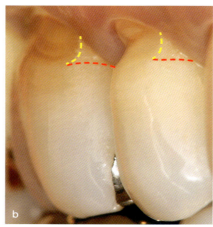

図7 a, b 唇頬側中央部とは異なり，隣接面部ではNCCLの歯冠側マージンはCEJから離れる場合がある（黄色の破線はNCCLのマージン，赤色の破線はCEJ）．歯肉退縮が大きい場合に，このようになることが多い．

髄腔に及ぶものまでさまざまである（図6）．唇頬側中央部とは異なり，隣接面部に入るとNCCLの歯冠側マージンはCEJから離れる場合がある（図7）．NCCLは主として象牙質に発生・進行する点で，エナメル質がなくなってから象牙質の喪失が始まるtooth wearとは好対照である．

NCCLの形態的特徴と，tooth wearとの欠損進行の差異は，NCCLの原因と成り立ちを考える際にヒントとなるであろう．

欠損部象牙質表面は平滑なものが多いが，細かい水平的な溝が形成され凸凹になっている場合もある（図8）．

NCCLが発生する歯面は圧倒的に唇頬側面が多い．しかし，舌口蓋側面ならびに隣接面に観察されることもある（図9）．

ここまでは，健全歯に生じたNCCLを提示したが，充填されたり，クラウンが装着されたりした歯にNCCLが発生する場合もある（図10, 11）．通常，1歯にNCCLは1つであるが，複数のNCCLが発生している場合もある（図12, 13）．

■ 表面性状

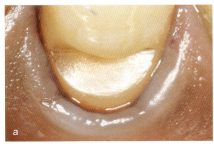 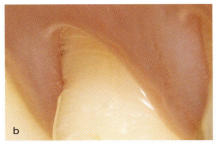 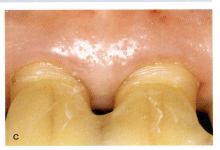

図8a〜c　表面性状は平坦で滑沢なもの（a）が多いが，近遠心方向に走行する溝状になっている場合（b, c）もある．

■ 舌口蓋側，隣接面のNCCL

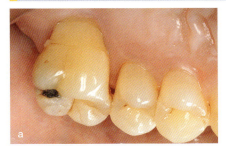 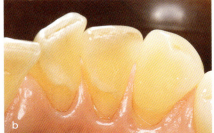 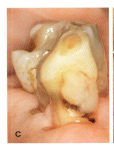 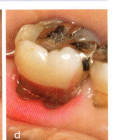

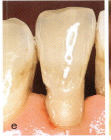 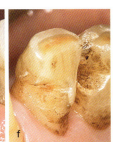

図9a〜f　NCCLは圧倒的に唇頬側に多いが，その他の歯面に発生することもある（cは第2章の症例12，fは第2章の症例4）．

■ 修復マージン部のNCCLとクラウン等のマージン部のNCCL

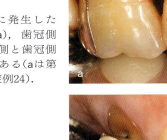 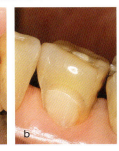 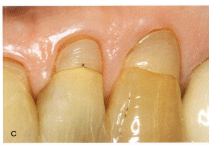

図10a〜c　修復マージン部に発生したNCCL．歯肉側マージン部（a），歯冠側マージン部（b），そして歯肉側と歯冠側の両方に発生する場合（c）がある（aは第2章の症例15，cは第2章の症例24）．

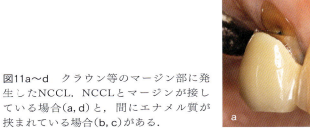 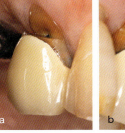 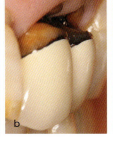 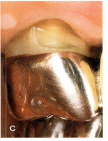 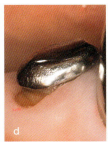

図11a〜d　クラウン等のマージン部に発生したNCCL．NCCLとマージンが接している場合（a, d）と，間にエナメル質が挟まれている場合（b, c）がある．

> 第1章　おさえておきたいNCCLに関する基本情報

■ 1歯に2つのNCCL（上下的と近遠心的）

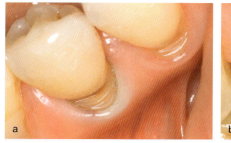
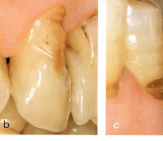
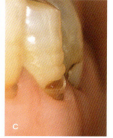

図12a〜c　1歯に上下的に2つのNCCLが存在する（bは第2章の症例16）．

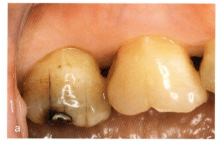
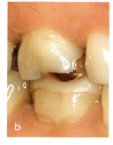
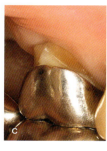

図13a〜c　1歯に近遠心的に2つの独立したNCCLが見られる．

■ 非定型のNCCL

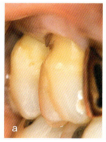
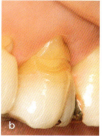
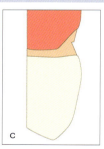

図14a〜c　非定型のNCCLの口腔内写真（a, b）と模式図（c）．大きなNCCLの最深部に小さなNCCLができたような形態になっている．

■ 隣在歯との関係

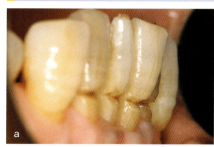
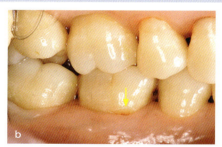
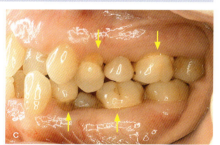

図15a〜c　隣在歯との関係．複数歯に連続している場合（a），1歯に限局している場合（b），とびとびに発生している場合（c）がある（cは第2章の症例19）．

　また，前述の形態分類に当てはまらない非定型的な形態を有するNCCLも存在する（図14）．いずれも概形は皿状の欠損であるが，最深部がくさび状になっている．図2の混合型や図12の上下に2つ重なったNCCLとも異なり，欠損内に小さな別形態の欠損が同居したような特徴を有する．

　隣在歯を含めて観察すると，欠損が複数歯に連続している場合，1歯に限局している場合，さらには，とびとびに発生する場合もある（図15）．この点も，通常複数歯に連続して所見が見られる酸蝕やerosive tooth wearとは異なる点である．
　NCCLを有する歯の咬合面に視点を移すと，図

■ NCCLを有する歯の咬合面

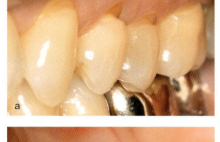
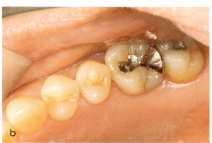

図16a, b　NCCLを有する歯の咬合面の口腔内写真．頬側にNCCLがある3̱ 4̱ 5̱ 6̱の咬合面では歯質の喪失がほとんどない．

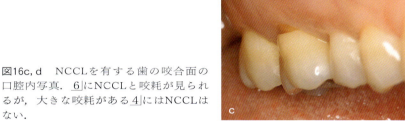
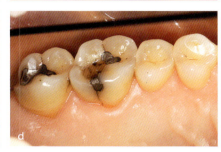

図16c, d　NCCLを有する歯の咬合面の口腔内写真．6̱にNCCLと咬耗が見られるが，大きな咬耗がある4̱にはNCCLはない．

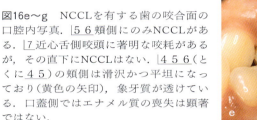
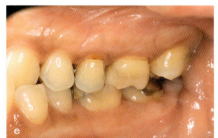
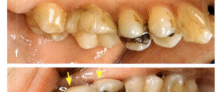
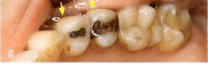

図16e〜g　NCCLを有する歯の咬合面の口腔内写真．5̱ 6̱頬側にのみNCCLがある．7̱近心舌側咬頭に著明な咬耗があるが，その直下にNCCLはない．4̱ 5̱ 6̱（とくに4̱ 5̱）の頬側は滑沢かつ平坦になっており（黄色の矢印），象牙質が透けている．口蓋側ではエナメル質の喪失は顕著ではない．

16a, bの症例では，NCCLがある3̱ 4̱ 5̱ 6̱の咬合面には歯質の喪失がほとんどない．図16c, dの症例では6̱にNCCLと咬耗が見られるが，6̱以上に大きな咬耗が見られる4̱にはNCCLはない．これら2症例では頬舌面エナメル質に明らかな歯質喪失はない．図16e〜gの症例では5̱ 6̱頬側にのみNCCLが存在しているが，咬耗がもっとも著明なのは7̱近心舌側咬頭である．4̱ 5̱ 6̱頬側エナメル質の微細構造は失われており，とくに4̱ 5̱では頬側面が平坦化し象牙質が透けて見えている．一方，口蓋側ではエナメル質表面の喪失はそこまで顕著ではない．NCCLと他歯面の喪失の関係は，多様である．

3）NCCLの典型像

NCCLの典型像を模式図にすると図17のようになる．この位置の象牙質が喪失するためには，歯肉退縮が先行して起きることが必要である．典型的なNCCLを有する歯の断面[3]を見ると，欠損の主体はCEJ根尖側の象牙質であることがわかる（図18）．CEJ歯冠側のエナメル質も喪失している場合もあるが，それはNCCLのごく一部に過ぎず，NCCLの原因は象牙質を選択的に喪失させるものである必要がある．このことから，エナメル質と象牙質の両方が喪失するtooth wearとは歯質喪失のメカニズムが異なることが推測される．また，NCCLは軟組織と硬組織の両方が喪失することで成立する点でも，軟組織の状態とは独立して発生するtooth wearとは異なる．Ganssらは，酸蝕はCEJよりも歯冠側で起きるため，CEJよりも根尖側で起きるNCCLと区別できるとしている[4]．NCCLの臨床的特徴は，酸蝕やerosive tooth wearとは対照的である（図19）．

NCCLの典型像

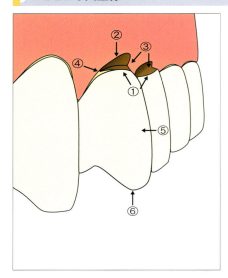

図17 NCCLの典型像．ここまでに挙げたNCCLの臨床像を総合すると，NCCLの典型像は以下のようになるだろう．①歯冠側マージン：CEJと一致するかCEJよりも若干歯冠側，②歯肉側マージン：歯肉縁，③最深部の状態：明確な角がある場合とない場合，④隣接面における頂点の位置：象牙質上，⑤歯冠部エナメル質の喪失：歯頸部象牙質と比較して少ない，⑥咬耗：ある場合とない場合．これは典型像であるため，当然例外は存在するが，上記の特徴をもつNCCLが多数派を占めている．

NCCLは象牙質の欠損

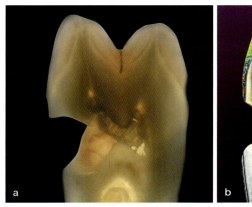

図18a, b 典型的なNCCLを有する歯の断面図を見ると，歯質の喪失はほぼすべてが象牙質であることがわかる．CEJ歯冠側のエナメル質もNCCLに含まれる場合があるが，それはNCCLを形成している歯質喪失のごく一部分に過ぎない．このような状態になるには，象牙質を選択的に喪失させる原因が必要である（参考文献3より許可を得て引用）．

酸蝕，erosive tooth wearとNCCLの対比

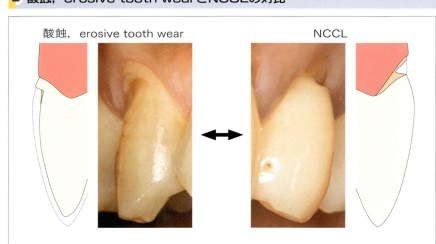

- エナメル質の広範な喪失
- エナメル質→象牙質の順で喪失
- 歯肉縁に沿ってエナメル質が残る
- 歯肉退縮がなくても起きる

- エナメル質の喪失は少ない
- 欠損の主体はCEJ根尖側の象牙質
- 象牙質から喪失が開始
- 歯肉退縮が必須

図19 酸蝕，erosive tooth wearとNCCLの対比．

3. NCCLの臨床像

■ NCCLの疫学

- ▶ 有病率：46.7%（9.1〜93%）[5]
- ▶ 年齢とともに，有病率・重症度が高くなる[6,7]
- ▶ 好発歯面：唇頬側面[6〜9]
- ▶ 好発歯：犬歯〜第一大臼歯の間[8〜11]
- ▶ 少ない歯：第二大臼歯，前歯[8〜11]

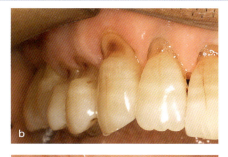
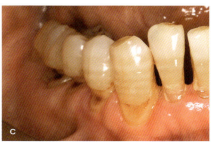
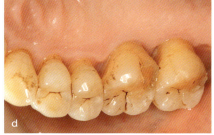
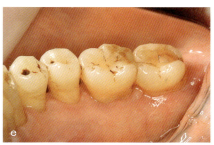

図20a　NCCLの疫学的特徴．

図20b〜e　NCCLの典型的な好発歯面と好発歯に近い状態を示す症例（第2章の症例7）．

■ 乳歯に見られたNCCL

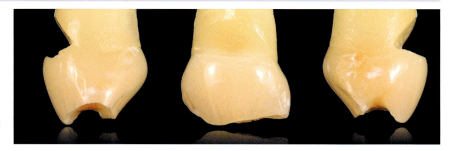

図21　乳歯に見られたNCCL（参考文献12より許可を得て引用）．

4）NCCLの疫学

最近のシステマティックレビューでは，NCCLの有病率は46.7%（9.1〜93%）と報告されている[5]．非常に大きな幅があるが，調査対象の差異（年齢・性別・社会的背景等），統一されたNCCLの診断基準がないこと，判定方法の違い（視診による主観的評価，測定機器を用いた客観的評価）に起因していると考えられる（図20a）．

歯質の喪失は不可逆性に蓄積していくため，年齢とともに有病率と重症度が高くなる[6,7]．好発歯面は圧倒的に唇頬側面であり，舌口蓋側や隣接面に発生する場合もあるが稀である[6〜9]．好発歯は上下顎ともに犬歯，小臼歯，第一大臼歯であり，前歯と第二大臼歯での発生は少ない[8〜11]．

図20b〜eに示した症例は，典型像に近いNCCLの分布を示す．歯質の喪失パターンに加えて，歯種・歯面の分布に関してもtooth wearとNCCLには大きな差異が存在する．たとえば，外因性酸蝕の好発部位は上顎前歯部唇側面と咬合面であり，内因性酸蝕では上顎口蓋側面（とくに前歯部）で，NCCLの好発歯・歯面との重なりは少ない．

NCCLに関する臨床研究は，永久歯を対象としたものばかりである．筆者自身は乳歯列・混合歯列期でNCCLに遭遇した経験はなく，晩期残存した乳犬歯に発生したNCCL[12]がおそらく唯一の報告と考えられる（図21）．抜去された年齢と理由は記載されて

いないが，相当量の歯肉退縮があったと推測される位置までNCCLが進行しているため，交換期を大幅に超えて永久歯代替として長期間機能した乳歯であったと考えられる．

　NCCLに関する臨床研究の対象は，ほぼすべてが成人であり，未成年のみを対象とした研究はおそらく1件だけ（12〜15歳の特別支援学校の生徒375名）[13]である．16歳から24歳の歯学部生48名を対象にした研究では，NCCLがあった被験者群の平均年齢は19.7歳であり，NCCLがなかった群（平均年齢は18.3歳）よりも統計学的に有意に年齢が高かった[9]．

　本章の「2．Tooth wear概論」で示したように，tooth wearは乳歯ならびに18歳以下の永久歯でも珍しくない．以上より，NCCLはtooth wearよりも初発年齢が高いことが示される．

5）おわりに

　う蝕が原因ではない歯質喪失であることは同じだが，tooth wearとNCCLの臨床像には多くの相違点がある．本項で挙げたNCCLの臨床的特徴を把握することは，NCCLの原因を理解することにつながるだろう．

本項のポイント

- NCCLはくさび状以外のものもある（くさび状欠損：WSDは不適切な総称）
- NCCLは基本的に歯肉退縮をともなう象牙質の欠損
- NCCLの好発部位と歯質喪失のパターンは酸蝕と対照的
- 乳歯や10代の永久歯にNCCLは非常に稀である

参考文献

1. Levitch LC, Bader JD, Shugars DA, Heymann HO. Non-carious cervical lesions. J Dent. 1994 Aug；22(4)：195-207.
2. Bartlett DW, Shah P. A critical review of non-carious cervical (wear) lesions and the role of abfraction, erosion, and abrasion. J Dent Res. 2006 Apr；85(4)：306-12.
3. Soares PV, Grippo JO.Noncarious Cervical Lesions and Cervical Dentin Hypersensitivity：Etiology, Diagnosis, and Treatment. Batavia：Quintessence Pub,2017.
4. Ganss C, Lussi A. Diagnosis of erosive tooth wear. Monogr Oral Sci. 2014；25：22-31.
5. Teixeira DNR, Thomas RZ, Soares PV, Cune MS, Gresnigt MMM, Slot DE. Prevalence of noncarious cervical lesions among adults：A systematic review. J Dent. 2020 Apr；95：103285.
6. Wood I, Jawad Z, Paisley C, Brunton P. Non-carious cervical tooth surface loss：a literature review. J Dent. 2008 Oct；36(10)：759-66.
7. Pecie R, Krejci I, Garcia-Godoy F, Bortolotto T. Noncarious cervical lesions--a clinical concept based on the literature review. Part 1：prevention. Am J Dent. 2011 Feb；24(1)：49-56.
8. Estafan A, Furnari PC, Goldstein G, Hittelman EL. In vivo correlation of noncarious cervical lesions and occlusal wear. J Prosthet Dent. 2005 Mar；93(3)：221-6.
9. Telles D, Pegoraro LF, Pereira JC. Prevalence of noncarious cervical lesions and their relation to occlusal aspects：a clinical study. J Esthet Dent. 2000；12(1)：10-5.
10. Bernhardt O, Gesch D, Schwahn C, Mack F, Meyer G, John U, Kocher T. Epidemiological evaluation of the multifactorial aetiology of abfractions. J Oral Rehabil. 2006 Jan；33(1)：17-25.
11. Lai ZY, Zhi QH, Zhou Y, Lin HC. Prevalence of non-carious cervical lesions and associated risk indicators in middle-aged and elderly populations in Southern China. Chin J Dent Res. 2015；18(1)：41-50.
12. Peumans M, Politano G, Van Meerbeek B. Treatment of noncarious cervical lesions：when, why, and how. Int J Esthet Dent. 2020；15(1)：16-42.
13. Kumar S, Kumar A, Debnath N, Kumar A, K Badiyani B, Basak D, S A Ali M, B Ismail M. Prevalence and risk factors for non-carious cervical lesions in children attending special needs schools in India. J Oral Sci. 2015 Mar；57(1)：37-43.

Column 2

酸性食品とアルカリ性食品

　現代における酸蝕の主要な原因は酸性の飲食物である．食物に関して酸性食品／アルカリ性食品という分類があるが，これは食品が酸性であるかアルカリ性であるかとは無関係なので注意が必要である．酸性食品かアルカリ性食品かは，その食品を燃やして残った灰を溶かした水溶液のpHを測定して判別する[1]．水溶液のpHが酸性であれば酸性食品，アルカリ性であればアルカリ性食品となる．

　そのため，酸性で歯を溶かすが，アルカリ性食品に分類される食品もある．梅干しがその好例で，酸蝕を起こすがアルカリ性食品である．柑橘類を含む果物はアルカリ性食品，チーズは酸性食品に分類されている．酸蝕症が疑われる患者への食事指導の際に，間違わないようにしなければならない．

参考文献
1. 山口迪夫．食べ物と酸・アルカリ「酸性食品・アルカリ性食品」の理論をめぐる矛盾点．化学と教育．1989；37(6)：606-9.

Column 3

EBMとアブフラクション

　2024年から振り返り，「エビデンスが脆弱なアブフラクション仮説が無批判に広まったことはけしからん！」と批判するのはフェアではない．過去の批評をする場合は，その時代の背景を考慮する必要がある．

　歯科にEBMが本格的に浸透したのは21世紀以降であり，アブフラクションが急速に広まった1990年代はEBM前夜であった．21世紀に歯科医療従事者となったEBMネイティブ世代には信じ難いかもしれないが，当時はエビデンスレベルという概念は希薄で，「専門家の意見」がもつ影響力は今日よりもずっと大きかった．また，新しい仮説を提唱する際に，現代ほど強く根拠の提示を求められることもなかった．そのような時代背景のため，衝撃的で魅力的な仮説であったアブフラクションは短期間で事実のように扱われるようになった．

　アブフラクションに懐疑的な見解の出現と歯科へEBMが入ってきた時期が一致しているのは，決して偶然ではないだろう．アブフラクション仮説の登場から今日までの盛衰は，EBM登場前に滑り込みで広まり→EBMが普及し検証を受け→否定的エビデンスの増加，とEBMの動向とシンクロしていると考えられる．もし30年遅れて現代でアブフラクション仮説が提唱されたとしたら，1990年代のように速やかに普及することはなかっただろう．筆者自身のアブフラクションに対する考え方の変化にも，EBMの洗礼が大きく影響した．しかし，エビデンスはつねに新しいもので上書きされていくため，現在の自分の考えと異なる知見が出てきても真摯かつ柔軟にアップデートを続けることが必要である．

> 第1章 おさえておきたいNCCLに関する基本情報

1 おさえておきたいNCCLに関する基本情報

4．NCCLの病因論

1）はじめに

現在NCCLは，摩耗・酸蝕・アブフラクションを主原因とした多因子性疾患と考えられている[1]．また，歯頸部は直接の咬合接触部位でないため，tooth wearとは異なり，要因から咬耗が外れ，アブフラクションが加わっている．

アブフラクションは，1991年にGrippoによって提唱された仮説（第3章1-1）の①）で，図1のように定義された[2]．アブフラクションによる歯質喪失のメカニズムとして疲労破壊を想定していることから，マイクロクラックの存在が根底にある．確かに，アブフラクションは咬耗や摩耗と同様に物理的な歯質喪失である．しかし，咬耗と摩耗は原因が作用している部位の喪失なのに対して，アブフラクションでは要因の作用部位（咬合面）と歯質の喪失部位（歯頸部）が離れている．原因と結果の部位が異なると考えられていることは，アブフラクションだけの特徴である．

その後，GrippoはNCCLが多因子性であることを強調して，図2のような疾患モデルを提唱した[3]．Tooth wearの場合と似ているが，アブフラクションの存在がNCCLの病因を特徴付けている．

2）病因論の歴史的変遷

歴史的には，摩耗と酸蝕がNCCLの原因と考えられてきて，G.V. Blackの時代から「摩耗か酸蝕か」で議論が続いていた[4,5]．しかし，1980年代半ばに咬合力が原因で歯頸部歯質が喪失するという仮説が提唱され（第3章1-1）の②，③）[6,7]，「アブフラクション」というキャッチーな名前がついたこともあり，1990年代半ば以降に臨床家を中心に急速に浸透した．アブフラクション仮説は文字通り教科書を書き換える斬新な新説であった．アブフラクション仮説が急速に受け入れられた背景には，摩耗や酸蝕で

■ Grippoによるアブフラクションの定義とGrippoが提唱したNCCLの疾患モデル

提唱当時のアブフラクションの定義

生体力学的荷重による力で生じた，歯硬組織の病的な喪失．これらの病変は，荷重点から離れたところで起こるエナメル質と象牙質のたわみと疲労が原因である．静的および動的活動時におけるこれらの力の影響は，歯と歯が接触する場合には必ず発生し不可避であるうえに，（荷重の）方向，大きさ，頻度，持続時間によって規定される．

図1 Grippoによるアブフラクションの定義（参考文献2より引用，改変）．

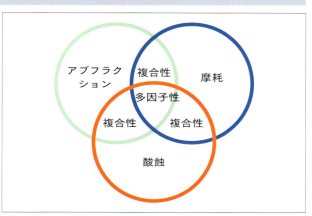

図2 Grippoが提唱したNCCLの疾患モデル（参考文献3より引用，改変）．

できたとは考えにくいとされたタイプのNCCL（舌口蓋側，歯肉縁下等）の存在がある．アブフラクション仮説はそのようなNCCLを説明すると期待された．

Grippoは，アブフラクション仮説を提唱した翌年に，noncarious cervical lesionという用語を提唱した（第3章1-1）の①）[8]．この論文がNCCLという用語の起源である．それまでは，歯頸部の，う蝕ではない歯質欠損の総称に，cervical erosionやWSDといった特定の原因や形態に基づく用語が使われていた．しかし，NCCLの登場とともに歯頸部の，う蝕ではない歯質欠損は多因子性であるとの認識が高まっていった．ただし，我が国においてはアブフラクションが重要視され，NCCLは咬合関連疾患と捉えられる傾向が強いように思われる．

3）病因の検証方法

本項では，NCCLの各要因に関する科学的根拠を総括する．科学的根拠は大きく分けて基礎研究と臨床研究から得られたものがある．NCCLは硬組織の物理・化学的喪失であるため，生物学的プロセスである歯周疾患やう蝕に比較して，病態はよりシンプルである．酸蝕は唾液による洗浄・中和を実験的に再現することが困難だが，物理的な喪失である摩耗とアブフラクションの検証はより容易である．抜去歯に対してブラッシングもしくは繰り返し荷重を行ってNCCLが実験的に再現されれば，摩耗もしくはアブフラクションがNCCLの原因である確実性の高い根拠となるであろう．そのため，NCCLの検証において，基礎研究結果から得られる臨床的示唆がもつ意味は大きいと考えられる．無作為化対照試験（Randomized Controlled Trial，以下，RCT）のような介入研究は，治療効果を検証するための実験デザインであるため，人為的に病的状態を作り出す目的で用いることはできない．そのため，NCCLに関する臨床研究は観察研究が主となり，エビデンスレベルの高い結論を導き出しにくいことは理解しておく必要がある．各要因単独の影響だけでなく，erosive tooth wearのような複数の要因の相乗効果も検討する必要がある．

4）アブフラクション

「アブフラクションの根拠は大半が理論的なものであり，確実な臨床的エビデンスは存在しない」あるいは「アブフラクションはいまだに実証できていない仮説である」が，現時点での学術的なコンセンサスの要約になる（第3章2-1）の①～③）[9～15]．そもそもアブフラクション仮説が提唱された当時の科学的根拠は非常に限られていた（第3章1-1）の①～③）．21世紀になり科学的検証が進み，蓄積された結果から導き出されたのがこれらのコンセンサスである．どのような時系列で検証が進んだかは，第3章2の図14を参照されたい．

基礎研究

アブフラクション仮説を検証した研究でもっとも多いのは，咬合荷重下における歯の内部応力分布を調べたコンピュータシミュレーションである[16～22]．これらの研究から，直接の咬合荷重部位ではない歯頸部に咬合荷重によって応力が発生することが確認された（第3章2-2））．しかし，シミュレーションであるため，これらの結果が示すのはリスク部位であり，実際にNCCLが発生することを実証してはいない．そのため，歯頸部に発生する応力で歯質が喪失しNCCLが発生するかを，抜去歯を用いて検証した研究が行われた．しかし，NCCLを再現できた研究は皆無で[23～26]，前段階と考えられるマイクロクラックもごく一部の試料でしか観察されていない[23]．ただし，咬合荷重は，歯頸部エナメル質の酸蝕を促進するため[23, 27]，咬合力が酸蝕の増悪因子として関与している可能性はある．しかし，喪失が増加したのはエナメル質で，象牙質が主体であるNCCLの喪失パターンへの影響は不明である．アブフラクションについては，硬組織の疲労破壊という，かなりシンプルなメカニズムが想定されているが，提唱されて30年以上経過しているにもかかわらず，実験的に再現できていないという事実は重い．

第1章 おさえておきたいNCCLに関する基本情報

臨床研究

　咬合要因(咬耗, ブラキシズム, 咬合力等)とNCCLの関係を調べたシステマティックレビューは, 咬合とNCCLとの間に因果関係(咬合が原因でNCCLが結果である関係)があることは確認されていないと結論付けた(第3章2-1)の②)[28, 29]. さらに, 相関関係があったとする研究と, なかったとする研究が混在しており, 咬合とNCCLが相関することも確実に証明されてはない(因果関係と相関関係の違いについては, Column⑥相関関係と因果関係を参照). 咬耗した歯のNCCLはアブフラクションと考える人がいるかもしれないが, その判断を支持する確実な根拠はない. 咬耗以外の咬合関連要因に関しても研究によって相関の有無は割れており, 咬合とNCCLの関係は疫学研究で実証されていない.

　アブフラクション仮説の根幹にある歯質破壊のメカニズムはエナメル質のマイクロクラックであり, それらが象牙質に伝播して欠損が拡大していくと考えられていた(第3章1-1)の①〜③)[2, 6-8]. しかし, アブフラクション仮説が提唱当時, 咬合力によって歯頸部歯質に本当にマイクロクラックが発生するかは確認されていなかった. 前述のように, その後に行われた抜去歯を用いたアブフラクションの再現実験でも確認できなかった. そこで, 口腔内でできたNCCLを有する抜去歯を, 各種顕微鏡やマイクロCTで観察した研究がある(第3章2-4)の①)[30〜35]. もしNCCLがアブフラクションであれば, 歯質欠損部にマイクロクラックが発生していることが予測される. しかしながら, エナメル質のマイクロクラックは確認できず, NCCLはCEJ根尖側の象牙質に限局していた[31, 32]. アブフラクション仮説から予測される状態は, 現実のNCCLでは観察できなかった.

　観察研究ではアブフラクションに肯定的な結果は得られなかったが, 咬合調整(偏心位における咬合接触部位の削合)によってNCCLの進行を抑制できるか検証した介入研究がある(第3章2-5)の④)[36]. 結果は, 咬合調整してもしなくてもNCCLは同様に進行した. この研究は信頼性の高い結果が得られるRCTで行われた. 咬合調整でNCCLの進行を抑制できたという研究はないため, 現時点ではNCCLの進行防止目的で咬合調整を行うことは正当化できない.

5) 摩耗

基礎研究

　抜去歯を用いた基礎研究では, 摩耗だけがNCCLを再現できている[5, 37-45]. 共通の傾向として, エナメル質はほとんど摩耗せず象牙質が選択的に喪失して, CEJの根尖側に人工のNCCLが再現された(第3章1-3)の①, ②, 2-3)の②)[5, 38, 40〜45]. これは口腔内で観察されるNCCLの特徴と一致している. 摩耗によるNCCL再現研究の結果を図3に要約する.

　近年まで肉眼での定性的評価が主であったが, 新たな測定技術(三次元光学表面性状測定装置等)が導入されたことにより, 正確な定量化が可能になった. ここ数年でより細かく実験条件が設定された研究が増えて, 歯ブラシ(毛の硬さ・配列)/歯磨剤それぞれの影響ならびに相互作用が明らかになってきた(第3章2-3)の②)[43〜45]. 摩耗に関する研究は次章でより詳細に解説する.

- 歯ブラシだけでは歯質はほとんど喪失しない.
- 研磨剤入りの歯磨剤を併用すると象牙質が喪失する.
- エナメル質は研磨剤入りの歯磨剤を使ってもほとんど喪失しない.
- 実験的に再現されたNCCLは多様な形態(くさび状, 皿状, 混合型)を示した.
- 研磨性の高い歯磨剤の方が喪失量は大きくなる.
- 歯ブラシの種類は歯磨剤による摩耗量に影響する.
- 水平的ブラッシングでより多く喪失する.

図3　摩耗によるNCCL再現研究の結果.

臨床研究

摩耗に関する臨床研究をまとめたシステマティックレビューでは，ブラッシング頻度，ブラッシング方法，歯ブラシの毛の硬さがNCCLの発生と関連したとされた[46]．検証の対象になった研究は，RCTが1件（学会抄録），ケースコントロール研究が1件，横断研究が11件であった．個々の研究では，関連の有無について結論は割れており，ブラッシング要因はNCCLに関連しなかったとする研究もある[47～49]．詳しくは後述するが，摩耗によるNCCLは複数の要因がそろって初めて起きる現象であるため，単独の要因だけを調べても関連がでない可能性がある．摩耗とNCCLの関連を正確に検証するには経時的に観察する（縦断研究）必要があるが，現存する研究の大部分は一時点での観察（横断研究）である．そのため，現時点では臨床研究から，摩耗とNCCLの関連について確実な結論を出すことはできない．

基礎研究では，手用歯ブラシよりも電動／音波ブラシで摩耗量が大きくなることが示唆されているが[50, 51]，臨床研究では確認されていない[52]．

6）酸蝕

酸蝕が歯質喪失の原因であることは，前述したtooth wear症例を見れば疑いの余地はない．酸蝕に関する成書・論文は多く，tooth wearやNCCLの要因のなかでもっとも知見がそろっている．しかし，それらで提示されている酸蝕やerosive tooth wearの典型的な歯質喪失パターンは基本的にエナメル質の広範囲に及ぶもので，NCCLの典型像とは異なっている（本章2と3を参照）．

とくに内因性の酸蝕は好発部位が上顎歯口蓋側（とくに前歯部）であり，NCCLの好発部位とまったく重なっていない．外因性の酸蝕は唇頬側が好発部位である点はNCCLと共通であるが，上顎前歯に多い点はNCCLとは異なる．NCCLの典型像である唇頬側における歯頸部象牙質の選択的な喪失は，既知の酸蝕では説明が困難である．NCCLを適切に説明できる酸蝕があるのかを検討する必要がある．

基礎研究

抜去歯を酸性溶液に浸積すると，エナメル質と象牙質ともに広範囲かつ一様に溶解するため，酸蝕単独でNCCLを再現した研究はない．荷重と酸蝕の組み合わせで（stress corrosion）歯質の喪失を検証した研究は複数存在する[23, 27, 53]．無荷重と比較して，荷重を加えた場合は応力が発生する歯頸部エナメル質の溶解量が増えることが示された[23, 27]．しかし，減っているのはエナメル質であり，NCCLの主体である象牙質ではない．Stress corrosionでNCCL様の歯質欠損が生じたとする報告があるが[53]，発生したのはわずか8％の試料に止まり，歯冠部エナメル質も広範に喪失していた．酸蝕と摩耗の共同作用を検証した研究では，脱灰されたエナメル質は摩耗によって喪失することが示された[54]．酸蝕が関与すると歯頸部象牙質の選択的な喪失は説明が困難になる．

臨床研究

酸蝕に関連する要因がNCCLと相関するかは，アブフラクションと摩耗同様に研究によって結果が割れている[47, 49, 56～62]．酸蝕に関連する要因は非常に多様であるため（本章2），それらのすべてを多数の被験者を対象とする臨床研究において調査することは困難である．多様な酸性飲食物を少しずつ摂取する「合わせ技一本」的な酸蝕症例や，稀な要因や習慣が原因の場合は，酸蝕との関連が見落とされる可能性がある．一方，偶然の一致でNCCLと酸蝕に相関関係があるように見えている可能性もある（Column⑥相関関係と因果関係を参照）．摩耗の場合と同様に，横断研究がほとんどである現状では，酸蝕とNCCLの関係を正確に知ることは困難である．より確実な結果が得られる前向き研究では，酸蝕に関する要因はNCCLの進行と関連がなかったと報告されている[47, 62]．

7）Erosive tooth wearとNCCL

歯質喪失の開始時期も摩耗と酸蝕では異なる（図

酸蝕と摩耗の発生時期の違い

酸蝕：酸性要因が作用し始めた時点（エナメル質に初発）

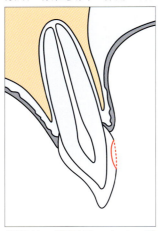 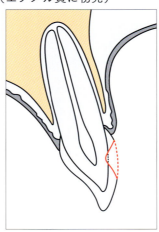 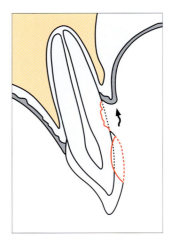

①酸蝕の要因がエナメル質に作用すると，歯質の喪失が始まる

②エナメル質がなくなった部位から，象牙質の喪失が始まる

③歯肉退縮が起きると，歯根象牙質の喪失も始まる

摩耗：歯肉退縮して歯根象牙質が露出してから（ブラッシングを始めた時ではない）

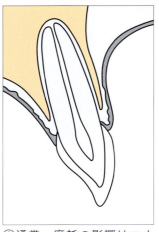 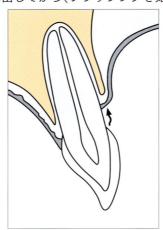 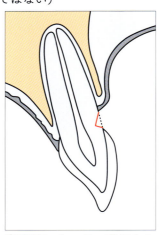

①通常，摩耗の影響はエナメル質には顕在化しない

②歯肉退縮により，歯根象牙質が露出

③摩耗によって，露出した歯根象牙質が喪失する

図4 酸蝕と摩耗の発生時期の違い．酸蝕は歯肉退縮と無関係に酸との接触を契機に始まるが，摩耗は歯肉退縮により象牙質が露出してから顕在化する（参考文献63より引用，改変）．

4)[63]．酸はエナメル質も溶解するため，酸蝕に関連する要因が作用するとエナメル質の喪失が開始する．一方，摩耗は極端な場合を除きエナメル質をほとんど喪失させないため，歯肉退縮が起きて象牙質が露出してから顕在化する．そのため，酸蝕の要因が存在すると歯冠部エナメル質の喪失が先行して，典型的なNCCLの形態にはならない．酸で軟化したエナメル質は摩耗で容易に喪失するようになるため，酸蝕と摩耗の要因が併存すると歯質喪失はNCCLではなく酸蝕，erosive tooth wearのパターンになる．

臨床ケースで，摩耗と酸蝕の関係を検証する．酸蝕と摩耗が作用したと考えられるerosive tooth wear（図5a, b）ならびに摩耗が主原因と考えられるNCCL（図5c, d）を示す．図5aとbは同一患者の歯で，食習慣とブラッシング習慣から酸蝕と摩耗の要因が両方あることを確認している．唇側歯冠部エナ

■ Erosive tooth wearとNCCLの発生のタイミング

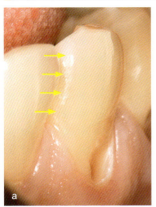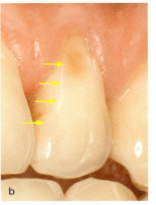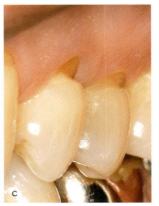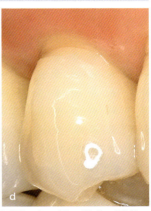

図5a〜d　Erosive tooth wear(a, b)とNCCL(c, d)の発生タイミングの違い．aとbは酸蝕と摩耗の要因がある同一患者の写真である．唇側面全面におよぶエナメル質の喪失が見られる（黄色の矢印：喪失が少ない隣接面との境界）．aでは歯肉縁に沿ってエナメル質が残っており，歯質喪失は歯肉退縮に先行して起きている．bでは歯肉退縮が起きており，CEJは喪失して喪失面の歯肉側マージンは象牙質上に位置している．cとdは摩耗が主原因と考えられるNCCLで，歯冠部エナメル質の喪失はほとんどないが歯頸部で露出した象牙質が選択的に喪失している．歯肉退縮が起きてから歯質喪失が始まったと考えられる．aの状態から歯肉退縮が進んだとしても，すでに歯冠部エナメル質が大きく喪失しているためcとdのような状態にはなりえない．

メル質は平坦化して薄くなり，象牙質が透けて見え始めている．近遠心隅角部に表面が喪失した唇面としていない隣接面の境界が確認できる（黄色の矢印）．エナメル質が薄い歯頸部では，象牙質が露出し喪失が始まっている．図5aでは歯肉縁部に健全なエナメル質が残っており，歯質の喪失は歯肉退縮を待つことなく始まっていることがわかる．図5bでは喪失面の歯肉側マージンは象牙質上に位置しているが，歯冠部エナメル質喪失面から連続しており，歯質の喪失が歯肉退縮に先行している．一方，NCCLの図5cとdでは，歯冠部エナメル質の喪失はほとんどなく，露出した歯頸部象牙質が選択的に喪失している．本章3の図16bが図5cの咬合面観であるが，エナメル質の喪失はほとんどない．図5dの歯の咬合面もエナメル質の喪失は少ない．そのため，歯質の喪失は歯肉退縮が起きて歯根象牙質が露出してから始まったと考えられる．酸蝕の影響ですでにエナメル質が大きく喪失している図5aとbでは，もしここから歯根象牙質の喪失が進んだとしてもNCCLの典型像にはなりえない．歯質喪失の原因としては酸蝕の方が摩耗よりも強いため，NCCLのように歯質が喪失するためには酸蝕の影響が大きくないことが前提条件となるだろう．NCCLはnon-erosive tooth wearといえる存在かもしれない．

8）おわりに

摩耗・酸蝕・アブフラクションはNCCLの三大原因として挙げられているが，上記のように個々の根拠の強さは大きく異なっている．NCCLに関する臨床研究はう蝕や歯周疾患と比較して質・量ともに劣るため，20世紀から大きく進歩したものの，どの要因に関しても臨床的根拠はまだ弱いことは否めない．大きな研究資金が投入されにくいトピックであり，病因の検証には介入研究を行うことが困難であることからも，この状況が急激に改善することは期待できない．

基礎研究に目を移すと，摩耗に関する根拠が圧倒的に多い．しかも，21世紀になってから発表された研究が多いため，情報をアップデートしていないと状況の大きな変化に気付くことすらできない．NCCLは生物学的プロセスの関与がないシンプルな硬組織の喪失であるため，実験的に再現できているか，できていないかの違いは非常に大きいと考えられる．提唱されて30年が経過したにも関わらず1度たりとも実験的に再現されていないアブフラクションが，「未実証の仮説」という評価になるのは当然の帰結である．アブフラクションが仮説の位置付け

に戻るのであれば，NCCLとtooth wearの原因論の差異は一気に小さくなる．酸蝕は100年以上前からNCCLに相当する状態の原因と考えられてきたものの，NCCLの主原因であることを示す直接的な根拠は意外に弱い．

当然ながら，限られた研究条件下で口腔内で起きることすべてを網羅することはできないため，第2章の症例編では多くの臨床例を取り上げてNCCLの病因論を考察する．

本項のポイント

- アブフラクションの現代における学術的評価は「実証できていない仮説」である
- 抜去歯を用いて実験的にNCCLを再現できている要因は摩耗だけである
- 酸蝕は昔からNCCLの原因と考えられてきたが，直接的な根拠は限られている
- どの要因でも，臨床研究の結果は肯定／否定が割れている

参考文献

1. Grippo JO, Simring M, Coleman TA. Abfraction, abrasion, biocorrosion, and the enigma of noncarious cervical lesions : a 20-year perspective. J Esthet Restor Dent. 2012 Feb ; 24(1) : 10-23.
2. Grippo JO. Abfractions : a new classification of hard tissue lesions of teeth. J Esthet Dent. 1991 Jan-Feb ; 3(1) : 14-9.
3. Grippo JO, Simring M, Schreiner S. Attrition, abrasion, corrosion and abfraction revisited : a new perspective on tooth surface lesions. J Am Dent Assoc. 2004 Aug ; 135(8) : 1109-18 ; quiz 1163-5.
4. Black GV. A work on operative dentistry .volume 1.Chicago : Medico-Dental Publishing Company, 1908.
5. Miller WD. Experiments and observations on the wasting of tooth tissues variously designated as erosion, abrasion, chemical abrasion, denudation, etc. Dent Cosmos 1907 ; 49 : 1 -23.
6. McCoy G. On the longevity of teeth. J Oral Implantol. 1983 ; 11(2) : 248-67.
7. Lee WC, Eakle WS. Possible role of tensile stress in the etiology of cervical erosive lesions of teeth. J Prosthet Dent. 1984 Sep ; 52(3) : 374-80.
8. Grippo JO. Noncarious cervical lesions : the decision to ignore or restore. J Esthet Dent. 1992 ; 4 Suppl : 55-64.
9. Litonjua LA, Andreana S, Bush PJ, Tobias TS, Cohen RE. Noncarious cervical lesions and abfractions : a re-evaluation. J Am Dent Assoc. 2003 Jul ; 134(7) : 845-50.
10. Wood I, Jawad Z, Paisley C, Brunton P. Non-carious cervical tooth surface loss : a literature review. J Dent. 2008 Oct ; 36(10) : 759-66.
11. Michael JA, Townsend GC, Greenwood LF, Kaidonis JA. Abfraction : separating fact from fiction. Aust Dent J. 2009 Mar ; 54(1) : 2 -8.
12. Senna P, Del Bel Cury A, Rösing C. Non-carious cervical lesions and occlusion : a systematic review of clinical studies. J Oral Rehabil. 2012 Jun ; 39(6) : 450-62.
13. Silva AG, Martins CC, Zina LG, Moreira AN, Paiva SM, Pordeus IA, Magalhães CS. The association between occlusal factors and noncarious cervical lesions : a systematic review. J Dent. 2013 Jan ; 41(1) : 9 -16.
14. Fan J, Caton JG. Occlusal trauma and excessive occlusal forces : Narrative review, case definitions, and diagnostic considerations. J Periodontol. 2018 Jun ; 89 Suppl 1 : S214-22.
15. Bhundia S, Bartlett D, O'Toole S. Non-carious cervical lesions - can terminology influence our clinical assessment? Br Dent J. 2019 Dec ; 227(11) : 985-8.
16. Rees JS. The role of cuspal flexure in the development of abfraction lesions : a finite element study. Eur J Oral Sci. 1998 Dec ; 106(6) : 1028-32.
17. Dejak B, Mlotkowski A, Romanowicz M. Finite element analysis of mechanism of cervical lesion formation in simulated molars during mastication and parafunction. J Prosthet Dent. 2005 Dec ; 94(6) : 520-9.
18. Soares PV, Machado AC, Zeola LF, Souza PG, Galvão AM, Montes TC, Pereira AG, Reis BR, Coleman TA, Grippo JO. Loading and composite restoration assessment of various non-carious cervical lesions morphologies - 3 D finite element analysis. Aust Dent J. 2015 Sep ; 60(3) : 309-16.
19. Zeola LF, Pereira FA, Machado AC, Reis BR, Kaidonis J, Xie Z, Townsend GC, Ranjitkar S, Soares PV. Effects of non-carious cervical lesion size, occlusal loading and restoration on biomechanical behaviour of premolar teeth. Aust Dent J. 2016 Dec ; 61(4) : 408-17.
20. Jakupović S, Anić I, Ajanović M, Korać S, Konjhodžić A, Džanković A, Vuković A. Biomechanics of cervical tooth region and noncarious cervical lesions of different morphology ; three-dimensional finite element analysis. Eur J Dent. 2016 Jul-Sep ; 10(3) : 413-8.
21. Pereira FA, Zeola LF, de Almeida Milito G, Reis BR, Pereira RD, Soares PV. Restorative material and loading type influence on the biomechanical behavior of wedge shaped cervical lesions. Clin Oral Investig. 2016 Apr ; 20(3) : 433-41.
22. Machado AC, Soares CJ, Reis BR, Bicalho AA, Raposo L, Soares PV. Stress-strain Analysis of Premolars With Non-carious Cervical Lesions : Influence of Restorative Material, Loading Direction and Mechanical Fatigue. Oper Dent. 2017 May/Jun ; 42(3) : 253-65.
23. Palamara D, Palamara JE, Tyas MJ, Pintado M, Messer HH. Effect of stress on acid dissolution of enamel. Dent Mater. 2001 Mar ; 17(2) : 109-15.
24. Noma N, Kakigawa H, Kozono Y, Yokota M. Cementum crack formation by repeated loading in vitro. J Periodontol. 2007 Apr ; 78(4) : 764-9.
25. Grippo JO, Chaiyabutr Y, Kois JC. Effects of cyclic fatigue stress-biocorrosion on noncarious cervical lesions. J Esthet Restor Dent. 2013 Aug ; 25(4) : 265-72.
26. Dickson WJ, Vandewalle KS, Lien W, Dixon SA, Summitt JB. Effects of cyclic loading and toothbrush abrasion on cervical lesion formation. Gen Dent. 2015 Mar-Apr ; 63(2) : e 1 -5.
27. Leal NMS, Silva JL, Benigno MIM, Bemerguy EA, Meira JBC, Ballester RY. How mechanical stresses modulate enamel demineralization in non-carious cervical lesions? J Mech Behav Biomed Mater. 2017 Feb ; 66 : 50-57.
28. Senna P, Del Bel Cury A, Rösing C. Non-carious cervical lesions and occlusion : a systematic review of clinical studies. J Oral Rehabil. 2012 Jun ; 39(6) : 450-62.

29. Silva AG, Martins CC, Zina LG, Moreira AN, Paiva SM, Pordeus IA, Magalhães CS. The association between occlusal factors and noncarious cervical lesions : a systematic review. J Dent. 2013 Jan ; 41(1) : 9 -16.
30. Daley TJ, Harbrow DJ, Kahler B, Young WG. The cervical wedge-shaped lesion in teeth : a light and electron microscopic study. Aust Dent J. 2009 Sep ; 54(3) : 212-9.
31. Nguyen C, Ranjitkar S, Kaidonis JA, Townsend GC. A qualitative assessment of non-carious cervical lesions in extracted human teeth. Aust Dent J. 2008 Mar ; 53(1) : 46-51.
32. Hur B, Kim HC, Park JK, Versluis A. Characteristics of non-carious cervical lesions--an ex vivo study using micro computed tomography. J Oral Rehabil. 2011 Jun ; 38(6) : 469-74.
33. Abdalla R, Mitchell RJ, Ren YF. Non-carious cervical lesions imaged by focus variation microscopy. J Dent. 2017 Aug ; 63 : 14-20.
34. Michael JA, Kaidonis JA, Townsend GC. Non-carious cervical lesions : a scanning electron microscopic study. Aust Dent J. 2010 Jun ; 55(2) : 138-42.
35. Walter C, Kress E, Götz H, Taylor K, Willershausen I, Zampelis A. The anatomy of non-carious cervical lesions. Clin Oral Investig. 2014 Jan ; 18(1) : 139-46.
36. Wood ID, Kassir AS, Brunton PA. Effect of lateral excursive movements on the progression of abfraction lesions. Oper Dent. 2009 May-Jun ; 34(3) : 273-9.
37. Manly R. The abrasion of cementum and dentin by modern dentifrices. J Dent Res. 1941 ; 20 : 583-95.
38. Manly RS, Shickner FA. Factors influencing tests on the abrasion of dentin by brushing with dentifrice. J Dent Res 1944 ; 23(1) : 59-72.
39. Kitchin PC, Robinson HB. The abrasiveness of dentifrices as measured on the cervical areas of extracted teeth. J Dent Res. 1948 Apr ; 27(2) : 195-200.
40. Litonjua LA, Andreana S, Bush PJ, Tobias TS, Cohen RE. Wedged cervical lesions produced by toothbrushing. Am J Dent. 2004 Aug ; 17(4) : 237-40.
41. Litonjua LA, Bush PJ, Andreana S, Tobias TS, Cohen RE. Effects of occlusal load on cervical lesions. J Oral Rehabil. 2004 Mar ; 31(3) : 225-32.
42. Dzakovich JJ, Oslak RR. In vitro reproduction of noncarious cervical lesions. J Prosthet Dent. 2008 Jul ; 100(1) : 1 -10.
43. Sabrah AH, Turssi CP, Lippert F, Eckert GJ, Kelly AB, Hara AT. 3 D-Image analysis of the impact of toothpaste abrasivity on the progression of simulated non-carious cervical lesions. J Dent. 2018 Jun ; 73 : 14-8.
44. Turssi CP, Binsaleh F, Lippert F, Bottino MC, Eckert GJ, Moser EAS, Hara AT. Interplay between toothbrush stiffness and dentifrice abrasivity on the development of non-carious cervical lesions. Clin Oral Investig. 2019 Sep ; 23(9) : 3551-6.
45. Turssi CP, Kelly AB, Hara AT. Toothbrush bristle configuration and brushing load : Effect on the development of simulated non-carious cervical lesions. J Dent. 2019 Jul ; 86 : 75-80.
46. Heasman PA, Holliday R, Bryant A, Preshaw PM. Evidence for the occurrence of gingival recession and non-carious cervical lesions as a consequence of traumatic toothbrushing. J Clin Periodontol. 2015 Apr ; 42 Suppl 16 : S237-55.
47. Sawlani K, Lawson NC, Burgess JO, Lemons JE, Kinderknecht KE, Givan DA, Ramp L. Factors influencing the progression of noncarious cervical lesions : A 5 -year prospective clinical evaluation. J Prosthet Dent. 2016 May ; 115(5) : 571-7.
48. Miller N, Penaud J, Ambrosini P, Bisson-Boutelliez C, Briançon S. Analysis of etiologic factors and periodontal conditions involved with 309 abfractions. J Clin Periodontol. 2003 Sep ; 30(9) : 828-32.
49. Chan DC, Browning WD, Pohjola R, Hackman S, Myers ML. Predictors of non-carious loss of cervical tooth tissues. Oper Dent. 2006 Jan-Feb ; 31(1) : 84-8.
50. Bizhang M, Schmidt I, Chun YP, Arnold WH, Zimmer S. Toothbrush abrasivity in a long-term simulation on human dentin depends on brushing mode and bristle arrangement. PLoS One. 2017 Feb 21 ; 12(2) : e0172060.
51. Wiegand A, Begic M, Attin T. In vitro evaluation of abrasion of eroded enamel by different manual, power and sonic toothbrushes. Caries Res. 2006 ; 40(1) : 60-5.
52. Van der Weijden FA, Campbell SL, Dörfer CE, González-Cabezas C, Slot DE. Safety of oscillating-rotating powered brushes compared to manual toothbrushes : a systematic review. J Periodontol. 2011 Jan ; 82(1) : 5 -24.
53. Whitehead SA, Wilson NH, Watts DC. Development of noncarious cervical notch lesions in vitro. J Esthet Dent. 1999 ; 11(6) : 332-7.
54. Lippert F, Arraceg MA, Eckert GJ, Hara AT. Interaction between toothpaste abrasivity and toothbrush filament stiffness on the development of erosive/abrasive lesions in vitro. Int Dent J. 2017 Dec ; 67(6) : 344-50.
55. Bernhardt O, Gesch D, Schwahn C, Mack F, Meyer G, John U, Kocher T. Epidemiological evaluation of the multifactorial aetiology of abfractions. J Oral Rehabil. 2006 Jan ; 33(1) : 17-25.
56. Alvarez-Arenal A, Alvarez-Menendez L, Gonzalez-Gonzalez I, Alvarez-Riesgo JA, Brizuela-Velasco A, deLlanos-Lanchares H. Non-carious cervical lesions and risk factors : A case-control study. J Oral Rehabil. 2019 Jan ; 46(1) : 65-75.
57. Kolak V, Pešić D, Melih I, Lalović M, Nikitović A, Jakovljević A. Epidemiological investigation of non-carious cervical lesions and possible etiological factors. J Clin Exp Dent. 2018 Jul 1 ; 10(7) : e648-56.
58. Pegoraro LF, Scolaro JM, Conti PC, Telles D, Pegoraro TA. Noncarious cervical lesions in adults : prevalence and occlusal aspects. J Am Dent Assoc. 2005 Dec ; 136(12) : 1694-700.
59. Smith WA, Marchan S, Rafeek RN. The prevalence and severity of non-carious cervical lesions in a group of patients attending a university hospital in Trinidad. J Oral Rehabil. 2008 Feb ; 35(2) : 128-34.
60. Teixeira DNR, Zeola LF, Machado AC, Gomes RR, Souza PG, Mendes DC, Soares PV. Relationship between noncarious cervical lesions, cervical dentin hypersensitivity, gingival recession, and associated risk factors : A cross-sectional study. J Dent. 2018 Sep ; 76 : 93-7.
61. Yang J, Cai D, Wang F, He D, Ma L, Jin Y, Que K. Non-carious cervical lesions (NCCLs) in a random sampling community population and the association of NCCLs with occlusive wear. J Oral Rehabil. 2016 Dec ; 43(12) : 960-6.
62. Lussi A, Schaffner M. Progression of and risk factors for dental erosion and wedge-shaped defects over a 6 -year period. Caries Res. 2000 Mar-Apr ; 34(2) : 182-7.
63. Wolf HF, Rateitschak EM, Rateitschak KH（著）, 日本臨床歯周病学会（訳）, 加藤熙, 大口弘和（総監訳）, 船越栄次, 川崎仁, 鈴木文雄（監訳）. ラタイチャーク カラーアトラス歯周病学 第 3 版. 東京：永末書店, 2008

5．摩耗の帰還

1）はじめに

　1990年代にアブフラクション仮説が広まるのと交差するように，摩耗はNCCLの要因として軽視されるようになっていった．筆者のようにこの時代をリアルタイムで経験した人の多くは，アブフラクション仮説の登場を目の前で起きたパラダイムシフトのように感じたはずである．しかし，前項で示したように時は流れて，現在ではアブフラクション仮説は学術的に否定され，摩耗を支持する根拠は増えてきた．本項では，アブフラクション仮説登場以前から現在に到るまで時系列に沿って，NCCLの要因としての摩耗をファクトベースで検証する．

2）アブフラクション仮説登場以前の評価

　アブフラクション仮説の登場によって，1990年代にNCCLの病因論は大きく変化した．しかし，アブフラクションが病因に加わってもNCCLの総数が急に増えるわけではないため，それまで摩耗か酸蝕とみなされていたNCCLがアブフラクションと判定されたはずである．アブフラクションが広く普及する直前の文献レビュー（第3章1-3）の③）では，「ほとんどの臨床家と研究者は，ブラッシングに起因する摩耗がNCCLの主原因と考えている」[1]と記載されており，当時摩耗が重要視されていたことがうかがえる．そして，「くさび状のNCCLは日常的に使用されているブラッシング方法と材料で，実験的に再現されている」[1]とも記載されている．20世紀初頭に歯磨剤による摩耗でNCCLが実験的に再現されていたこと[2]，1940年代にも同様の研究が複数行われ，人工のNCCLが再現されたこと[3〜5]が，認識されていた．このレビュー論文の著者らは，アカデミアにいち早くアブフラクション仮説を取り入れた肯定派であるが，1994年時点では「（アブフラクション仮説の）科学的根拠は，ほとんど未検証である」[1]と中立的でフェアな認識を示していた．

3）アブフラクション仮説登場の影響

　アブフラクション仮説を提唱したGrippoは，アブフラクションの実例として以下のようなブラッシングが原因とは考えにくいNCCLの存在を挙げた[6,7]．
・歯肉縁下のNCCL
・充填／クラウンマージンの歯肉側にできたNCCL
・舌口蓋側のNCCL
・健全な隣在歯に挟まれたNCCL

　そもそも「ブラッシングが原因であること」と「力が原因であること」はオセロ石の裏表のような相互排他的な事象ではないため（図1a），前者の否定が後者の証明と考えるのは論理の飛躍である．これらはオセロ石と将棋の駒ぐらい異なる存在であり，それぞれの裏表が共存できる（図1b）．Grippoの「ブラッシングが原因でない」という判断は印象論に終始しており，根拠は示されていなかった．この当時アブフラクションは提唱されたばかりで未検証の仮説であったため，まず「力が原因」であることを検証する必要があった．しかし，Grippoは歯列の一部を切り取った写真を1枚示しただけで，NCCLがある歯に強い力が加わった根拠を示していなかった．咬合関係がわからない1枚の写真が，咬合を原因とする新説の根拠とはなりえない．

　「ブラッシングでできるとは考えられないからア

ブラッシングと力の関係

図1a NCCLの原因としてのブラッシングと力は，オセロ石の裏表のような相互排他的な関係ではない．そのため，「ブラッシングが原因ではない」ことが，自動的に「力が原因である」ことの証明にはならない．

図1b NCCLの原因としてのブラッシングと力は，オセロ石と将棋の駒くらい異なる存在である．それぞれの裏表は共存でき，ブラッシングと力の影響は個別に評価しなければならない．

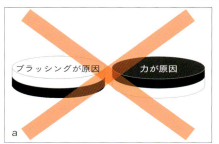
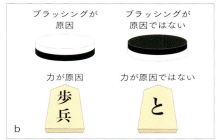

Grippoがアブフラクションと考えたNCCL

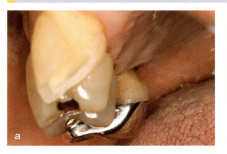
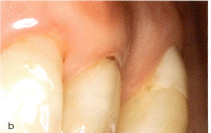
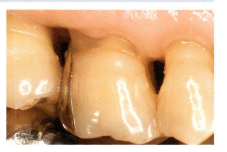
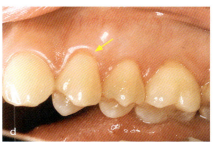

図2a〜d Grippoが，ブラッシングではできないからアブフラクションだとと考えたNCCL．それぞれの詳しい経過は第2章を参照．これらは本当にアブフラクションか？ a：口蓋側のNCCL（症例11），b：歯肉縁下のNCCL（症例14），c：充填歯肉側のNCCL（症例15），d：健全歯に挟まれたNCCL（症例20）．

ブフラクション」とされたタイプのNCCLを筆者も経験してきた．図2に挙げた症例は第2章の症例編で前向きの経過を示し検証している．1枚の写真から受ける印象と，実際の経過には大きな差があった（第2章症例編参照）．

アブフラクション仮説は急速に普及して，1990年代後半には半ば事実として扱われるようになった．摩耗を補完する仮説として登場したにもかかわらず，拡大解釈されてNCCL≒アブフラクションという認識になっていった．アブフラクション仮説の提唱者達は摩耗に関する過去の論文をほぼ無視したため，アブフラクションに関する論文だけを読むと，摩耗説には根拠がなくアブフラクションは謎のNCCLを説明できる画期的な新理論であるとの印象を受けてしまう．当時の著者のように『ブラッシングが原因なんて古い，咬合が原因なんだ！』と考えるようになった人は多かったはずである（図3）．現代から振り返ってみると，evidenced-based medicine（EBM）が歯科に入ってくる直前に，アブフラクション仮説は厳しい検証を寸前で逃れて普及してしまった感がある．アブフラクションと入れ替わるように摩耗への関心が急激に薄れてしまい，摩耗はNCCLの主原因としての座を半ば不当に追われてしまった．

4）21世紀における再検証

21世紀に入りアブフラクション仮説の科学的検証が進んで潮目が変わった（第3章2の図14）．アブフラクションへの批判的検証とほぼ時を同じくし

■ アブフラクションの勃興と摩耗の凋落（1990年代）

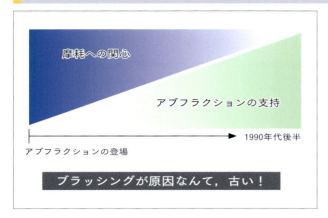

図3 1990年代におけるアブフラクションの普及と摩耗への関心低下．当時，「ブラッシングが原因なんて，古い！」と考えた人は多かったと思われる．

て，現代の歯磨剤を用いてNCCLを再現した研究が発表された（第3章2-3）の②）[8〜10]．過去に行われた一連の摩耗によるNCCL再現実験には，当時の歯磨剤に含まれていた研磨剤が非常に粗い（RDA1000以上相当）という問題があった[11]．そのため「歯磨剤でNCCLができるのは昔の話」と言われれば反論は困難であった．しかし，LitonjuaらとDzakovichらは現代の歯磨剤（RDA 35，70，79，144）を用いて，実験的にNCCLを再現した[8〜10]．これらの研究はNCCLを実験的に再現することに終始しており，摩耗に関連する各要因の影響を検証するには至らなかった．より最近の研究では条件設定を細かく行い，各要因（RDAの差，歯ブラシの毛の硬さ，歯ブラシの種類，ブラッシング圧）の人工的NCCLに与える影響がより細かく検証された（第3章2-3）の②）[12〜14]．人工的NCCLの再現以外にも，摩耗関連要因が歯質喪失量に与える影響を検証した研究も行われている[15〜17]．

5）象牙質を減らすのは歯磨剤中の研磨剤

抜去歯を用いたNCCL再現研究で共通している結果は，研磨剤入りの歯磨剤を用いない場合（歯ブラシのみもしくは水，液状歯磨剤併用）には，歯質の喪失はほとんど起きなかったということである．つまり，象牙質を摩耗させているのは歯磨剤中の研磨剤ということになる．これはAbrahamsenの「toothbrush abrasion（歯ブラシによる摩耗）」ではなく

toothpaste abrasion（歯磨剤による摩耗）が正しい用語である」[18]という主張を裏付ける．また，酸を併用しない限り，エナメル質は歯磨剤でほとんど摩耗しないことも，すべての摩耗研究に共通した結論である．したがって，象牙質が選択的に喪失した結果であるNCCLを，摩耗はよく説明することができる．

6）摩耗に関連する要因

歯磨剤を口腔内に含んだだけでは摩耗は生じないため，歯磨剤の運び手である歯ブラシとその使い方も摩耗に大きく影響する．現在までに以下のような傾向が確認されている（各研究の詳細は第3章を参照）．

1．水平的ブラッシングの方が垂直的ブラッシング（ローリング法）に比べて摩耗量が大きく，くさび状のNCCLを発生させやすい[4]．
2．歯磨剤の研磨性が高いほど摩耗量は大きくなり，人工的NCCLの形態はくさび状の割合が高くなる[12]．
3．硬い歯ブラシと研磨性の高い歯磨剤の組み合わせは，摩耗量を大きくする[13]．
4．歯ブラシのデザイン（毛の植立方法，毛の太さ・先端の処理等）で摩耗量と人工的NCCLの形態は変化する[14]．
5．酸によって軟化したエナメル質は，摩耗によって容易に喪失する[17]．
6．ブラッシングの頻度とNCCLの進行は臨床的に

■ 摩耗によるNCCLが発生する条件

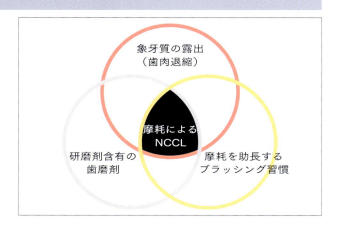

図4 摩耗によるNCCLができる条件．耐摩耗性が低い象牙質が露出し，そこに象牙質を摩耗させるポテンシャルがある研磨剤配合の歯磨剤が，摩耗を起こすようなブラッシング方法で作用することが必要である．

相関する[19]．

摩耗が起きるためのもう1つの必要条件は，歯肉退縮による歯根象牙質の露出である．摩耗は象牙質を選択的に喪失させるため，象牙質が口腔内に露出しないとその影響は顕在化しない．過去の摩耗説の支持者達は，「粗い歯磨剤を用いて熱心にブラッシングする人は，健康な歯肉で覆われていない限り歯頸部（象牙質）に数年で欠損を発生させるだろう」[2]，そして「摩耗によるNCCLが起きるためには，少なくとも1mm象牙質が露出する必要がある」[20]と，歯肉退縮の重要性を認識していた．しかし，アブフラクションの登場によって，NCCLと歯肉退縮の関係はうやむやになってしまった感がある．近年の根面被覆術の進歩を受け，歯肉退縮とNCCLの関係について注目が高まっている．歯肉退縮については本章6で詳しく解説する．

7）摩耗によってNCCLができる条件

私見になるが，上記の情報を総合すると，摩耗によるNCCLが起きるためには，①研磨剤を含む歯磨剤の使用，②摩耗を助長するようなブラッシング習慣（ブラッシング方法，ブラッシング圧，ブラッシングの頻度と時間，歯ブラシの種類等），③歯肉退縮による象牙質の露出，の3条件が重なることが必要と考えられる（図4）．ブラッシングに関する要因とNCCLが関連しなかったとする臨床研究もある[21〜23]．

それらは単独の要因（ブラッシングの頻度，歯ブラシの硬さ，ブラッシングの方法，研磨剤配合歯磨剤の使用）のみを検討対象としているため，関連が出てこなかったと推測される．たとえば，研磨性の高い歯磨剤を大量に使用して強圧の水平的なブラッシングを行ったとしても，象牙質が露出していなければ摩耗による歯質喪失は限定的である．本章3で「tooth wear（とくに酸蝕）と異なり，NCCLは乳歯列や若年者の永久歯列では見られない」ことを示した．「歯肉退縮による歯根象牙質の露出」というトリガーが必要なことが，NCCLの初発年齢をtooth wearよりも高くしている原因と考えられる．

2006年に発表されたアブフラクションに否定的な文献レビューでは，「実験的ならびに臨床的研究の結果から，摩耗のみでNCCLができるという根拠はほとんど示されていない」と結論付けられていた[24]．しかし，同じグループが2019年に発表した論文ではDzakovichらの研究[10]を写真入りで引用し，アブフラクションとは対照的に摩耗によって臨床的に観察されるようなNCCLが実験的に再現されていることを示した[25]．また，2018年と2019年の論文[12,13]も引用して，歯質喪失量は歯磨剤の研磨性と歯ブラシの毛の硬さに影響を受けるとしており，摩耗への評価を変えている．ちなみにこの論文の結論は「"アブフラクション"という用語は誤解を招くため，診断用語から除外した方がよいのではないか」であり，これまでよりも踏み込んだものになっている[25]．情報がアップデートされると，結論が変わる好例である．

8）摩耗への反論

「摩耗はNCCLの原因のなかで，影響の小さい補助因子である」ならびに「ブラッシング圧が過剰だと硬組織喪失が増えるが，摩耗は無視できる程度である」[26]，あるいは「通常の使用では，歯磨剤による象牙質の摩耗は一生分のブラッシングでも1mm程度である」[27〜30]，とNCCLに対する摩耗の影響を矮小化するような見解もある．しかし，これらの論文の文献引用とそこからの結論の導き方には疑問があり（P.234〈NCCL再現研究のまとめ〉参照），額面通りに受け止めるのは危険と考えている．もちろん研磨剤配合歯磨剤を使用すると直ちに象牙質の摩耗が起きるわけではなく，安全域が存在する．しかし，ヒト抜去歯を用いたより新しい研究で低研磨性に分類される歯磨剤でも人工的NCCLに至る象牙質摩耗が起きること[8〜10, 12〜14]が示されている以上，安全域を過信すべきではないだろう．

9）おわりに

アブフラクション仮説の登場で摩耗はNCCLの原因として軽視されるようになったが，21世紀以降に得られた知見によりNCCLの主たる原因の座に帰還したと言ってよいだろう．Grippoが挙げた「ブラッシングでできるとは考えにくいNCCL」について第2章症例編で詳細に検証する．アブフラクションだろうという思い込みを排除してていねいに検証していくと，違った光景が見えてくる．

本項のポイント

- 摩耗のアンチテーゼとして支持を集めたアブフラクション仮説は，21世紀の検証で評価が一変した
- アブフラクション仮説の盛衰は，摩耗の軽視・再評価と表裏一体であった
- 象牙質摩耗の主たる原因は歯磨剤中の研磨剤である
- 歯磨剤によるエナメル質の摩耗量は，象牙質と比較して著しく少ない
- 「歯ブラシで歯が削れる」は誤った認識である
- 摩耗は象牙質に限局した欠損をもっともよく説明する

参考文献

1. Levitch LC, Bader JD, Shugars DA, Heymann HO. Non-carious cervical lesions. J Dent. 1994 Aug；22(4)：195-207.
2. Miller WD. Experiments and observations on the wasting of tooth tissue variously designated as erosion, abrasion, chemical abrasion, denudation, etc. Dent Cosmos. 1907；49(1)：1-23.
3. Manly R. The abrasion of cementum and dentin by modern dentifrices. J Dent Res. 1941；20：583-95.
4. Manly RS, Shickner FA. Factors influencing tests on the abrasion of dentin by brushing with dentifrice. J Dent Res 1944；23(1)：59-72.
5. Kitchin PC, Robinson HB. The abrasiveness of dentifrices as measured on the cervical areas of extracted teeth. J Dent Res. 1948 Apr；27(2)：195-200.
6. Grippo JO. Abfractions：a new classification of hard tissue lesions of teeth. J Esthet Dent. 1991 Jan-Feb；3(1)：14-9.
7. Grippo JO. Noncarious cervical lesions：the decision to ignore or restore. J Esthet Dent. 1992；4 Suppl：55-64.
8. Litonjua LA, Andreana S, Bush PJ, Tobias TS, Cohen RE. Wedged cervical lesions produced by toothbrushing. Am J Dent. 2004 Aug；17(4)：237-40.
9. Litonjua LA, Bush PJ, Andreana S, Tobias TS, Cohen RE. Effects of occlusal load on cervical lesions. J Oral Rehabil. 2004 Mar；31(3)：225-32.
10. Dzakovich JJ, Oslak RR. In vitro reproduction of noncarious cervical lesions. J Prosthet Dent. 2008 Jul；100(1)：1-10.
11. St John S, White DJ. History of the Development of Abrasivity Limits for Dentifrices. J Clin Dent. 2015；26(2)：50-4.
12. Sabrah AH, Turssi CP, Lippert F, Eckert GJ, Kelly AB, Hara AT. 3D-Image analysis of the impact of toothpaste abrasivity on the progression of simulated non-carious cervical lesions. J Dent. 2018 Jun；73：14-8.
13. Turssi CP, Binsaleh F, Lippert F, Bottino MC, Eckert GJ, Moser EAS, Hara AT. Interplay between toothbrush stiffness and dentifrice abrasivity on the development of non-carious cervical lesions. Clin Oral Investig. 2019 Sep；23(9)：3551-6.
14. Turssi CP, Kelly AB, Hara AT. Toothbrush bristle configuration and brushing load：Effect on the development of simulated non-carious cervical lesions. J Dent. 2019 Jul；86：75-80.
15. Bizhang M, Schmidt I, Chun YP, Arnold WH, Zimmer S. Toothbrush abrasivity in a long-term simulation on human dentin depends on brushing mode and bristle arrangement. PLoS One. 2017 Feb 21；12(2)：e0172060.
16. Wiegand A, Begic M, Attin T. In vitro evaluation of abrasion of eroded enamel by different manual, power and sonic toothbrushes. Caries Res. 2006；40(1)：60-5.

17. Lippert F, Arrageg MA, Eckert GJ, Hara AT. Interaction between toothpaste abrasivity and toothbrush filament stiffness on the development of erosive/abrasive lesions in vitro. Int Dent J. 2017 Dec;67(6):344-50.

18. Abrahamsen TC. The worn dentition-pathognomonic patterns of abrasion and erosion. Int Dent J. 2005;55(4 Suppl 1):268-76.

19. Lussi A, Schaffner M. Progression of and risk factors for dental erosion and wedge-shaped defects over a 6-year period. Caries Res. 2000 Mar-Apr;34(2):182-7.

20. Kitchin PC. The prevalence of tooth root exposure, and the relation of the extent of such exposure to the degree of abrasion in different age classes. J Dent Res 1941;20(6):565-81.

21. Sawlani K, Lawson NC, Burgess JO, Lemons JE, Kinderknecht KE, Givan DA, Ramp L. Factors influencing the progression of noncarious cervical lesions: A 5-year prospective clinical evaluation. J Prosthet Dent. 2016 May;115(5):571-7.

22. Miller N, Penaud J, Ambrosini P, Bisson-Boutelliez C, Briançon S. Analysis of etiologic factors and periodontal conditions involved with 309 abfractions. J Clin Periodontol. 2003 Sep;30(9):828-32.

23. Chan DC, Browning WD, Pohjola R, Hackman S, Myers ML. Predictors of non-carious loss of cervical tooth tissues. Oper Dent. 2006 Jan-Feb;31(1):84-8.

24. Bartlett DW, Shah P. A critical review of non-carious cervical (wear) lesions and the role of abfraction, erosion, and abrasion. J Dent Res. 2006 Apr;85(4):306-12.

25. Bhundia S, Bartlett D, O'Toole S. Non-carious cervical lesions - can terminology influence our clinical assessment? Br Dent J. 2019 Dec;227(11):985-8.

26. Soares PV, Grippo JO. Noncarious Cervical Lesions and Cervical Dentin Hypersensitivity: Etiology, Diagnosis, and Treatment. Chicago: Quintessence Pub, 2017.

27. Hunter ML, Addy M, Pickles MJ, Joiner A. The role of toothpastes and toothbrushes in the aetiology of tooth wear. Int Dent J 2002 52(5):399-405

28. Addy M, Hunter ML. Can tooth brushing damage your health? Effects on oral and dental tissues. Int Dent J. 2003;53 Suppl 3:177-86.

29. Addy M. Tooth brushing, tooth wear and dentine hypersensitivity--are they associated? Int Dent J. 2005;55(4 Suppl 1):261-7.

30. Shellis RP, Addy M. The interactions between attrition, abrasion and erosion in tooth wear. Monogr Oral Sci. 2014;25:32-45.

Column 4

RDA

　歯磨剤の研磨性を表す指標として，もっとも使われているのがRDA(relative dentin abrasivity)である．もともとは放射線を照射して象牙質に放射能を与え，摩耗によって削れた象牙質を定量化していたため，RはradioactiveのRだった．しかしこれには特別な機械が必要で煩雑な手法であるため，喪失量の特定に表面形状測定法が用いられるようになりrelativeに変わった[1]．

　当初，歯磨剤の研磨性はエナメル質で評価されていた．しかし，エナメル質はほとんど摩耗しないため，象牙質が使われるようになった[1]．つまり，象牙質は歯磨剤に使われる研磨剤で摩耗するから摩耗試験の試料として用いられており，RDAが摩耗の指標となるのである．

　ISOが基準と定める歯磨剤のRDAが100で，それに対する相対値で歯磨剤の研磨性が表現されている[1]．FDA(米国食品医薬品局：Food and Drug Administration)とADA(米国歯科医師会：American Dental Association)が定める上限はそれぞれ200と250であり，米国で市販されている歯磨剤は8〜200の範囲にある[2]．RDA値により研磨性が，低(70未満)，中(70〜150)，高(151〜200)と分類されている[1]．

　もちろん，研磨剤が入った歯磨剤を使用するとかならずNCCLが発生するわけではない．しかし，歯ブラシだけでNCCLを実験的に再現した研究は皆無で，低研磨性に分類される歯磨剤でも実験的にNCCLが再現されていることを考慮すると，RDA値にかかわらず研磨剤配合の歯磨剤が摩耗による象牙質喪失の必要条件である．

　しかし，臨床的に摩耗は多因子性の現象であるため，RDA値単独で摩耗量を予測することはできない．実際，RDA値と摩耗量がよく相関した研究と，しなかった研究がある[1]．歯ブラシのデザインや毛の硬さが異なると，同じ歯磨剤でも象牙質の摩耗量と欠損形態が異なることも示されている．

　また，唾液による希釈も歯磨剤の研磨性に影響する．歯磨剤が希釈されると，象牙質の喪失量が減少することが実験的に示されている[3]．臨床的にも，習慣的にブラッシングを開始する部位(希釈されていない歯磨剤が歯と接する)と，一番大きなNCCLがある部位が一致することはよく経験する．ブラッシング方法とブラッシング圧は誰もが確認していると思うが，どこからブラッシングを始めるのかにも注目すると，見えなかったものが見えてくるかもしれない．さらに，唾液分泌量が低下した人では，歯磨剤が希釈されにくいため，象牙質の摩耗が進みやすい可能性がある．口腔乾燥は酸蝕だけでなく，摩耗のリスクファクターであるかもしれない．

　「RDAが規定値以下であれば，象牙質は摩耗しない」といった見解を時折目にするが，この根拠の源流には問題がある(P.234〈NCCL再現研究のまとめ〉参照)．そして，本書で取り上げた，より新しい知見を踏まえれば，このような結論は出ないはずである．もし適切なブラッシング方法を遵守できれば，研磨剤配合歯磨剤を使っても象牙質を摩耗させないことは可能だろうが，それをすべての患者が実行できると考えるのは楽天的かつ非現実的である．RDAを絶対視して，歯磨剤で象牙質は削れないと思い込むことは安全神話だろう．

参考文献

1. González-Cabezas C, Hara AT, Hefferren J, Lippert F. Abrasivity testing of dentifrices - challenges and current state of the art. Monogr Oral Sci. 2013；23：100-7.
2. Harpenau LA, Noble WH, Kao RT. Diagnosis and management of dental wear. J Calif Dent Assoc. 2011 Apr；39(4)：225-31.
3. Turssi CP, Messias DC, Hara AT, Hughes N, Garcia-Godoy F. Brushing abrasion of dentin：effect of diluent and dilution rate of toothpaste. Am J Dent. 2010 Oct；23(5)：247-50.

Column 5

偽陽性と偽陰性

　新型コロナウイルスの蔓延によって，テレビや新聞でも偽陽性や偽陰性という言葉が取り上げられ，一般層にもかなり浸透したと思われる．

　ある病気の検査を行った場合に，陽性の人が検査通りに全員病気になっており，陰性の人は全員病気になっていないという結果であれば理想的な検査である．しかし，現実的にはそのような検査はなく，陽性なのに病気ではない場合（偽陽性）や陰性なのに病気である場合（偽陰性）が出てくる．偽陽性と偽陰性が多いと正確な検査にならない．

　アブフラクションの影響で，NCCLの存在は歯に強い力が加わっている指標と捉えている人が多いと思われる．NCCLを過大な咬合力の指標として見ると，表1のような関係となる．強い力を受けている歯にすべからくNCCLが発生しているならば，NCCLは信頼できる指標となる．しかし，症例編でも示したように，NCCLのある歯がかならずしも強い咬合力を受けているとは限らず（偽陽性），他の歯よりも強い力を受けたにもかかわらずNCCLがない場合もある（偽陰性）．

　経過がないため本文には入れなかったが，偽陰性の好例を示す（図1）．24歳女性で強いブラキシズムを自覚しており，ナイトガードの製作を希望して受診された．オープンバイトでアンテリアガイダンスが欠如しており，臼歯部の咬頭が咬耗により失われて咬合面が平坦化している．咬耗面のエナメル質と象牙質が同じ高さであるため，酸蝕の影響はないか，極めて少ないと推測される．24歳という年齢で，純粋な咬耗によりこれだけの歯質喪失が起きたということは，非常に強いブラキシズムがあり，臼歯部に強い力が作用していたことを示す．しかし，歯頸部には一切NCCLは見られない．

　実際の検査でも，偽陽性や偽陰性は0にならないため，NCCLが咬合力に関して偽陽性や偽陰性となる症例があることがアブフラクションの完全否定を意味するわけでもない．しかし，偽陽性／偽陰性率が高いため，NCCLだけを見て強い力が加わっていると考えていると，誤った判断につながる．もし「NCCLの存在＝ブラキシズムがある」とか「NCCLがあるから咬合調整やナイトガードが必要」と決めつけている方がいたら，行動に移す前にNCCL以外に咬合性外傷の徴候がないか，一歩引いて確認してからでも遅くはない．

表1　NCCLを過大な咬合力の指標とした場合の精度．

	過大な咬合力あり	過大な咬合力なし
NCCLあり	真陽性	偽陽性
NCCLなし	偽陰性	真陰性

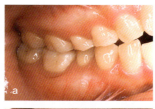
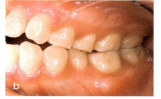
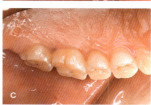
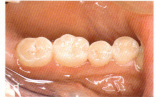
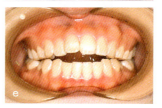

図1a～e　咬耗の程度とスピードから，非常に強い咬合力が作用したと考えられるが，NCCLはない．NCCLを強い咬合力の指標とすると，偽陰性に相当する．

6. NCCLと歯肉退縮

1) はじめに

歯肉退縮は、「歯肉辺縁がCEJよりも根尖側へ移動することで、アタッチメントロスと歯根象牙質の口腔内への露出がともなう」と定義されている[1]. 本章3〜5で考察したように、NCCLの主体はCEJ根尖側における象牙質の欠損であるため歯肉退縮は避けて通ることができないトピックである. そのため、本項ではNCCLと歯肉退縮の関係について考察する.

2) 歯肉退縮の原因

歯肉退縮がいかに急速かつ高度に進行したとしても、骨が露出することはない. それは、歯肉の退縮に先行して骨がなくなっているためである. つまり、歯肉退縮は骨の裏打ちがなくなっている部位で起きる[2]. 歯肉下で骨がなくなっている原因は、1)歯周炎による骨吸収と2)解剖学的理由による骨裂開や矯正治療による歯根の骨ハウジングからの逸脱がある(図1). 前者の場合、通常は隣接面を含み全周で歯肉が退縮する(図2a, c). この状態はCairoの分類[3]におけるRT2に相当する. ただし、垂直性骨吸収の場合は、この限りではない. 一方、骨裂開が原因であると考えられる歯肉退縮は骨が裂開した面(通常唇頬側)に限局し、隣接面の歯肉退縮はないか少ない(図2b, d). この状態はCairoの分類におけるRT1に相当する. 骨裂開がある場合に歯周炎が併発すると、より重篤な歯肉退縮が生じる.

3) 歯周炎に関連した歯肉退縮

歯周炎に関連した歯肉退縮は、歯周炎の進行だけでなく歯周治療の結果としても起きる. 図3aに図2aの症例の初診時を示す. この時点ですでに唇側・隣接面の両方に歯肉退縮が見られる. NCCLの歯肉側マージンは歯肉縁と一致しており、歯間乳頭

■ 歯肉退縮

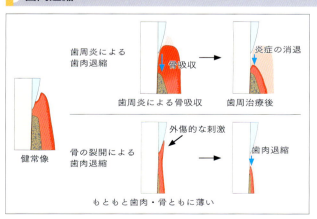

図1 歯周炎が起きると、骨吸収にともない歯肉が退縮する. しかし、歯肉が炎症で腫脹しているため、アタッチメントロスに比例した退縮量にはならない. 歯周治療によって炎症が消退して健全な歯肉になることで、歯肉退縮量がより大きくなる. これらの変化はすべての歯面で起こりえる. 一方、もともと骨が裂開していたり、矯正治療の結果として骨のハウジングから歯根が逸脱したりしている場合では、歯周炎がなくても歯肉退縮が起きる. 硬軟組織のフェノタイプが薄い場合に、このような状況になる. 歯肉に外傷的な刺激が加わると、歯肉は骨の裏打ちがある位置まで退縮しやすい. これらの変化は、骨が薄い唇頬側で起きることが多い.

■ 骨がないところで歯肉が下がる

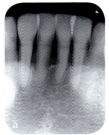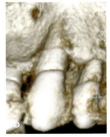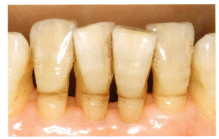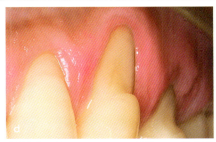

図2a〜d　歯肉下で骨がなくなっている部位（a, b）．歯周炎による骨吸収（a），歯槽骨裂開（b）．骨がなくなった部位での歯肉退縮（c, d）．歯周炎による歯肉退縮は歯根全周で起きるが（aとcは同一患者），骨裂開による歯肉退縮は裂開している面（通常唇頬側）に限局する（d：bとは別患者）

■ 歯周炎による歯肉退縮と歯周治療の影響

図3a〜d　歯周治療による歯肉退縮．患者の初診時（a）には，すでに唇側面と隣接面で歯肉退縮が起きていた．CEJと歯肉縁に挟まれた領域にNCCLができている．また，歯間乳頭基底部に凹みが見られる（黄色の矢印）．歯周基本治療後は炎症の消退により，さらに歯肉退縮が進行した（b）．NCCLの歯肉側マージンは歯肉縁上となり，研磨剤無配合の歯磨剤への変更によりNCCL内部にステインが沈着した．水平性骨吸収をともなう歯周炎患者の初診時（c）と歯周基本治療後（d）の状態．歯周基本治療後は退縮量が増加しているが，炎症が消退した結果であるためマイナス面ばかりではない．

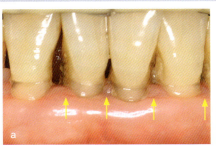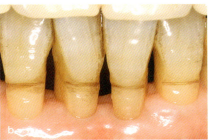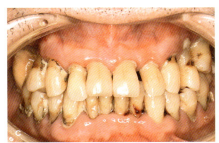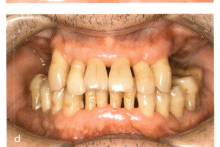

部でも同じ高さに凹みができている．市販の歯磨剤をつけ，硬い歯ブラシを用いて強圧で水平的なブラッシングを行っていた．CEJと歯肉縁に挟まれた象牙質部分が喪失して，NCCLが発生・進行したことになる．歯周治療後は炎症の消退によって，さらに歯肉退縮が進行した（図3b）．この時点の状態だけを見ても，なぜNCCLの歯肉側マージンがこの位置なのかわからない．ブラッシング習慣の変化にともない（研磨剤無配合歯磨剤を推奨し，やわらかい歯ブラシを軽圧で使用するように指導），歯間乳頭部の凹みがなくなり，NCCL内面にステインが沈着するようになった．

歯周炎患者の歯肉退縮は炎症が消退した結果でもあるため，かならずしもマイナス面だけではない．

大きく歯肉退縮したが，図3dよりも図3cの状態が望ましいと考える歯科医療従事者はいないだろう．水平性骨吸収がある歯周炎患者の場合，歯周治療にともなう歯肉退縮は受け入れて，露出する歯根象牙質を減らさないように対処する必要がある．

4）歯周炎に関連しない歯肉退縮

一方，歯周炎が原因でない歯肉退縮（図4a）は病気が改善した結果ではないため，プラス面は一切ない．歯周炎患者と比較して，隣接面の歯肉退縮が少ないことが特徴的である．CBCT像を図4b〜eに示す．骨吸収が少ない隣接面と口蓋側と比較して，唇

非歯周病患者の歯肉退縮

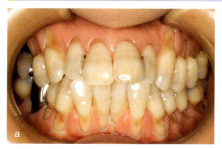
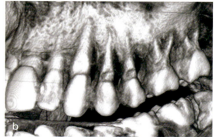
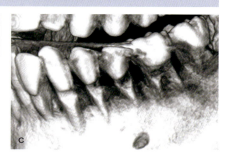
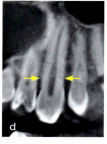
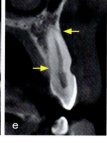

図4 a～e 45歳，女性．非歯周炎患者の歯肉退縮（a）．歯周炎患者と異なり，隣接面の歯肉退縮はなく，唇頬側面の歯肉退縮は病気が改善した結果ではない．CBCTで見ると，隣接面と口蓋側では骨吸収が少ないが，唇頬側の骨頂部は根尖近くに位置している（図4b～e）．|3 の骨頂の位置を黄色の矢印で示す．歯周炎による骨吸収ではなく，もともと歯根が唇頬側で骨のハウジングから逸脱していたことが原因と考えられる．

頬側の骨頂部は根尖近くに位置している（図4b～e）．唇頬側に限局して歯周炎による骨吸収が起きたわけではなく，もともと唇頬側で歯根が骨のハウジングから逸脱していたと考えられる．骨の裏打ちがない部位に外傷的なブラッシングが作用したことで歯肉が退縮し，露出した象牙質が摩耗により喪失しNCCLが発生したと推測される．アブフラクション仮説では側方力による歯の曲げの支点である歯槽骨頂の近くにNCCLができる[4]とされているが，唇側の骨頂は根尖近くに位置しており，NCCLから遠く離れている（図4e）．

唇頬側骨の裂開が背景にあると思われるNCCLをもう1症例提示する．複数のNCCLが見られるが（図5a），|3 4 のNCCLに注目する．唇頬側中央部での大きな歯肉退縮と比較して，隣接面と口蓋側の歯肉退縮は小さい．NCCLが発生する前の根面は，黄色の点線の位置にあったと推測され（図5b），もともと歯根は唇頬側で骨のハウジングから逸脱していたと考えられる．|5 は対合歯としっかり咬合しているが，頬側に転位した|4 は舌側咬頭外斜面で|4 頬側咬頭遠心面とかろうじて接触しているだけである（図5c, h）．咬合状態が大きく異なる|3 4 に連続的かつ相似形のNCCLができていることは，アブフラクション仮説では説明できない．非常に強い圧と大きな水平的ストロークでブラッシングする習慣があり，朝晩の使用により3週間で歯ブラシの毛先は大きく開いていた（図5d）．もともと骨が裂開していた部位で，外傷的なブラッシングにより歯肉退縮が選択的に進行し，研磨剤配合歯磨剤によって歯根象牙質が摩耗してNCCLが発生したというシナリオが妥当であると考えらえる．図5e～hに咬合面観と咬頭嵌合位における側方面観を示す．もっとも強い咬合力を受けているはずの最後方臼歯にはNCCLはなく，NCCLの有無と力学的要因に一定の法則性を見出すことはできない．

口腔清掃状態が良好で歯周炎がないか軽度の集団（ノルウェー群）と，口腔清掃習慣がなく歯周炎が進行した集団（スリランカ群：いわゆるスリランカスタディの被験者）で，歯肉退縮を比較した長期的前向き研究がある[5]．どちらの群でも歯肉退縮は20歳前に始まっており，好発部位はノルウェー群では上下顎の小臼歯と大臼歯頬側で，スリランカ群は下顎の前歯と第一大臼歯頬側であった．ノルウェー群では年齢が上がっても歯肉退縮は唇頬側にほぼ限局していたが，スリランカ群では隣接面と舌側面にも拡大していった．スリランカ群とノルウェー群における歯肉退縮は，それぞれ前述の歯周炎による歯肉退縮と歯周炎に関連しない歯肉退縮の特徴とよく一致する．また，歯周炎の有無に関わらず歯肉退縮が起きてくる時期が20歳近くであることは，NCCLが観察

■ 唇側骨裂開が背景にあると思われるNCCL

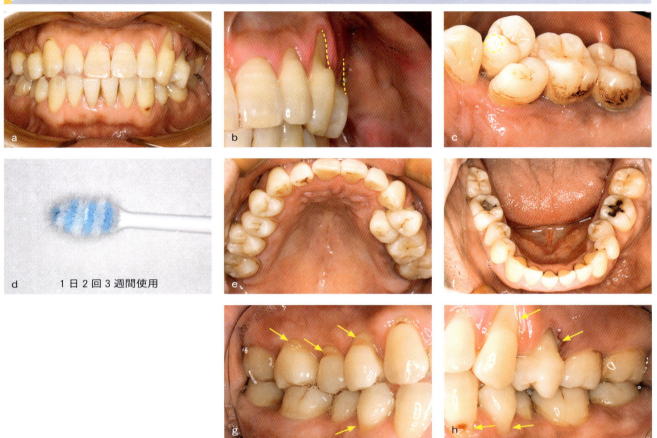

図5 a〜h 60歳，男性．唇頬側骨の裂開が原因と考えられる歯肉退縮症例を示す（a）．複数歯の唇頬側に歯肉退縮とNCCLが見られるが，|3 4に注目する．図4の症例と同様に，唇頬側以外では歯肉退縮は小さい．NCCLが発生する前の歯根面は黄色の点線の位置にあったと推測され（b），もともと唇頬側で骨のハウジングから逸脱していたと考えられる．|4は頬側に転位しており，対合歯とは舌側咬頭外斜面でかろうじて接触するだけであった（c黄色の丸）．ブラッシング圧は非常に強く，1日2回3週間の使用で歯ブラシの毛先は大きく開いていた（d）．咬合面観と側方面観（e〜h）．NCCLがある歯を黄色の矢印で示す．もっとも強い咬合力を受けていると考えられる最後方臼歯にはNCCLがない．

されるようになる年齢と符合する．第1章5で酸蝕，咬耗と比較して初発する年齢がNCCLで高い理由を「歯肉退縮というトリガーが必要であるため」と考察したが，それを裏付けるデータである．一般的な現代人を代表したノルウェー群の歯肉退縮好発部位はNCCLのそれとよく一致していることからも，基本的にNCCLは歯肉退縮が起きた部位に発生することが示唆される．

5） 歯肉退縮に関連するリスク

歯肉退縮の大きい人と小さい人のCTボリュームレンダリング像の比較を図6に示す．極端な例の比較ではあるが，骨のフェノタイプに違いが顕著である．歯肉退縮は歯周炎やブラッシング習慣といった後天的要因に大きな影響を受けるが，先天的なリスクにも大きな個人差があることが示唆される．

予期せぬ患者の行動変容で歯肉退縮が生じたが，原因に対応することで回復した症例を図7に示す．オールセラミッククラウンを6 5|に装着した18日後に，4|頬側中央部に歯肉退縮をともなう擦過傷が生じていた（図7b）．約1か月前の印象採得時はこの部位には問題はなかった（図7a）．患者に何があったかを確認したところ，「クラウン装着時に歯科衛生士から4|部の出血を指摘されたため，一生懸命磨かなければいけないと思った」との返答があった．初診から約4年が経過しておりOHIは何度も行って

> 第1章 おさえておきたいNCCLに関する基本情報

■ 歯肉退縮がある人，ない人

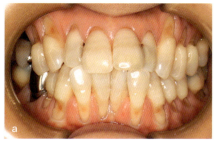
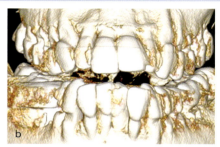
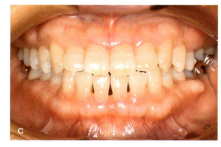
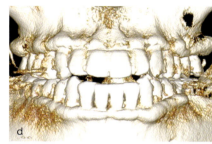

図6 a〜d 唇頬側で歯肉退縮が大きい45歳女性の正面観(a)と，CBCTボリュームレンダリング像(b)．唇頬側に歯肉退縮がない67歳女性の正面観(c)と，CBCTボリュームレンダリング像(d)．極端な例の比較になるが，骨のフェノタイプに顕著な差が見られる．

■ 短期間で生じた歯肉退縮

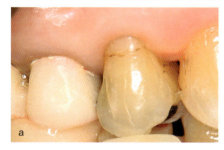
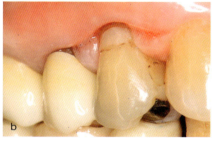
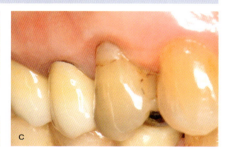
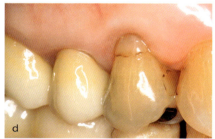
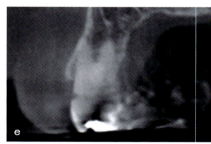

図7 a〜e 予期せぬ行動変容で歯肉退縮が短期間で発生し，回復した73歳，女性の症例を示す．6 5 印象採得時(a)には問題はなかったが，6 5 にオールセラミッククラウンを装着した18日後に受診した際に歯肉退縮をともなう擦過傷が生じていた(b)．歯間乳頭部には退縮はなく，唇頬側中央部に限局している．図3aでも見られた，歯間乳頭基底部粘膜の凹みが観察される．クラウン装着というイベントにより，患者のやる気が過剰に高まり，オーバーブラッシングとなった結果である．ブラッシング習慣を戻してもらったところ，元の状態に回復した(c, d)．早期に対応でき，硬軟組織のフェノタイプが厚かったため(e)，可逆的な変化で済んだと考えられる．

いるが，このような擦過傷を作ってきたのは初めてであった．オーバーブラッシング傾向はなく，むしろプラークは残りがちであった．装着時の説明のなかで軽く指摘しただけであったが，おそらく「自費のクラウンを装着した」というイベントによっ

て，ブラッシングしなければという気持ちが(好ましくない方向に)高まってしまったと考えられる．擦過傷部を詳しく観察すると，歯肉退縮は頬側中央部に限局し，歯間乳頭の高さに変化はなかった．図3aでも見られた，ブラッシングの経路と一致した

歯間乳頭粘膜の凹みが観察できる．4|の修復は当院受診前に行われたもので，原因は不明である．歯磨剤は変えていないため，ブラッシング方法の変更が擦過傷の原因である．再度OHIを行い適切なブラッシング方法に戻してもらったところ，約1か月後には歯肉は大きく改善していた(図7c)．しかし，まだ擦過傷の痕跡は残っており，5|近心のクラウンマージンは露出していた．さらに7か月後にはそれも改善していた(図7d)．抜歯，歯周治療，インプラント埋入を含む長期に渡る治療の途中で，初めての最終補綴装置装着が6 5|であった．それが，予期せぬモチベーションとなってしまい，望ましくない行動変容が起きてしまったと考えている．早期に対応し，頬側中央部の骨が厚かったことから(図7e)，アタッチメントロスが起きずに可逆的な変化で済んだ．もし硬軟組織のフェノタイプが薄かったり，対応が遅れていたら不可逆的な変化となっていた可能性がある．ブラッシング習慣を変えることは容易ではないが，思わぬきっかけで大きく変わる(今回は悪い方向に)場合があることを体験できた．

6）おわりに

歯肉退縮に注目してNCCLを観察すると，硬組織だけを見た場合とは異なる景色が広がるはずである．第2章症例編の歯肉退縮と関連の深いケースを注目されたい(症例2，3，14，15，16，18，19，20，24)．NCCLの発生・進行に先立ち歯肉退縮が起きており，NCCLが単なる硬組織の喪失ではないことを裏付ける．

本項のポイント

- 歯肉退縮が象牙質摩耗のトリガーとなる
- 歯肉退縮は骨がない部位で起きる現象である
- 骨がなくなる理由は，歯周炎による骨吸収ならびに，解剖学的理由(骨の裂開，歯の頬舌的転位)や矯正治療にともなう骨のハウジングからの歯根の逸脱である
- 歯肉退縮が起きやすく，ブラッシングの影響も受けやすい唇頬側は，NCCLの好発歯面である
- NCCLは硬軟組織両方が喪失した結果である

参考文献

1. Cortellini P, Bissada NF. Mucogingival conditions in the natural dentition : Narrative review, case definitions, and diagnostic considerations. J Periodontol. 2018 Jun ; 89 Suppl 1 : S204-S213.
2. 山本浩正．Dr.Hiroのペリオ図鑑 組織・病因・分類・検査・治療・薬・メインテナンスの"知りたい"が見つかる！ 東京：クインテッセンス出版，2022．
3. Cairo F, Nieri M, Cincinelli S, Mervelt J, Pagliaro U. The interproximal clinical attachment level to classify gingival recessions and predict root coverage outcomes : an explorative and reliability study. J Clin Periodontol. 2011 Jul ; 38(7) : 661-6.
4. Lee WC, Eakle WS. Possible role of tensile stress in the etiology of cervical erosive lesions of teeth. J Prosthet Dent. 1984 Sep ; 52(3) : 374-80.
5. Löe H, Anerud A, Boysen H. The natural history of periodontal disease in man : prevalence, severity, and extent of gingival recession. J Periodontol. 1992 Jun ; 63(6) : 489-95.

7. 咬耗とNCCL

1）はじめに

本章4で触れたように，咬合とNCCLに因果関係があることは確認されていない[1〜3]．相関関係に関しては，あるとする研究とないとする研究が混在しており，確実に咬合とNCCLが相関するとは言えないのが現状である．本章ではもっとも研究されている咬合関連要因である咬耗とNCCLの関係について，より詳細に検討する．NCCLがある歯が咬耗していると，アブフラクションだと考える人は少なからずいると思われるが，その判断の根拠は正しいのだろうか？

2）咬耗とNCCLに関する臨床研究

咬耗は歯と歯の直接接触によっておきる物理的な歯質の喪失である．機能運動時（咀嚼・嚥下）には歯の接触は起きたとしても瞬間的であり，通常強い力は作用しない．そのため，咬耗の背景にはブラキシズムがあると考えられている[4, 5]．咬耗の存在はその歯に強い力が加わっていた，または，加わっている証拠と考えられているが，咬耗とNCCL間に因果関係は確認されておらず，相関関係があったとする研究となかったとする研究が拮抗している（表1）[6〜23]．相関関係があることが因果関係の必要条件であるため，相関しなければ因果関係にはなりえない（Column⑥相関関係と因果関係参照）．そもそも因果関係を証明するためには，良質な前向き研究（できれば介入研究）が必要だが，現時点ではそのような研究は存在しない．そのため，横断研究に頼らざるをえず，確実な結論を出すことができない．横断研究の弱点の一つに，咬耗とNCCLの発生時期を確認できない点がある．後ろ向きの評価であるため，咬耗とNCCLがいつ発生したかを特定できない．評

表1 現代人を対象にした研究におけるNCCLと咬耗の相関関係．

	観察対象		観察方法	関係	盲検化
Mayhewら[6]	1998	大学病院の患者43名のNCCLを有する歯178本	横断研究	相関あり	なし
Horningら[7]	2000	博物館所蔵の現代人頭蓋骨52体の歯416本	横断研究	相関なし	なし
Pintadoら[8]	2000	1名の被験者の3歯	前向き研究(14年間)	相関あり	なし
Tellesら[9]	2000	歯学部学生48名(16〜24歳)	横断研究	相関あり	なし
Piotrowskiら[10]	2001	被験者32名のNCCLを有する歯103本	横断研究	相関なし	なし
Awら[11]	2002	NCCLを有する患者57名(171本)	横断研究	相関あり	なし
Millerら[12]	2003	NCCLを有する患者61名(309本)	横断研究	相関あり	なし
Aaron[13]	2004	博物館所蔵の頭蓋骨198体の歯3,524本	横断研究	相関なし	なし
Estafanら[14]	2005	歯学部学生299名	横断研究	相関なし	二重盲検
Pegoraroら[15]	2005	被験者70名(25〜45歳)	横断研究	相関あり	なし
Tellesら[17]	2006	歯学部学生40名(1,131本)	前向き研究(3年)	相関あり	なし
Bernhardtら[16]	2006	2707名(平均年齢40.6±11.1歳　20〜59歳)	横断研究	相関あり	なし
Smithら[18]	2008	大学病院の患者156名(平均年齢40.6歳，16〜73歳)	横断研究	相関あり	なし
Takeharaら[19]	2008	陸上自衛隊男性隊員159名(平均年齢36.2±12.3歳)	横断研究	相関あり	なし
Pikdokenら[20]	2011	複数のNCCLを有する患者30名(45〜80歳)	横断研究	相関なし	なし
Brandiniら[21]	2012	大学生／大学職員111名	横断研究	相関あり	なし
Sawlaniら[22]	2016	NCCLを有する被験者29名	前向き研究(5年間)	相関なし	なし
Yangら[23]	2016	被験者1320名の歯17018本(NCCL有りは831名，4356本)	横断研究	相関あり	なし

相関関係を認めた研究と認めない研究が混在している．咬耗とNCCLに別の評価者を割り当てて盲検化した研究は1件のみ．

NCCLと咬耗の関係性

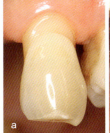
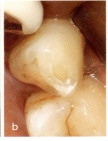
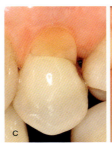
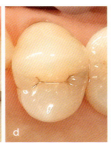
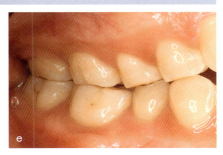
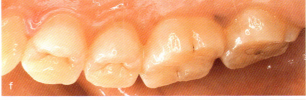
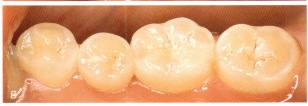

図1 a〜g　NCCLと明確な咬耗がある場合(a, b), NCCLがあるがほとんど咬耗はない場合(c, d), 著しい咬耗があるがNCCLはない場合(e〜g)があり, NCCLと咬耗の関係性は一様ではない.

価時点では両者が存在しているが, 咬耗とNCCLが同時期に発生した場合と, それぞれ異なる時期に発生した場合では意味がまったく異なってくる. 横断研究ではこれらを区別することはできない. 後者の場合, 数学的に咬耗とNCCLが相関したとしても, それは偶然の一致に過ぎない. 前向きの研究は3件あり, そのうちの2件が相関ありとしている. しかし, 1件は被験者1名の3本のみをフォローしたものであり[7], もう1件は3年という短期間の研究で摩耗と酸蝕に関して調べられていない[17]. 咬耗とNCCLの時間的関係については, 研究デザインが改善された長期の前向き研究で今後検証されることを期待する.

　数だけでみれば咬耗とNCCLは相関するとした研究の方が若干多いが(表1), これらの研究はすべて盲検化されていない(咬耗とNCCLを同一人物が評価)ためバイアスがかかっているリスクが高い. アブフラクションに関する疫学研究はアブフラクションを肯定することが目的となっていることが多いと考えられ, Sennaらは「NCCLがあった場合は咬合面をより慎重に調べて, 微妙な咬耗もカウントしてしまう」可能性を指摘した[1]. このバイアスを排除するためにはNCCLと咬耗の評価者を変えて盲検化する必要があるが, 盲検化した研究は1件しかない[14]. その研究では, 咬耗とNCCLには相関関係はなかったと結論付けられている.

　日常臨床でも, 「NCCLと咬耗の両方がある症例」, 「NCCLがあっても咬耗がない症例」, 「著しい咬耗があってもNCCLがない症例」に遭遇する(図1). アブフラクションに興味があるとNCCLがある歯に目が行き, そのなかでも咬耗がある症例が記憶に残りがちになる. その記憶が蓄積すると, NCCLと咬耗が相関する印象をもってしまうかもしれない. しかし, NCCLがない歯に目を移すと, 図1 e〜gのような高度な咬耗がある症例に遭遇することは決して珍しくはない. Aaronも同様に「アブフラクションを支持する研究はNCCLがある歯にばかり注目して, 咬合に問題があってもNCCLが発生していない残りの歯を無視しているのではないか」[13]と指摘している. NCCLと咬耗が相関するという疫学研究の結果や臨床的印象は, 必ずしもアブフラクション仮説の強い根拠ではない.

表2 NCCLと咬合関連要因の相関関係．咬耗と同様に相反する結果が報告されている．

	NCCLと相関あり	NCCLと相関なし
ブラキシズム	Bader[26], Ommerborn[25]	Lai[24], Teixeira[29], Takehara[19]
ガイド様式	Smith[18], Brandini[21]	Estafan[14], Ommerborn[25]
骨隆起		Estafan[14]
咬合力	Sawlani*[22]	Takehara[19], Sawlani*[22]
咬合接触面積		Takehara[19]
早期接触	Teixeira[29], Madani[27], Miller[12], Piotrowski[10]	Reyes[28]

*咬頭嵌合位における咬合圧の絶対値と相対的咬合力と相関あり，偏心位における相対咬合力とは相関なし

　他の咬合関連要因を調べた研究は咬耗に比べて少ないが，咬耗と同様に結果は大きくばらついている（表2）．

3）症例でみる咬耗とNCCLの関係

　咬合面と歯頸部の歯質欠損の関係について興味深い症例を供覧する．患者は74歳男性で，5̄4̄3̄にNCCLが観察される（図2a, b）．特記事項として，5̄|5 が先天的に欠損しており，E̲が晩期残存している（E̲は初診時には残存していたが，写真撮影時には抜去済み）は．E̲は低位咬合で，5̄4̄との咬合接触がない．歯面全体に年齢相応のwearはあるものの，前歯部の唇口蓋側面，切縁の状態から，酸蝕の要因は強くないと考えられる（図2c〜e）．咬合面観から，7̄6̄は象牙質が露出するほどの高度な咬耗があるのに対し，5̄4̄にはほとんどない（図2f）．対照的にNCCLは7̄6̄になく，5̄4̄3̄にはある（図2g）．NCCLがある歯の咬合状態をさらに細かく検証すれば，5̄は遠心の辺縁隆線部，4̄は舌側咬頭近心斜面の1点のみで咬合接触している．
応力解析研究の結果を考慮すると（第3章2-2）），これらの咬合接触点への荷重によってNCCLの位置に同じような応力の集中が起きるとは考えにくい．3̄は正常に咬合している．この症例に関しては咬合状態とNCCLは無関係であり，アブフラクション仮説で説明するのは困難である．これらのNCCLは歯肉退縮にともない露出した歯根象牙質が喪失しており，摩耗が主たる原因と考えられる．E̲が低位咬合のため5̄4̄は挺出していることが，7̄6̄との歯肉退縮の差を生んだと考えられる．3̄の歯根は5̄4̄と比較して若干唇側に傾斜しており（図2h），それにともない歯肉がより薄くなっている（図2iの圧排糸の透け具合に注目）．そのため，3̄の歯肉退縮量は5̄4̄よりも大きくなり，それが3̄のNCCLがもっとも大きくなった理由と考えられる．本章6で示したように，摩耗によってNCCLが発生する場合，歯肉退縮が先行して，露出した象牙質部分が喪失する．

　このケースはE̲が晩期残存し低位にあるという特殊な状況だったため，スプリットマウスデザインのような形で咬合面と歯頸部を分離して評価することが可能となった．もし5̄が存在し正常に咬合していたら，5̄4̄咬合面にも年齢相当の咬耗が起きていたはずで，咬耗とNCCLが相関するように見えたかもしれない．

　各歯面の喪失が開始した時期を考えてみると，7̄6̄の咬耗は一定のペースではないにしても，対合歯と咬合した時から継続的に進行してきたと考えられる．一方，5̄4̄3̄のNCCLは歯根象牙質が露出してから起きたと考えられるため，その発生開始時期は中年期以降と推測される．これらの推測が正しければ，咬耗とNCCLは発生時期的にも無関係である．

　この症例では，初診時にすでに咬耗とNCCLが存在していたため，後ろ向きの推測しかできない．咬耗とNCCLの発生前から前向きに検証できれば理想的であるが，現実的には困難である（本患者の場合60年以上フォローする必要がある）．

　経過観察期間は短いが，NCCLの発生を前向きに追跡した症例を第2章症例編に掲載している（症例1〜8，11，12，14，15，18，20，24）いずれも咬合要因の関与は否定的である．

4）おわりに

　咬耗とNCCLが相関することを示す臨床研究は多く存在するものの，研究デザインの質は高くなく，

■ NCCLと咬耗の関係

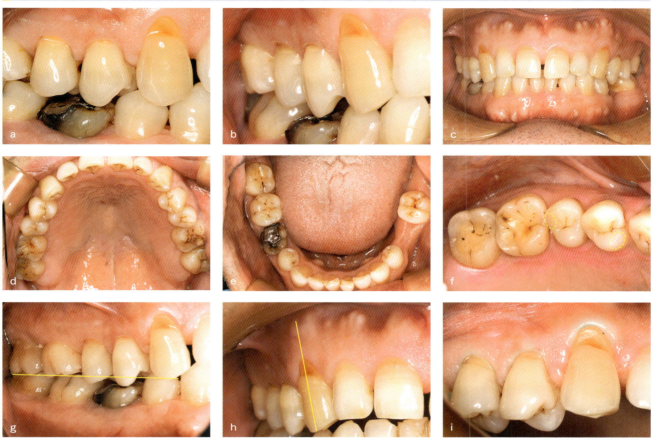

図2 a〜i 咬合面と歯頸部における歯質欠損の関係．74歳，男性の5̲4̲3̲|頬側にNCCLが見られる（a, b）．5̲|5̲ が先天的に欠損しており，E̲|が晩期残存している（c〜e）．年齢相当のwearはあるものの，酸蝕の典型的な所見は見られない．|7̲6̲咬合面には象牙質が露出するほどの高度な咬耗があるのに対して，5̲ 4̲|にはそれぞれ1箇所ある咬合接触点（黄色点線の丸）以外に咬耗はほとんどない（f）．E̲|が低位となっているため，5̲ 4̲|は挺出している（g）．3̲|の歯根は5̲ 4̲|に比べて若干唇側に傾斜しており（h），それにともなって歯肉が薄い（i：3̲|で圧排糸の透け方が強い）．これらの要因によって，3̲|の歯肉退縮が大きくなったと考えられる．

相関しないとする研究も同等に存在する．臨床的にもNCCLがある歯の咬耗を注目しがちだが，重度の咬耗があってもNCCLがないことや，NCCLがあっても咬耗がないことも珍しくない．詳細は本章8で解説するが，昔の人の歯は高度に咬耗していることが多いもののNCCLは発生していない．そのため，「咬耗がある」というだけでNCCLをアブフラクションと決めつけることは，誤った対応につながる可能性がある．

🔍 本項のポイント

- 咬耗とNCCLが相関するかを検証した疫学研究の結果は割れている
- 咬耗とNCCLの間に因果関係があることを示した研究はない
- 咬耗以外の咬合関連要因についても同様である
- 「咬耗があってもNCCLがない歯」が多数存在することが見過ごされがちである

第1章 おさえておきたいNCCLに関する基本情報

参考文献

1. Senna P, Del Bel Cury A, Rösing C. Non-carious cervical lesions and occlusion : a systematic review of clinical studies. J Oral Rehabil. 2012 Jun ; 39(6) : 450-62.
2. Silva AG, Martins CC, Zina LG, Moreira AN, Paiva SM, Pordeus IA, Magalhães CS. The association between occlusal factors and noncarious cervical lesions : a systematic review. J Dent. 2013 Jan ; 41(1) : 9 -16.
3. Fan J, Caton JG. Occlusal trauma and excessive occlusal forces : Narrative review, case definitions, and diagnostic considerations. J Periodontol. 2018 Jun ; 89 Suppl 1 : S214-S22.
4. Verrett RG. Analyzing the etiology of an extremely worn dentition. J Prosthodont. 2001 Dec ; 10(4) : 224-33.
5. Abrahamsen TC. The worn dentition-pathognomonic patterns of abrasion and erosion. Int Dent J. 2005 ; 55(4 Suppl 1) : 268-76.
6. Mayhew RB, Jessee SA, Martin RE. Association of occlusal, periodontal, and dietary factors with the presence of non-carious cervical dental lesions. Am J Dent. 1998 Feb ; 11(1) : 29-32.
7. Horning GM, Cohen ME, Neils TA. Buccal alveolar exostoses : prevalence, characteristics, and evidence for buttressing bone formation. J Periodontol. 2000 Jun ; 71(6) : 1032-42.
8. Pintado MR, Delong R, Ko CC, Sakaguchi RL, Douglas WH. Correlation of noncarious cervical lesion size and occlusal wear in a single adult over a 14-year time span. J Prosthet Dent. 2000 Oct ; 84(4) : 436-43.
9. Telles D, Pegoraro LF, Pereira JC. Prevalence of noncarious cervical lesions and their relation to occlusal aspects : a clinical study. J Esthet Dent. 2000 ; 12(1) : 10-5.
10. Piotrowski BT, Gillette WB, Hancock EB. Examining the prevalence and characteristics of abfractionlike cervical lesions in a population of U.S. veterans. J Am Dent Assoc. 2001 Dec ; 132(12) : 1694-701 ; quiz 1726-7.
11. Aw TC, Lepe X, Johnson GH, Mancl L. Characteristics of noncarious cervical lesions : a clinical investigation. J Am Dent Assoc. 2002 Jun ; 133(6) : 725-33.
12. Miller N, Penaud J, Ambrosini P, Bisson-Boutelliez C, Briançon S. Analysis of etiologic factors and periodontal conditions involved with 309 abfractions. J Clin Periodontol. 2003 Sep ; 30(9) : 828-32.
13. Aaron GM. The prevalence of non-carious cervical lesions in modern and ancient American skulls : lack of evidence for an occlusal etiology. MDS thesis. Florida : The University of Florida, 2004.
14. Estafan A, Furnari PC, Goldstein G, Hittelman EL. In vivo correlation of noncarious cervical lesions and occlusal wear. J Prosthet Dent. 2005 Mar ; 93(3) : 221-6.
15. Pegoraro LF, Scolaro JM, Conti PC, Telles D, Pegoraro TA. Noncarious cervical lesions in adults : prevalence and occlusal aspects. J Am Dent Assoc. 2005 Dec ; 136(12) : 1694-700.
16. Bernhardt O, Gesch D, Schwahn C, Mack F, Meyer G, John U, Kocher T. Epidemiological evaluation of the multifactorial aetiology of abfractions. J Oral Rehabil. 2006 Jan ; 33(1) : 17-25.
17. Telles D, Pegoraro LF, Pereira JC. Incidence of noncarious cervical lesions and their relation to the presence of wear facets. J Esthet Restor Dent. 2006 ; 18(4) : 178-83 ; discussion 184.
18. Smith WA, Marchan S, Rafeek RN. The prevalence and severity of non-carious cervical lesions in a group of patients attending a university hospital in Trinidad. J Oral Rehabil. 2008 Feb ; 35(2) : 128-34.
19. Takehara J, Takano T, Akhter R, Morita M. Correlations of noncarious cervical lesions and occlusal factors determined by using pressure-detecting sheet. J Dent. 2008 Oct ; 36(10) : 774-9.
20. Pikdöken L, Akca E, Gürbüzer B, Aydil B, Taşdelen B. Cervical wear and occlusal wear from a periodontal perspective. J Oral Rehabil. 2011 Feb ; 38(2) : 95-100.
21. Brandini DA, Trevisan CL, Panzarini SR, Pedrini D. Clinical evaluation of the association between noncarious cervical lesions and occlusal forces. J Prosthet Dent. 2012 Nov ; 108(5) : 298-303.
22. Sawlani K, Lawson NC, Burgess JO, Lemons JE, Kinderknecht KE, Givan DA, Ramp L. Factors influencing the progression of noncarious cervical lesions : A 5 -year prospective clinical evaluation. J Prosthet Dent. 2016 May ; 115(5) : 571-7.
23. Yang J, Cai D, Wang F, He D, Ma L, Jin Y, Que K. Non-carious cervical lesions (NCCLs) in a random sampling community population and the association of NCCLs with occlusive wear. J Oral Rehabil. 2016 Dec ; 43(12) : 960-6.
24. Lai ZY, Zhi QH, Zhou Y, Lin HC. Prevalence of non-carious cervical lesions and associated risk indicators in middle-aged and elderly populations in Southern China. Chin J Dent Res. 2015 ; 18(1) : 41-50.
25. Ommerborn MA, Schneider C, Giraki M, Schafer R, Singh P, Franz M, Raab WH. In vivo evaluation of noncarious cervical lesions in sleep bruxism subjects. J Prosthet Dent. 2007 Aug ; 98(2) : 150-8.
26. Bader JD, McClure F, Scurria MS, Shugars DA, Heymann HO. Case-control study of non-carious cervical lesions. Community Dent Oral Epidemiol. 1996 Aug ; 24(4) : 286-91.
27. Madani AO, Ahmadian-Yazdi A. An investigation into the relationship between noncarious cervical lesions and premature contacts. Cranio. 2005 Jan ; 23(1) : 10-5.
28. Reyes E, Hildebolt C, Langenwalter E, Miley D. Abfractions and attachment loss in teeth with premature contacts in centric relation : clinical observations. J Periodontol. 2009 Dec ; 80(12) : 1955-62.
29. Teixeira DNR, Zeola LF, Machado AC, Gomes RR, Souza PG, Mendes DC, Soares PV. Relationship between noncarious cervical lesions, cervical dentin hypersensitivity, gingival recession, and associated risk factors : A cross-sectional study. J Dent. 2018 Sep ; 76 : 93-7.

Column 6

相関関係と因果関係

「咬合関連要因とNCCLの間に相関関係がある」ことは，アブフラクションを肯定する根拠の1つとしてしばしば挙げられる．しかし，「相関関係がある」ことは，かならずしも「咬合がNCCLの原因である」ことではないため注意が必要である．

相関関係とは「Aが変化すると，Bも変化する関係」だが，因果関係は「AとBが原因と結果という関係で結びついていること」である．相関関係には4通りの可能性があり（図1），因果関係はその1つである．つまり，因果関係がある場合は必ず相関するが，相関関係するからといって必ず因果関係があるわけではない．

相関関係のそれぞれの可能性について，より詳細に検証してみたい．「逆の因果関係」の例として，「交番が多い地域ほど犯罪件数も多い」という相関関係がある．正確には「犯罪件数の多さ」が原因で，その結果として「交番の数が多くなる」から相関するのである．結果と原因を取り違えて，犯罪件数を減らす目的で交番の数を減らしてはいけない．NCCLでは「歯頸部歯質が減ることで，咬合面歯質が喪失する」という逆の因果関係はありえない．

「疑似相関関係」の例としては，「アイスクリームの売り上げ（A）が増えると水死者数（B）も増えるから，アイスクリームが水死の原因だ」という解釈がある．この場合，背景にある「夏の暑さ」（C）という共通の原因によって，AとBが相関するように見えるだけである．

疑似相関関係の臨床例として，内因性酸蝕の症例を示す（図2）．このような状態を見て，咬合面が減ったから歯頸部が減ったと考える人がいるかもしれない．しかし，実際は胃酸が共通する原因で，咬合面と歯頸部の歯質喪失には因果関係はない．

「偶然の一致」で相関関係が出てしまう場合もある．例えば「牛乳の消費量とコロラド州の離婚率」は数学的には非常によく相関している[1]．この2者間には因果関係も共通の原因も存在しない．相関しているからといって，短絡的に原因と結果であると判断してはいけない．

現代人で咬合とNCCLの相関関係はバラつき（第1章7），昔の人では咬合面と歯頸部歯質の喪失は無関係であったこと（第1章8）から，咬合とNCCLは本来無関係で，偶然の一致で相関するように見える場合があるという可能性を考慮する必要があるのではないだろうか．

参考文献
1. Tyler Vigen.spurious correlations.http://tylervigen.com/spurious-correlations（2024年7月4日アクセス）

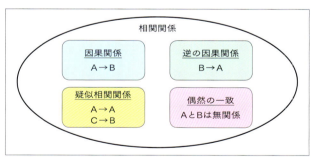

図1　相関関係の4つの可能性．

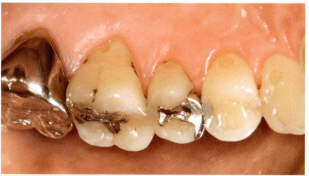

図2　内因性酸蝕の症例写真．

8. ブラッシング習慣がない集団のNCCL

1) はじめに

Tooth wearとNCCLの要因の多くは生活習慣に関連し，とくに摩耗と外因性の酸蝕は生活習慣そのものである．生活習慣は個人差が大きく，変えることは困難な場合が多い．そのため現代人を対象とした臨床研究で，生活習慣関連要因を統一したり，特定の要因を除外したりすることは事実上不可能である．

そこで，現代のような生活習慣がなかった時代の人骨や，現代でも特殊な環境下にある集団を対象とした研究が行われた．つまり，現代のブラッシング習慣あるいは酸性飲食物がない環境下でNCCLが見つかれば，それらはアブフラクションである可能性が高いことになる．

2) 現代のブラッシング習慣が確立される前にNCCLはあったか？

現代の歯ブラシの原型は18世紀後半から19世紀初めにできて，19世紀後半から広く用いられるようになった．その後，20世紀初めに安価なナイロン毛に素材が替わったことで，誰でも使えるようになった[1~3]．一方，研磨性の高い歯磨剤は遥か昔から存在していたが，現代のものに近い歯磨剤が登場したのは19世紀で，大量生産されるようになったのは19世紀後半である[1,2]．歯ブラシが普及する以前は，歯磨剤は布やスポンジに付けて用いられていた[1]．そのため，18世紀以前の歯を検証すれば，摩耗の影響を大きく排除することができる．その時代には酸性飲食物は現代ほど多くはなかったと考えられるため，同時に酸蝕の影響も排除することができる．

昔の人骨を対象にして，NCCLならびに咬合面のwearを調査した研究結果を**表1**に示す[4~8]．これらによると，非常に高度な咬合面wearがすべての研究において高い頻度で観察された．現代とライフスタイルが違うため，咬合面wearの原因が異なる可能性を考慮する必要がある．

現代と比べると，酸蝕の影響はないか小さかったと考えられるが，硬く研磨性が高い食物を摂取していたため，食物による摩耗の影響は大きかったと推測される[4]．また，生存に関するストレスが強かったことから，現代人よりもブラキシズムが強く咬耗の影響がより大きかった可能性も示唆されている[5]．「平均寿命が現代よりもはるかに短いため，昔の人はアブフラクションができる前に死んでいたのではないか」との見解もあるが，**表1**に示す推定年齢から10代の資料ばかりを集めたわけではないことがわかる．咬合面は，化学的ではなく物理的に喪失していたことから，歯頸部には相当の力学的負荷が作用していたはずである．しかしNCCLは，Ritterらの研究の7体を除き皆無である．つまり，「昔の人の歯は咬合面が高度に減っているが，NCCLはない」

表1 考古学資料におけるNCCL．

研究	時代	調査した歯数もしくは個体数	推定年齢	咬合面のwear	NCCLがあった歯数もしくは個体数
Aubryら[4] (2003)	BC2000 12~15世紀	3927本	12~36歳：157体 37歳以上：77体 不明：25体	高度	0本
Aaron[5] (2004)	11~17世紀	2553本	不明	高度	0本
Ritterら[6] (2009)	AD650~ 19世紀後半	104体	20歳未満：3体 20~35歳：61体 35歳以上：40体	62%で高度以上	**7体**
Urzuaら[7] (2015)	AD400~ 1300	67体	平均年齢 28.4±8.4歳	98.5%で高度	0本
Pogoncheff[8] (2018)	BC3000~ AD1400	1096本	不明だが永久歯列のみ	高度	0本

■ 典型的な考古学資料の歯

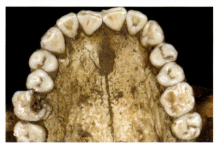
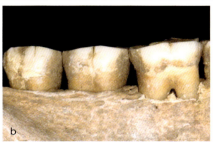
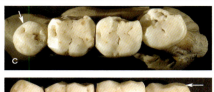
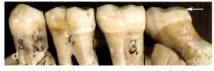

図1 a〜d 咬合面の歯質は大きく喪失しているが,歯頸部歯質は喪失していない(a, bは参考文献8より,c, dは参考文献9より引用：Figure published in the Bulletin of the International Association of Paleodontology. David W. Frayer, Joseph Gatti, Janet Monge, Davorka Radovčić. Prehistoric dentistry? P 4 rotation, partial M 3 impaction, toothpick grooves, and other signs of manipulation in Krapina Dental Person 20. Bull Int Assoc Paleodont. 2017;11(1): 1 -10).

表2 NCCLがあったと唯一報告したRitterらの研究[6].

発掘場所	時代	調査した個体数	食餌	発酵性糖質の摂取	酸性食品の摂取	高度以上の咬合面Wearがあった割合	歯頸部う蝕	NCCLがあった個体数
ニューメキシコ	AD650〜950	13	農耕・狩猟採取	＋	＋	98%	7	1
ラブラドール	AD1500以前	23	狩猟採取	―	―	83%	0	0
オハイオ	AD1275〜1640	23	農耕・狩猟採取	＋	―	57.4%	15	0
モンテネグロ	15〜16世紀	22	家畜・農耕	少	―	45%	4	0
メキシコ	19世紀後半	23	農耕	＋	＋	43%	12	6

考古学資料にNCCLがあったとする研究の詳細.ほとんどのNCCLは,かなり現代に近い時代の資料で見つかっている(参考文献6より引用,改変).

ということが,年代,地域を問わず共通した特徴である(図1).つまり,昔の人の歯では,明らかに「咬合面の歯質が減ることと歯頸部の歯質が減ることは独立した事象」である.

NCCLがあったと唯一報告したRitterらの研究[6]を詳しく検証してみる.この研究は,時代と地域が異なる欧米の5集団について調べている(表2).全体としてみれば,104体の資料中で7体にNCCLがあったとされ,それはメキシコ(6体)とニューメキシコ(1体)の2集団に限局していた.

ニューメキシコ群で観察されたとする論文に掲載されたNCCLの写真を見ると,われわれがNCCLと現在認識しているものとは形態と色調が異なっており,う蝕がNCCLとカウントされた可能性がある.この研究の対象は,大学博物館の貴重な資料であり,切削して硬さを確認したりはできないため,該当部位がう蝕であるかNCCLであるかの診断には限界がある.

メキシコ群の写真2枚のうち,一方は現代のNCCLと近似した形態を示すが,他方はう蝕のように見える.もっとも明確なNCCLの写真を選んで掲載しているはずなので,写真が掲載されていない残りの個体のNCCLも,本当にNCCLだったのかという疑問がわく.そして,このメキシコ群は19世紀後半の集団であり,他の資料と比較して著しく現代に近い.Ritterらは,調査した集団には摩耗を起こすような口腔清掃習慣をしていた根拠はないとしたが,19世紀後半は現代と同様の歯ブラシと歯磨剤が広まりつつあった時期である[1].メキシコ群がどのような歯口清掃を行っていたかは後ろ向き研究の限界で確認できないが,ブラッシング習慣に関して他のグループとは異なる時代区分に属している(図2).そのため,現代の歯口清掃習慣が確実になかった時代に限定すれば,NCCLは皆無という結果になる.Ritterらの論文は,アブフラクションの根拠として引用されることがあるが[10,11],NCCLがない圧倒的

■ 歯口清掃習慣の歴史と考古学資料の年代

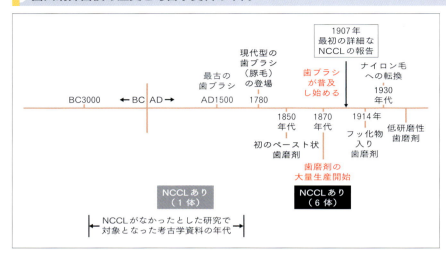

図2 う蝕が誤認された可能性があるAD650年〜950年の群（グレーの四角）の1体を除けば，NCCLがあったとされる群（黒の四角）は飛び抜けて現代に近く，歯ブラシと歯磨剤が普及しつつあった他の群とは異なる時代区分に属する[4〜8].

大多数の歯と個体を無視して，NCCLの判定に疑問が残るごく少数のケースを切り出した不適切な引用である（表1）．NCCLの相当する状態が詳細に報告されたのは，1907年のMiller論文（第3章1-3）の①)[12]が最初である[13].

3）NCCLは現代病

昔の人の歯にNCCLがない理由は，人類学者が「NCCLは現代病」[14]と評しているように，NCCLの原因が現代のライフスタイルにあるためと考えるのが妥当であろう．また，咬合面に高度のwearがあるにもかかわらずNCCLがなかったことから，咬合面の歯質喪失と歯頸部の歯質喪失は無関係であることが示される．考古学資料を対象とした研究結果は，アブフラクション仮説を否定するものと考えられる．

Ritterらは，NCCLがあったとされる集団のみが酸性食品を摂取していたと推測されていることから，酸性食品を摂取していないことが他の集団にNCCLがない原因だと推測した[6]．しかし，メキシコ群とニューメキシコ群の写真には，外因性酸蝕に特有な所見は明確には見られない．摂取していたと考えられる食物はトマトや柑橘類ならびに発酵した穀類であり，酸性の加工食品があふれている現代に比べると酸蝕の影響は小さいと考えられる．NCCLがあった個体が，酸性食品をどの程度摂取したかを調査することは不可能であり，考古学資料を対象とした研究では酸蝕の影響の検証が困難である．

考古学的資料を対象とした研究から導かれる結論をまとめると以下のようになる．

・咬合面の歯質喪失と歯頸部の歯質喪失は独立した事象である．
・歯頸部に直接作用する，昔はなかった要因があるために，現代人にのみNCCLが発生する．

前章で紹介したように，現代人を対象とした研究では咬耗とNCCLが相関するか否かで議論が続いている．しかし，考古学的資料の結果を考慮すれば，現代人でも咬耗と歯頸部の歯質喪失は無関係で，昔はなかった歯頸部を直接減らす要因がNCCLを発生させていると考えるべきだろう．

本章4，5で紹介した現時点の科学的根拠を考慮すれば，昔はなかった要因とは，研磨剤を含む歯磨剤を用いたブラッシング習慣と考えられる．症例編でも，この推測を裏付ける臨床例を供覧する．現代人と昔の人で多少の差異はあったとしても咬合力は両者に同様に作用していたはずである．このことから，咬合力をNCCLの原因だとするアブフラクション仮説では，現代人にのみNCCLがあることの説明は困難である．

■ ブラッシング習慣がない現代人集団（セネガルのハンセン病患者群）で見られたとされるNCCL

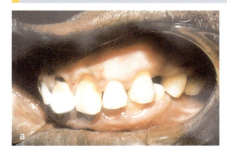
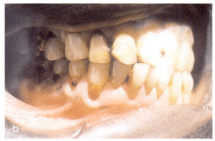
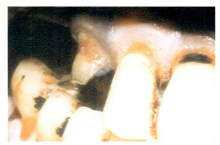
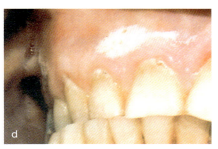

図3a〜d 歯頸部の歯質欠損は明らかではなく，少なくともアブフラクションの典型像とされているくさび状のNCCLはない（参考文献15より許可を得て引用）．

4）ブラッシング習慣がない現代人集団のNCCL

ブラッシング習慣がない現代人の集団を対象とした研究として，セネガルの田舎の村に住む102名のハンセン病患者を対象とした横断研究がある[15]．対象となった患者はハンセン病が進行するまで治療を受けなかったため，多くに（具体的な数字はなし）手指の変形や欠損が認められた．また，歯ブラシや歯磨剤を使用した経験がないことを確認した．被験者の多くは日常的に酸性飲料を摂取し，ハンセン病の治療に用いられることが多いボルタレンの副作用には唾液分泌低下がある．そのため，酸蝕のリスクが高い集団と考えることができる．

結果は48人の被験者（47％）にNCCLが見られ，著者らはアブフラクションと酸蝕が原因と推測した．しかし，掲載されている4症例の写真（図3）はいずれも歯頸部歯質の喪失が明確でなく，アブフラクションの典型とされているくさび状のNCCLではない．論文には，48人にあったとされるNCCLのなかから選りすぐったものの写真を掲載しているはずであるから，この集団にわれわれが日常的に遭遇しているようなNCCLが本当にあったのか疑問視される．

アブフラクションの根拠として「前歯部におけるブラキシズムの所見」を挙げているが，軽度の咬耗があるだけで，ブラキシズムの診断にも疑問が残る．この論文の著者であるFayeはブラッシング習慣があるセネガルの囚人を対象としてNCCLの有病率を調べた研究も行っている[16]．375名を調査し，NCCLの有病率を36.8％と報告した．さらにNCCLの病因別の有病率をアブフラクション61.6％，酸蝕26.1％，摩耗12.3％とした．しかし，その診断基準は「アブフラクション：プローブがわずかに引っかかるノッチの始まり，酸蝕：テーブルクロスの形，摩耗：たらいの形（註）」と驚くべきものであった．この基準ではアブフラクションが6割を超えるのは当然である．ハンセン病患者を対象とした論文には病因ごとの診断基準は明記されていないが，このような独善的な診断基準をもちだす著者が書いた論文であることを念頭に置いて読む必要がある．さらに，Grippoは明確なNCCLがある囚人被験者の口腔内写真（図4）を，ブラッシング習慣のないハンセン病患者として自身の論文に誤引用している[10]．Grippoの論文だけを読んだ人は，ブラッシング習慣のない集団にもくさび状を含む明確なNCCLが発生したと誤解してしまう．

しかし，実際の論文には図3に示したNCCLと呼ぶには微妙なものしか報告されていない．ハンセン病患者を対象とした論文は上記のRitterらの論文と同様にアブフラクションの臨床的根拠として引用さ

> 第1章　おさえておきたいNCCLに関する基本情報

■ ブラッシング習慣があるセネガルの囚人で観察されたNCCL

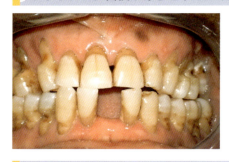

図4　Grippoは自身の論文でこの写真をブラッシング習慣がないハンセン病患者のNCCLとして誤引用し，アブフラクションの根拠としている（参考文献16より引用）．

■ 考古学資料で報告された歯根隣接面における溝状の象牙質欠損

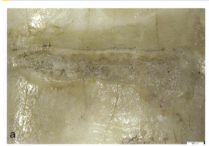 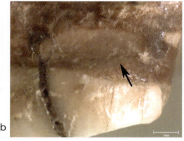 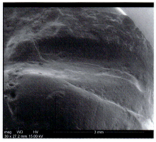

図5 a～c　ネアンデルタール人大臼歯近心面に見られた溝（a）：Figure published in the Bulletin of the International Association of Paleodontology. David W. Frayer, Joseph Gatti, Janet Monge, Davorka Radovčić. Prehistoric dentistry? P 4 rotation, partial M 3 impaction, toothpick grooves, and other signs of manipulation in Krapina Dental Person 20. Bull Int Assoc Paleodont. 2017;11(1): 1 -10．ネアンデルタール人の大臼歯遠心面に見られた溝（b）とそのSEM像（c）．いずれも頬舌側方向に走行する轍のような形態を呈する（aは参考文献9，b，cは20より図番号を削除して引用）．

れているが[10, 11, 17]，元論文を精読すると決してアブフラクションの確固たる根拠となる結果ではないことがわかる．アブフラクションの源流となった論文（第3章1-1）と2））と同様に，アブフラクションに肯定的な根拠の出自をたどっていくと失望させられることが少なくない．

> 註：どう解釈／翻訳してよいか自信がないため，原文も併記する：the abfraction the probe was to hang slightly to indicate a beginning notch. As for erosion it was to be in the shape of tablecloth and basin for abrasion.

5）隣接根面の溝　最古のNCCL？

NCCLの典型像とは異なるが，考古学資料では歯根隣接面における溝状の象牙質欠損が報告されている（図5）[9,18～20]．前述のように典型的な唇頬側のNCCLの存在を示す根拠が脆弱であることに対して，隣接面の溝に関しては確実な報告が多数存在する．ホモ・サピエンスだけでなく，ホモ・ハビリスやホモ・エレクトスやネアンデルタール人でも観察されている[19, 20]．草木や骨を爪楊枝のように使っていたことが原因で，象牙質が摩耗した結果と考えられている[9, 18～20]．この状態は草の茎を使って，ヒトとヒヒの歯に実験的に再現されている[21]．現代人に見られる歯間ブラシの誤使用による隣接面のNCCLは，これらの溝と類似した形態的特徴を有している（第2章症例4）．しかし，現代人のような予防を目的とした歯口清掃習慣があったわけではなく，食片圧入や歯周炎による不快症状を改善するために爪楊枝様の道具を歯間部に挿入していたと推測されている[20]．考古学的にはinterproximal wear grooveと呼ばれているが，摩耗による歯質喪失でありNCCLの1バリエーションと考えてよいだろう．一方，唇頬側のNCCLが本格的に出現するのは時系列的に，ブラッシングが習慣として定着し，現在と同様の歯ブラシと歯磨剤が普及してからになる（図2）．このことからも，隣接根面の溝と同様に，唇頬側のNCCLも摩耗が主原因と推測される．

6）おわりに

　過去と現在のブラッシング習慣がない集団を対象とした研究で典型的なNCCLが見つかっていないという事実は，摩耗がNCCLに与える影響の大きさを裏付けていると考えられる．ページ数の都合で取り上げることができなかったが，「動物にアブフラクションがある」という主張は事実誤認に基づいている．少なくとも「ネコのアブフラクションと呼ばれている状態」[22]は，歯根吸収[23]が誤認されたものである．まことしやかに囁かれる「ブラッシングしない人たちや動物のアブフラクション」は，源流に遡って検証すると，少なくとも現時点では伝言ゲーム的に生まれた都市伝説のようなものである．

本項のポイント

- 現代のブラッシング習慣がなかった時代の人骨には，唇頬側の典型的なNCCLは見つかっていない
- 唇頬側の典型的なNCCLは現代病である
- 昔の人の歯は咬合面は高度に減っており，歯頸部と咬合面の歯質喪失は独立した現象である
- 現代のブラッシング習慣がない集団には，典型的なNCCLは発生していないようである

参考文献

1. Fischman SL. The history of oral hygiene products: how far have we come in 6000 years? Periodontol 2000. 1997 Oct；15：7-14.
2. van der Weijden F, Slot DE. Mechanical supragingival plaque control. In: Lang NP, Berglundh T, Giannobile WV, Sanz M. Lindhe's Clinical Periodontology and Implant Dentistry 7th edition. Wiley Blackwell, Hoboken, 2021.
3. https://www.colgate.com/en-us/oral-health/brushing-and-flossing/history-of-toothbrushes-and-toothpastes(2024年7月3日アクセス)
4. Aubry M, Mafart B, Donat B, Brau JJ. Brief communication: Study of noncarious cervical tooth lesions in samples of prehistoric, historic, and modern populations from the South of France. Am J Phys Anthropol. 2003 May；121(1)：10-4.
5. Aaron GM. The prevalence of non-carious cervical lesions in modern and ancient American skulls: lack of evidence for an occlusal etiology. MDS thesis. Florida: The University of Florida, 2004.
6. Ritter AV, Grippo JO, Coleman TA, Morgan ME. Prevalence of carious and non-carious cervical lesions in archaeological populations from North America and Europe. J Esthet Restor Dent. 2009；21(5)：324-34.
7. Urzua I, Cabello R, Rodriguez G, Sanchez J, Faleiros S, Pacheco A. Absence of non-carious cervical lesions (NCCLs) in a Chilean Pre-Columbian sample with severe occlusal tooth wear. Int J Odontostomat. 2015；9(1)：59-64
8. Pogoncheff CM. Investigation of Occlusal Wear and Non-Carious Cervical Lesions in Skeletal Remains. Dent Pract 2018；1：001-5
9. Frayer DW, Gatti J, Monge J, Radovčić D. Prehistoric dentistry? P4 rotation, partial M3 impaction, toothpick grooves and other signs of manipulation in Krapina Dental Person 20. Bulletin of the International Association for Paleodontology. 2017；11(1)：1-10.
10. Grippo JO, Simring M, Coleman TA. Abfraction, abrasion, biocorrosion, and the enigma of noncarious cervical lesions: a 20-year perspective. J Esthet Restor Dent. 2012 Feb；24(1)：10-23.
11. Heasman PA, Holliday R, Bryant A, Preshaw PM. Evidence for the occurrence of gingival recession and non-carious cervical lesions as a consequence of traumatic toothbrushing. J Clin Periodontol. 2015 Apr；42 Suppl 16：S237-55.
12. Miller WD. Experiments and observations the wasting of tooth tissue variously. Designated as erosion, abrasion, chemical abrasion, denudation, etc. Dent Cosmos. 1907；49：1-13.
13. Levitch, L., Bader, JD. Shugars, DA. Heymann, HO.: Non-carious cervical lesions. J Dent. 1994；22：195-207.
14. Kaidonis JA. Tooth wear: the view of the anthropologist. Clin Oral Investig. 2008 Mar；12 Suppl 1 (Suppl 1)：S21-6. doi: 10.1007/s00784-007-0154-8. Epub 2007 Oct 16. Erratum in: Clin Oral Investig. 2008 Mar；12 Suppl 1：S69.
15. Faye B, Kane AW, Sarr M, Lo C, Ritter AV, Grippo JO. Noncarious cervical lesions among a non-toothbrushing population with Hansen's disease (leprosy): initial findings. Quintessence Int. 2006 Sep；37(8)：613-9.
16. Faye B, Sarr M, Benoist FL, Ndiaye D, Bane K, Lo CM, Touré, B. Prevalence and Etiologic Factors of Non Carious Cervical Lesions among Prison's Population in Dakar. Journal of Dentistry and Oral Care Medicine. 2015；1：1-6.
17. Johansson A, Johansson AK, Omar R, Carlsson GE. Rehabilitation of the worn dentition. J Oral Rehabil. 2008 Jul；35(7)：548-66.
18. Frayer DW. On the etiology of interproximal grooves. Am J Phys Anthropol. 1991 Jul；85(3)：299-304.
19. Ungar PS, Grine FE, Teaford MF, Pérez-Pérez A. A review of interproximal wear grooves on fossil hominin teeth with new evidence from Olduvai Gorge. Arch Oral Biol. 2001 Apr；46(4)：285-92.
20. Lozano M, Subirà ME, Aparicio J, Lorenzo C, Gómez-Merino G. Toothpicking and periodontal disease in a Neanderthal specimen from Cova Foradà site (Valencia, Spain). PLoS One. 2013 Oct 16；8(10)：e76852.
21. Hlusko LJ. The oldest hominid habit? Experimental evidence for toothpicking with grass stalks. Curr Anthropol. 2003；44：738-41.
22. Misch CE. Dental implant prosthetics 2nd Edition. St. Louis: Elsevier, 2014
23. Burke FJ, Johnston N, Wiggs RB, Hall AF. An alternative hypothesis from veterinary science for the pathogenesis of noncarious cervical lesions. Quintessence Int. 2000 Jul-Aug；31(7)：475-82.

9. NCCLと象牙質知覚過敏

1) はじめに

象牙質知覚過敏は，しばしば患者が歯科医院を受診する理由であり，患者との信頼関係を構築するために迅速に解消もしくは少なくとも改善させる必要がある．そして，NCCL部は知覚過敏症状の起きる頻度が高いため，NCCLに適切に対応するためには象牙質知覚過敏を正しく理解する必要がある．

2) 象牙質知覚過敏の定義

適切な対応を行うためには，まず象牙質知覚過敏の正しい定義を把握しておく必要がある．象牙質知覚過敏に関する海外の文献で用いられることが多い定義は「温度・乾燥・擦過・浸透圧・化学的な刺激に対して，露出した象牙質で起きる短く鋭い痛みで，他の歯質の欠損や病態に起因しないもの」[1]である．同様の痛みを惹起する原因は多数存在するため[1〜3]（表1），象牙質知覚過敏の診断は基本的に除外診断となる．上記の定義に従えば，露出した象牙質面とは関連しない，生活歯の漂白や修復治療後のしみる症状は除外診断の対象とされている．したがって，臨床的に「しみる」歯の診断が，すべて象牙質知覚過敏となるわけではなく，表1の各状態への対応はそれぞれ異なるため，鑑別診断が重要である．臨床的に歯髄の状態を正確に知ることはできないが，定義に示された症状から，歯髄には急性／慢性の炎症がないことが想定されていると考えられる[4]．象牙質知覚過敏の定義をよりわかりやすく言いかえると，「歯髄や歯根膜に炎症がなく，露出した象牙質面に物理的，化学的刺激が直接加わった場合にのみ，短く鋭い痛みが起きる状態」となる．歯髄の炎症が原因で自発痛をともない「しみている」場合は歯髄炎として，強い咬合接触があり咬合痛，打診痛をともなって「しみている」場合は咬合性外傷として対応する必要がある．しかし，実際の臨床現場ではこれらの状態はオーバーラップする可能性があり，鑑別診断は容易ではなく複合的な対応が要求される場合がある．

3) 象牙質知覚過敏のメカニズム

象牙質知覚過敏が起きるメカニズムは，「動水力学説」（図1）が現在もっとも有力だと考えられている[1〜4]．動水力学説は，露出した象牙質表面に加わった物理的，化学的刺激によって象牙細管内の組織液が移動して，歯髄側に位置している神経終末が刺激されて痛みが生じるという説である．そのため，象牙質知覚過敏が起きる条件として，①象牙質が口腔内に露出すること(lesion localization)と，②象牙

表1 除外診断の対象．

- 象牙質の露出をともなう歯の破折
- Cracked tooth syndrome
- う蝕
- 歯髄炎
- 修復物の破折
- 生活歯の漂白／修復治療に対する歯髄の反応
- 辺縁漏洩
- 咬合性外傷
- 口蓋裂溝や他のエナメル質の陥入
- 歯肉の炎症

「しみる」症状が出る可能性があり，象牙質知覚過敏と鑑別すべき状態[1〜3]．これらを除外して残ったものが象牙質知覚過敏と診断される．

■ 動水力学説

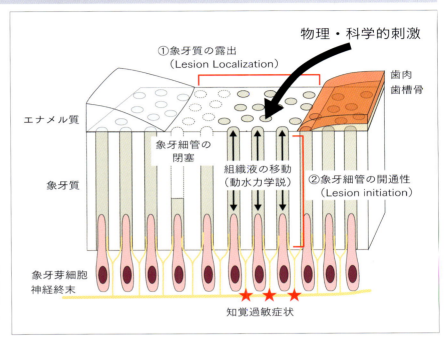

図1　動水力学説の模式図．象牙細管が開いた象牙質表面に物理的，化学的刺激が加わると，象牙細管内の組織液の移動が起こり，歯髄側に位置した神経終末に刺激が加わり痛みが生じるという説．

■ 象牙質が露出しやすい部位

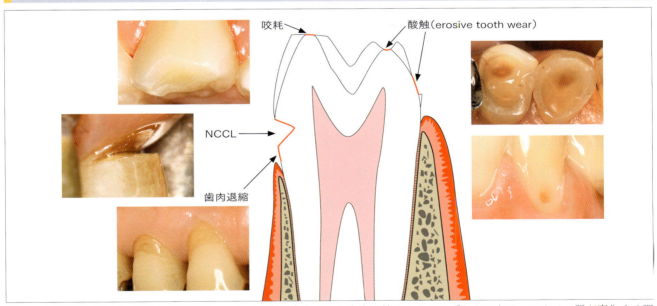

図2　象牙質が口腔内に露出する理由は，エナメル質が喪失するか歯肉退縮するかのいずれかである．エナメル質が喪失する理由として，酸蝕と咬耗がある．歯肉退縮して露出した歯根象牙質が喪失する（NCCL）と，歯髄により近接して知覚過敏症状が増悪する可能性がある．

細管が口腔側から歯髄側まで開いていること（lesion initiation）の2つが必要と考えられている[1〜4]．象牙質が口腔内に露出する理由として，健全な状態において象牙質を被覆している硬組織（エナメル質）あるいは軟組織（歯肉）の喪失がある．酸蝕や咬耗はエナメル質を喪失させてCEJの歯冠側で象牙質を露出させ，歯肉退縮はCEJよりも根尖側の象牙質を露出させる（図2）．NCCLは歯肉退縮をともなう象牙質を主体とする歯質欠損であるため，NCCLがある場合も象牙質が口腔内に露出する．

■ 不適切な清掃習慣が背景にある，歯肉退縮とNCCLに起因した知覚過敏症例

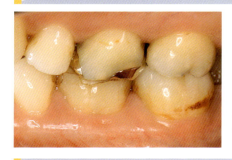

図3　NCCLにともなう象牙質知覚過敏．⌐6に強い，6¬に弱い知覚過敏症状があり，頬側歯頸部で露出した象牙質部分にエアーをかけるとピンポイントで症状が再現される．露出した象牙質には軽度の喪失があり，初期のNCCLとなっている．唇頬側のプラークコントロールは良好だが，研磨剤配合歯磨剤を使用したオーバーブラッシング傾向がある．

■ 歯周炎と歯周治療に起因した知覚過敏症例

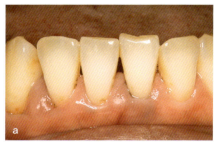
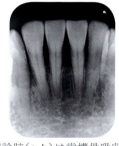
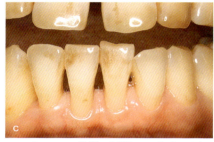

図4 a～c　歯周治療にともなう象牙質知覚過敏．初診時(a, b)は歯槽骨吸収は進行しているものの，歯根は腫脹した歯肉で覆われており歯肉退縮は著明ではない．歯周基本治療で炎症が消退した結果(c)，歯根が露出して知覚過敏症状が出た．エアをかけると露出した歯根全面で知覚過敏症状を訴え，図3の症例よりも広範囲で症状が出ている．

4）象牙質知覚過敏の臨床像

象牙質知覚過敏が起きやすい患者として，①几帳面かつ，おそらく過剰な口腔清掃習慣がある，口腔内が比較的健康な患者，②歯周疾患ならびにその治療の結果として歯肉退縮が起きた患者，③tooth wearがある患者が挙げられている[3]．

①の例（図3）

写真撮影時33歳の女性．⌐6に強い，6¬に弱い知覚過敏症状がある．それぞれ，頬側歯頸部で露出した象牙質部分にエアをかけるとピンポイントで症状が再現される．喫煙者のため，着色を気にして研磨剤配合の歯磨剤を併用して強圧でブラッシングする習慣がある．⌐6，6¬の頬側で歯肉退縮が起きており，露出した象牙質はエナメル質と比較して減っている．隣接面や舌側にはプラークが残っているが，唇頬側面はプラークが除去できている．矯正治療の既往があり，歯肉退縮を助長した可能性がある．受診は不定期で，知覚過敏処置と研磨剤無配合の歯磨剤への変更で知覚過敏は軽減するが，受診が途絶えると市販の歯磨剤に戻って知覚過敏症状が悪化して再受診することを何度か繰り返している．

②の例（図4）

初診時60歳の女性．初診時には著明な歯肉退縮はないが，歯槽骨吸収は進行しており腫脹した歯肉で根面が覆われている．歯周基本治療により歯肉が改善した結果，歯根が露出して知覚過敏症状を訴えるようになった．エアをかけると，露出した根面全体に知覚過敏症状がある．知覚過敏処置と研磨剤無配合の歯磨剤への変更を含むOHIで対応し，症状は軽減したが，完全消退には至っていない．

③の例（図5）

写真撮影時67歳の女性．下顎前歯部が全体的にしみて，どこがしみているのが自分でもよくわからないとのこと．エアをかけると，切縁部と歯頸部の露出している象牙質部分に広く知覚過敏症状を示した．2～3か月前からブルーベリー酢を飲み始めた．2

■ Erosive tooth wearに起因した知覚過敏症例

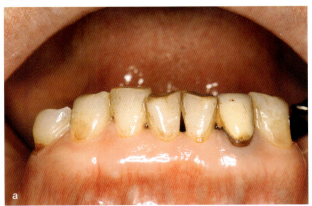
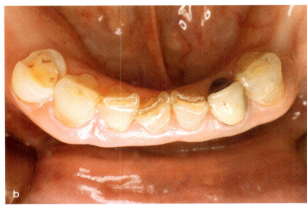

図5 a, b　Erosive tooth wearにともなう象牙質知覚過敏．下顎前歯部が全体的にしみて，どこがしみているか患者自身でもよくわからない．エアをかけると切縁と歯頸部で露出している象牙質が広く知覚過敏症状を示した．2年前から料理に酢を使う頻度が増え，2～3か月前からブルーベリー酢を飲み始めた背景があった．

年前から旦那さんの透析治療が始まり，塩分を控えるために料理に酢を使うことが多くなったという背景もあった．知覚過敏処置を行い，酢の飲用摂取を中止したところ，症状は軽減した．ブラッシング圧は強く，摩耗の影響もあると考えられる．

患者の訴えは「しみる」で共通であるが，象牙質知覚過敏の原因によって臨床像は異なる．歯のどこを刺激すると症状が再現されるのか，ならびに発症までの経緯を確認する必要がある．

5）象牙質知覚過敏の疫学

象牙質知覚過敏の有病率は研究によって大きく異なり（1.3%から92.1%），メタアナリシスによって平均33.5%と報告されている[5]．これらは歯頸部以外の象牙質知覚過敏も含んだ値である．象牙質知覚過敏の好発部位は，小臼歯・犬歯の唇頬側歯頸部で露出した象牙質部で[3, 6]，NCCLと非常によく一致している．NCCLがある歯の61.9%に知覚過敏症状があったとの報告がある[7]．また，ブラジル[8]と中国[9]で行われた横断研究では，知覚過敏症状を有する歯でNCCLがあったものはそれぞれ50%と63.8%であった．NCCLと象牙質知覚過敏は，好発部位が一緒で半数以上が併発していることから，共通の原因があると考えられる．両者ともに歯肉退縮がトリガーとなり，歯肉退縮の主要な原因として過剰なブラッシング習慣が挙げられている[3, 10, 11]．

象牙質知覚過敏とNCCLは第二大臼歯で発生頻度が低いことも共通しており[9]，歯肉退縮の頻度が第二大臼歯では低いこと[12]に起因していると考えられる．NCCLと象牙質知覚過敏の発生が100%一致しないのは，NCCLがなくても露出した象牙質の象牙細管が開いていれば知覚過敏は起き，NCCLがあっても修復象牙質や硬化象牙質によって象牙細管が閉じていれば知覚過敏は起きないためだと考えられる．象牙質知覚過敏にはcervical（歯頸部の）やroot（根面の）といった修飾語が付くことは多いが，occlusal（咬合面の）やcoronal（歯冠部の）が付くことはほぼなく，酸蝕や咬耗で露出した咬合面象牙質では象牙質知覚過敏が歯頸部象牙質よりも起きにくいと考えられる．

象牙質知覚過敏は10代前半から高齢者まで広く起きるが，20～40代に多く，ピークは30代後半と報告されている[2]．また40代以降は修復（第三）象牙質の形成によって象牙質の透過性が減少するため，知覚過敏症状は弱くなる傾向がある[2]．歯髄側での象牙質の添加だけでなく，象牙細管の開閉状態も知覚過敏症状の有無と強さに影響する．口腔側の開口部がスメア層で閉鎖されたり，象牙細管が石灰化物で閉塞されたりする（硬化象牙質）と，象牙細管の透過性は減少もしくは消失する．その結果として，知覚

知覚過敏症状があるNCCLとないNCCL

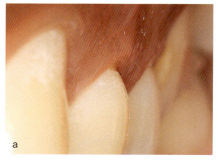
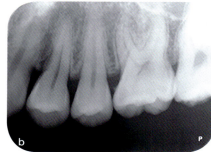

図6a, b　NCCLは極めて小さいがエアブローに対して強い痛みを示す30歳男性．知覚過敏症状の強さはNCCLの大きさと必ずしも比例しない．

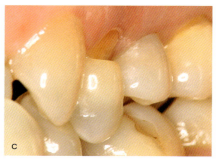
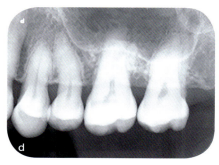

図6c, d　NCCLは大きいがエアブローに対して痛みを示さない71歳女性．知覚過敏症状を示さない患者の方が，デンタルエックス線写真で歯髄腔の不透過性が高くなっている．

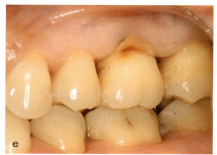
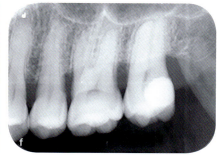

図6e, f　デンタルエックス線写真上では歯髄腔が狭窄しているが，知覚過敏症状が強い大きなNCCL（56歳女性）．

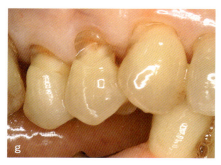
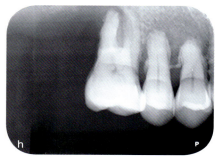

図6g, h　デンタルエックス線写真上では歯髄腔が狭窄しており，知覚過敏症状がない大きなNCCL（65歳女性）．

過敏症状も変化する．しかし，NCCLの歯髄側に修復象牙質が形成されていたのは60％，NCCL部が硬化象牙質となっていたのは48％という報告があり[13]，生体の防御反応には個人差がある．知覚過敏症状の有無と強さには個人差が大きく，NCCLのマクロ的特徴とかならずしも一致しない理由と考えられる（図6）．臨床的には小さなNCCLでも強い知覚過敏症状を訴える若い患者がいる（図6a, b）一方で，高齢者では深く大きなNCCLでも無症状であることが多い（図6c, d）．大きなNCCLがある71歳患者の方が，デンタルエックス線写真上で歯髄腔部分が小さく不透過性が高くなっており，より多くの修復象牙質が形成されていることが伺える．臨床的には確認できないが，おそらくNCCL部が硬化象牙質となっていることも症状がない理由と考えられる．同じように大きなNCCLがあり歯髄腔が狭窄している場合

■ 象牙質知覚過敏に関連する要因の関係

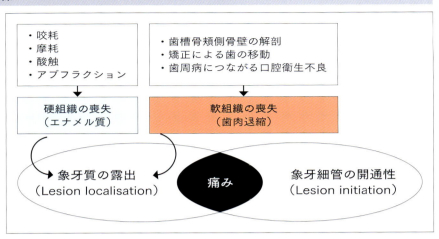

図7 象牙質知覚過敏が発生する条件
(参考文献16より引用, 改変).

でも, 臨床症状が大きく異なる場合がある(図6 e〜h). 肉眼的臨床所見と知覚過敏症状の差が大きくて困惑することがあるかもしれないが, 象牙質透過性の違いが背景にある. 知覚過敏症状がある象牙質部分は, ない部分と比較して単位面積あたりの象牙細管数が多く, 象牙細管直径の平均も約2倍大きいとの報告がある[14]. また, 知覚過敏症状がある象牙質部分では, スメア層がより薄く石灰化度が低いことも示されている[15].

6) 象牙質知覚過敏への対応

象牙質知覚過敏に関連する要因の関係を図7に示す[16]. つまり, 露出した象牙質部分を被覆するならびに, あるいは象牙細管の透過性を低下させることが象牙質知覚過敏への対応の基本になる. しかし, これだけでは除外診断対象(表1)の「しみる」症状を改善することはできない. したがって,「しみる」という訴えのなかから象牙質知覚過敏を正確に鑑別診断することが重要である.

7) おわりに

NCCLのある歯では, 象牙質知覚過敏は高い確率で併発し, その原因と背景因子は共通しているため, 象牙質知覚過敏の対応はNCCLへの対応と重複するところが多い. 具体的な対応法については, 次項で解説する.

本項のポイント

- 歯がしみる状態のすべてが象牙質知覚過敏ではない
- 象牙質知覚過敏の診断は除外診断である
- 象牙質知覚過敏とNCCLの背景(歯頸部象牙質の露出)ならびに好発部位は類似している
- NCCLの大きさと象牙質知覚過敏の症状は必ずしも相関しない

第1章　おさえておきたいNCCLに関する基本情報

参考文献

1. Canadian Advisory Board on Dentin Hypersensitivity. Consensus-based recommendations for the diagnosis and management of dentin hypersensitivity. J Can Dent Assoc. 2003 Apr；69（4）：221-6.
2. West N, Seong J, Davies M. Dentine hypersensitivity. Monogr Oral Sci. 2014；25：108-22.
3. Gillam DG. A New Perspective on Dentine Hypersensitivity – Guidelines for General Dental Practice. Dent Update. 2017 Jan；44（1）：33-6, 39-42.
4. West NX, Lussi A, Seong J, Hellwig E. Dentin hypersensitivity：pain mechanisms and aetiology of exposed cervical dentin. Clin Oral Investig. 2013 Mar；17 Suppl 1：S 9 -19.
5. Favaro Zeola L, Soares PV, Cunha-Cruz J. Prevalence of dentin hypersensitivity：Systematic review and meta-analysis. J Dent. 2019 Feb；81：1 -6.
6. Splieth CH, Tachou A. Epidemiology of dentin hypersensitivity. Clin Oral Investig. 2013 Mar；17 Suppl 1 (Suppl 1)：S 3 -8.
7. Teixeira DNR, Zeola LF, Machado AC, Gomes RR, Souza PG, Mendes DC, Soares PV. Relationship between noncarious cervical lesions, cervical dentin hypersensitivity, gingival recession, and associated risk factors：A cross-sectional study. J Dent. 2018 Sep；76：93-97.
8. Yoshizaki KT, Francisconi-Dos-Rios LF, Sobral MA, Aranha AC, Mendes FM, Scaramucci T. Clinical features and factors associated with non-carious cervical lesions and dentin hypersensitivity. J Oral Rehabil. 2017 Feb；44（2）：112-118.
9. Que K, Guo B, Jia Z, Chen Z, Yang J, Gao P. A cross-sectional study：non-carious cervical lesions, cervical dentine hypersensitivity and related risk factors. J Oral Rehabil. 2013 Jan；40（1）：24-32.
10. Abrahamsen TC. The worn dentition-pathognomonic patterns of abrasion and erosion. Int Dent J. 2005；55（4 Suppl 1）：268-76.
11. van der Weijden F, Slot DE. Mechanical supragingival plaque control. In：Lindhe's Clinical Periodontology and Implant Dentistry （ 7 th ed）. Hoboken：Wiley-Blackwell,2022.
12. Pini-Prato G, Franceschi D, Cairo F, Nieri M, Rotundo R. Classification of dental surface defects in areas of gingival recession. J Periodontol. 2010 Jun；81（6）：885-90.
13. Walter C, Kress E, Götz H, Taylor K, Willershausen I, Zampelis A. The anatomy of non-carious cervical lesions. Clin Oral Investig. 2014 Jan；18（1）：139-46.
14. Absi EG, Addy M, Adams D. Dentine hypersensitivity. A study of the patency of dentinal tubules in sensitive and non-sensitive cervical dentine. J Clin Periodontol. 1987 May；14（5）：280-4.
15. Rimondini L, Baroni C, Carrassi A. Ultrastructure of hypersensitive and non-sensitive dentine. A study on replica models. J Clin Periodontol. 1995 Dec；22(12)：899-902.
16. Mantzourani M, Sharma D. Dentine sensitivity：past, present and future. J Dent. 2013 Jul；41 Suppl 4：S 3 -17.

Column 7

源流に遡れ！　17.5分という神話

　アブフラクション仮説は源流となる論文に大きな問題があったが，引用した論文からこの問題を読み取ることは困難である．いったん事実として扱われてしまうと，誰かが源流に遡らない限りその流れは変わらない．これはアブフラクションに限った話ではなく，筆者の頭にはもう1つの例が浮かぶ．

　「17.5分」という数字を見ると，反射的に「1日で歯が接触する合計時間」を連想する読者は少なくないと思う．この数字の根拠として引用されるのは1969年に発表されたGrafのBruxismという論文である．しかし，この論文の中で17.5分という数字がどのように算出されたかを知る人はほとんどいないのではないだろうか？

　実は，この論文はブラキシズムに関する総説論文で，歯の接触時間を測定した研究論文ではない．そして，示されているのは「1日で歯に力が加わっている時間」であり，「歯が接触している時間」ではない．両者の差は「食物を介して力が加わっている時間」で，数字的には大差はないと考えられるが，決して軽くない引用間違いである．本題はブラキシズムであり，ブラキシズムの対比として機能的な力が作用する時間が算出されている．研究論文ではないため，被験者数や測定方法に関する詳細な記述はない．力が加わる時間は，咀嚼時と嚥下時に分けて算出されている．断片的な情報から読み解くと，咀嚼時の時間は1人の被験者が一掴みのピーナッツを咀嚼して測定したデータをもとに算出されたようである．1回の食事で咀嚼する時間が450秒で，1日4食として想定されている．1咀嚼サイクルが1秒で，そのうち力が加わるのは0.3秒とされ，合計9分という数字が算出された（450秒×4回＝1,800秒，1,800秒×0.3＝540秒）．咀嚼する食物，食事の回数，咀嚼の癖（よく噛む／噛まない）で，この数字は大きく変化すると考えられる．

　一方，嚥下時に力が加わる時間は，食事中の嚥下と空嚥下に分けて算出されている．食事中の嚥下に要する時間は1秒で，1分間に3回嚥下し，その中で1/3の時間だけ力が加わるとして算出している（合計30秒）．空嚥下は，日中（16時間）は1時間に25回，睡眠時（8時間）は1時間に10回という前提で算出されている（合計480秒）．540＋30＋480＝1,050秒＝17.5分が，1日の合計となる．平均という言葉は出てこず，標準偏差も示されていないため，やはり被験者は1人であると推測される．

　これが17.5分の出自である．おそらく話の掴みとして，手持ちのデータで「1日に力が加わる時間を計算してみた」的なノリだったと考えられる．著者のGrafは将来この論文のこの部分が切り取られ，このように扱われるとは想像だにしなかっただろう．1日の歯の接触時間は17.5秒でも17.5時間でもなく，17.5分は現実に近い数字であると考えられるが，その算出方法を知れば絶対視されるべき数字ではないことは明白である．Graf論文を引用した人たちが元論文を正確に紹介していれば，17.5分という神話は生まれなかったはずである．

　源流から下流へと流れていくなかで，17.5分という限られた条件下での試算が絶対的な数字と誤認されてしまったように，アブフラクションは根拠の脆弱な専門家の意見が証明された事実として扱われるようになった．最新の論文を追いかけることが大事なのは言うまでもないが，それだけでは見えないものもある．"常識"を疑って源流に遡って検証することが，時として必要になるだろう．歯科における神話は，17.5分とアブフラクションだけではないはずだから．

参考文献

1. Graf H. Bruxism. Dent Clin North Am. 1969 Jul；13(3)：659-65.

1 おさえておきたいNCCLに関する基本情報

10. 臨床的対応

1）はじめに

臨床現場でNCCLに遭遇した場合，われわれはどのように対応するかの臨床的判断を迫られる．当然ながら，NCCLを見つけたら速やかに充填することがかならずしも最適な臨床的対応ではない．Peumansらは，臨床対応を以下の4つのフェーズに分けている[1]．

1．予防
2．経過観察
3．象牙質知覚過敏の治療
4．修復治療
5．根面被覆術（修復をともなう／ともなわない）

適切な対応を行うためには，原因をできるだけ正確に把握する必要がある．以前はNCCLの臨床的特徴から主原因を推測する基準が提唱されたが[2,3]，これは確かな根拠によって裏付けられたものではない．現在の知見は，形態の診断価値に関して否定的である[4]．純粋に摩耗で再現された人工のNCCLが多様な形態を呈していることも[5〜9]，この見解を裏付けている．エナメル質にも広く喪失がおよんでいるか否かは酸蝕の関与を判断する助けになるが，象牙質部分の欠損形態から酸蝕／摩耗／アブフラクションを鑑別する決定的な情報は得られないだろう．形態から速やかに判断できないとなると，地道に情報収集を行って関連する要因を洗い出す必要がある．

多因子性と考えられているNCCLに関連する要因は，生活習慣にかかわるものが多い．酸蝕に関する要因は非常に多岐にわたり，ブラッシング習慣は個人差が大きいため，先入観をもたずに情報収集する必要がある．一般的な歯科の問診票ではカバーしきれないため，tooth wearならびにNCCLに特化して情報収集する必要がある．歯科衛生士がtooth wearあるいはNCCLについての医療面接を行うことが多いため，歯科衛生士が注意すべき情報と医療面接の進め方も解説する．

2）予防編

予防はNCCLがない状態から発生させないだけではなく，既存のNCCLが進行しないようにすることと，行われた治療の結果を永続させることも含まれる[1]．NCCLの主体はCEJ根尖側の象牙質の欠損であるため，予防は歯肉退縮の防止と象牙質を喪失させる要因へのアプローチが主になる．そのためには包括的な情報収集が不可欠である．酸蝕，アブフラクション，摩耗がNCCLの三大要因と考えられているため，それぞれへの対応をまとめる．

①酸蝕の予防

物理的要因では喪失しにくいエナメル質を広範囲で喪失させ，物理的要因の増悪因子ともなるため，酸蝕はもっとも強力なtooth wearの要因である．酸蝕の要因がなくなれば咬耗と摩耗の進行も減速あるいは停止する可能性があるため（本章2図30a〜f），う蝕以外の原因で歯質が喪失している場合には酸蝕の関与を把握しておく必要がある．NCCLは酸蝕の典型像とは異なるものの[10]，NCCLに加えて歯冠部エナメル質の喪失も見られる場合には，酸蝕の関与を疑うべきである．酸蝕は一般的に左右対称で広範囲に及ぶが，典型像から外れる場合もあるため（第2章の症例21），先入観をもたずに情報収集する必要がある．一見すると酸蝕のように見える摩耗症

例もあるため（第1章2図28a～e），酸蝕に関する情報収集を行わないと除外診断ができない．酸蝕を起こしうる飲食物は非常に種類が多く，酸蝕を助長する習慣も容易には特定できない場合が多い．そのため，チェックシートを用いて系統的に情報収集することが推奨される．酸蝕の医療面接の実際については，以下の「歯科衛生士が行う酸蝕患者への医療面接と対応」を参照してほしい．

歯科衛生士が行う酸蝕患者への医療面接と対応（歯科衛生士 井上 和）

患者は自分の歯質を減らそうとしているわけではない．たいていは自分の歯質が減っていることに気付いてもいない．そもそも患者は元の歯の形態を正しく知らないし，歯質の変化は少しずつ起こるので気づきにくい．大きな喪失に至って審美的に気になってきたり，しみるという症状が出てきたりして初めて気づく．

こういった変化を歯質の喪失がおこる前に気づき，止めることができるかどうかは，メインテナンスを主に担当する歯科衛生士の知識や気づき，そして，悪習癖を止めさせるコミュニケーション力によるところが大きい．

1）酸蝕患者の医療面接で確認するべき項目と注意点

① 『あなたの歯は溶けている』と最初に患者に伝える
② どんな食品が歯を溶かすのかを歯科衛生士自身が知っておく
③ 患者が話しやすい環境を作る
④ ゼロポジションで聞く
⑤ 思いもよらない行動をとっている人がいるということを知っておく
⑥ 感謝を伝える

① 『あなたの歯は溶けている』と最初に患者に伝える

インタビューをするにあたり最初にするべきことは，『あなたの歯は溶けています』と伝えることである．そこを飛ばしていきなり『よく食べるものは何ですか？』と事細かに聞き続けても，患者の協力を得ることは困難である．

まずは，あなたはなぜ医療面接に積極的に参加する必要があるのか，その明確な理由を患者に伝えることが重要である．『歯が溶けているので止める必要がある』とはっきり伝え，食習慣が原因である可能性が高いので，これからいくつか質問をしますから真剣に考えましょうと協力を呼びかける．

患者の口腔内写真と健康な人の口腔内写真や顎模型を見せ，その違いを指摘するのがもっとも効果的である．そして，今後歯が溶け続けることによるデメリットをはっきりと伝える．この時，脅しにならぬよう，筆者はできるだけサラッと伝えることを心がけている．

歯質喪失の事実，今後喪失が進むことで起こる審美的な問題や，しみるという症状がでることで抜髄に至るケースもあること，また，補綴装置の再治療の必要性を説明する．患者の歯に咬耗もみられるようなら，咬合の変化による咀嚼効率の低下や顎関節症が起こる可能性などを伝えることで，患者の，歯質が溶けるのを止めたいというモチベーションアップを図る．この時，できるだけ感情を言葉にのせないように注意する．『今日の天気は晴れです』，と連絡事項を伝えるようなトーンで，事実をはっきり話すようにすると，脅されているように感じにくいので患者に受け入れられやすい．

② どんな食品が歯を溶かすのかを歯科衛生士自身が知っておく

患者に医療面接を行う前に，どんな飲食物が歯を溶かすのかを歯科衛生士自身が知っておくべきである．たとえば，リンゴは酸蝕になりやすい食品の1つである．酸によって歯が溶けたところに，噛む力の影響が加わるため，喪失が進みやすいためだ．この事実を知らなければ，食習慣についての医療面接の際に，患者が『リンゴをよく食べます』，と言っても担当歯科衛生士は酸蝕の可能性に気づけない．

まずは，どのような食品，あるいは食習慣により歯が溶けるのかを知っておくことが大切である．歯を溶かす基準として滴定酸度や酸解離定数も重要だが，一番影響するのはpHである．そのため，飲食物の酸性度を知っておくことが重要である．また，食品の温度や摂取方法によっても歯質の溶け方は異なる．一般的には温度が下がるとpHも低下する．また飲み方によっても酸蝕のなりやすさは変わる（図1）その知識を得てからインタビューを行うことが大切である．

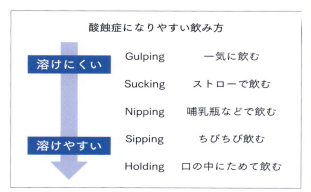

図1 飲み方による酸蝕のなりやすさ．

③患者が話しやすい環境を作る

酸蝕を引き起こす原因には，言いにくいものも多い．習慣性嘔吐などはその最たるもので，患者から切り出されることはないだろう．何にでも酢を入れる習慣や，若い女性の連日にわたる多量のアルコール摂取など，言いにくいこともあるので，プライバシーが守られる場所でインタビューを行うことが大切である．待合室や受付，チェアーが隣接していて隣に丸聞こえの環境では，正直に話をしてもらうのは困難であり，医療面接に集中してもらえない．こちらも，「吐いているのですか？」というような質問をするのが困難である．

④ゼロポジションで聞く

質問者は，何を話しても構わないという表情や反応で医療面接を行うことが原則である．これはゼロポジションと呼ばれ，笑顔を控え，表情を作らず，大きな反応をしないゼロの状態で行うことが推奨される．怒っているような威圧的な態度の歯科衛生士に対して患者が答えにくいのと同様に，笑顔で質問するのも注意がいる．患者がその笑顔を曇らせたくないと無意識に思うため，歯科衛生士を困らせたり不快に思わせたりしないような話ばかりするようになってしまうからである．

また，『歯が溶けている』，と伝えるときも，ゼロポジションで伝える．『実は毎日吐いているんです』と言われると，ついギョッとしてしまいがちだが，言葉にはしなくても，吐いている人って多いですよねというような態度でいる必要がある．『あなたのその習慣は普通のこと』という態度で，過度な反応をせずに医療面接を続けてほしい．

⑤思いもよらない行動をとっている人がいるということを知っておく

今まで患者の食習慣の医療面接を何年も行ってきたが，世の中には自分が思いもよらない食習慣があることを学んだ．ありとあらゆる食品に酢をかけ，ラーメンや焼きそばならまだしも，味噌汁にも酢を入れる人．文字通り1日中コーヒーを飲み続ける人．キウイを皮ごと食べる人など．何度もギョッとすることがあった．また，歯が溶けているのに，酢が健康に良いと譲らず，大量の酢を飲み続ける人や，燗酒を控えない人，半日かけて1本のシャンパーニュをゆっくり口に含みながら飲み続ける人などなど数え上げればきりがない．

噛み合わない医療面接も数多く体験した．『酸っぱいものを食べますか？』という問いに対して，『食べません』と答えてから，『お酢はよく飲みます』と答える人．その患者にとって飲むお酢は健康のためのものであって，食習慣ではないと考えているようだ．『梅干しは食べますか？』という問いに対して，『食べません』と答えてから，しばらくして『南高梅を毎日食べている』と話す．その南高梅は甘みがあるので，酸っぱい梅干しには入れなかったらしい．お茶請けとして食べているハチミツ入りの梅干しは，患者にとってはお菓子の位置付けとなり，『梅干しは食べていません』と答える患者もいた．医療面接の当日には出てこなくても，次の来院時，ものすごい量の酸性食品摂取が判明することも珍しくない．

自分の常識を大きく覆す食習慣の人がいて，自分とはまったく違う考え方をする人がいることを知っておくべきだろう．医療面接時には緊張して思い出せなかったことも，後になって思い出すことも珍しくない．『さっき食べないって言ったのに』とイライラして患者の協力しようと思う気持ちをそがないことが大切である．

⑥感謝を伝える

この医療面接は，すでに溶けている歯の溶けた原因を明確にするためのものだが，一方で患者の食習慣を否定することにもなりかねない．また患者自身が続けている習慣を変えなくてはならない場合も多く，患者は気が重くもなる．

医療面接では，患者の協力を得られることがほとんどだが，面倒がられたり，プライバシーを侵害されて嫌な顔をされたりすることも稀ではあるが体験する．しかし，患者の協力が得られても得られなくても，最後にはこの時間が有意義であったと伝えるために，かならず感謝の言葉を伝える．『ご協力ありがとうございます』，『いろいろ思い出してくださってありがとうございます』，『お疲れではないですか？』などの感謝の言葉かけで，気が重くなっている患者も良かったと思って帰ってくれたなら，こちらも何かあったら次また質問をしようと思える．

2）医療面接では掘って掘って掘りまくる

酸蝕の原因は1つとは限らない．何かを見つけると『それだ！』という気持ちになり医療面接を終えてしまうことがある．しかし，酸っぱいものが好きな人は，たいてい他の酸味がある飲食物も好きである．かならず『他にもありますか？』という質問をすること．また，患者が自身の判断で，これは関係ないと考えて申告してこないものもある．そのため，筆者はインタビューシートを使い，隅々まですべての項目を質問している．聞かれるまで患者が摂取していることを忘れていることも多い．また，酸蝕になりやすい飲食物の例を挙げて質問することで，酸蝕になる可能性がある飲食物を患者に教える効果もある．

会話の一例

DH：よく飲む飲み物は何ですか？

患者さん：水かお茶です

DH：どんな水ですか？（水にも色々あるので勝手にミネラルウォーターと決めつけずに質問する）

患者さん：ミネラルウォーターです

DH：他にありますか？（かならずこの質問を行う）

患者さん：グレープフルーツフレーバーの水も飲みます（クエン酸と砂糖入り）

DH：他にありますか？（かならずこの質問を行う）

患者さん：ありません

DH：他に飲むものはあります？

患者さん：朝食にはトマトジュースを飲みます（酸性）

DH：他にありますか？
患者さん：ありません
DH：お茶はどんなお茶ですか？（勝手にペットボトルの日本茶と決めつけない）
患者さん：普通のお茶です
DH：どんなお茶ですか？
患者さん：普通のです
DH：ペットボトルの日本茶？
患者さん：そうです
DH：他にありますか？
患者さん：紅茶も飲みます
DH：どんな紅茶ですか？
患者さん：普通のです
DH：茶葉から入れる紅茶ですか？
患者さん：そうです
DH：何か入れますか？
患者さん：レモンと砂糖を少し入れます（酸性食品と糖）
DH：他にありますか？

3） お酢の摂取をやめない患者（図2）

この患者は2015年の初回検査時にわずかではあるが頬側にNCCLが認められた．歯頸部の凹みと歯面に艶があるため，酸蝕と摩耗の可能性があることを患者に伝えた．酸性飲食物摂取についての医療面接をすると，とにかくお酢が好きで，毎日のように酢の物を食べているとのこと．酸っぱい味にすることができる食べ物を選択的に食べるということで，ラーメンや焼きそばはしょっちゅうということだった．酸性飲食物の摂取を減らすこと，また摂取後はお茶などで希釈することを指導したが，メインテナンスのたびに，わずかながら進行がみられた．2021年の来院時に再度酸性飲食物の摂取についてうかがうと，相変わらず毎日のように酢の物を食べているとのことだった．

このように，酸性飲食物が好きな人は，なかなか止めることができない．1つを控えても，別の酸っぱいものを食べるようになることも多い．歯科に従事する筆者たちにとっては，歯質が減るというのは大問題で，不可逆的なので早急にやめた方がいいと考える．毎日の診療で，歯がしみて困っている患者の話もしょっちゅう聞く．酸蝕が進めば水を飲むのも不自由になり，食事の楽しさも半減し抜髄に至るのでは，とこちらは心配する．しかし，本人にとっては，何年か後に起きるかもしれない問題を回避するために，大好きな食べ物を控える気持ちにはなかなかならない．患者が度重なる指導をうるさがり，来院が途絶えてしまっては元も子もないので，そうならないよう，患者の反応をしっかりとつかみながらの指導を心がける必要がある．しかし，酸性飲食物を摂取することが悪いのではなく，歯が減ることが問題．どんなに酸性飲食物を摂取しても，歯科的には，歯の喪失が起きなければ飲食の習慣を変える必要はない．ただし，このような患者でも，唾液量が減ってきたり，別の酸性飲食物の摂取が始まったりすれば喪失が進む可能性がある．1度指導したから一安心ということではなく，継続して観察し，指導し続けることが重要である．

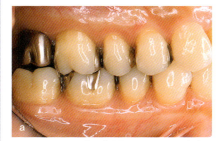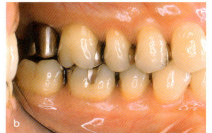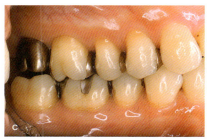

図2a～c　お酢の摂取をやめない患者．2015年8月（a），2017年9月（b），2021年5月（c）．

②アブフラクションの予防

アブフラクションの予防に関して咬合調整やナイトガードの使用が推奨される場合があるが[11]，その有効性は実証されていない．咬合調整のNCCL進行抑制効果をランダム化比較試験（以下，RCT）で検証した論文があるが，咬合調整の有無にかかわらずNCCLは同様に進行した（第3章2-5）の④）[12]．そのため，NCCLの進行予防の目的で咬合調整は行うべきでないと結論づけられた．咬合接触部位と咬合力の方向によって，歯頸部の応力発生部位と応力の種類は異なる（第3章2-2））．そのため，どの咬合接

触点をどのように削合すると，ターゲットにしたNCCL部の応力を減らすことができるかを慎重に考えて咬合調整を行う必要がある．咬合性外傷改善目的の咬合調整と比較して，どの咬合接触点を削合するかの選択がより厳密になる．

ナイトガードのNCCL進行抑制効果を検証した研究は，現時点では存在しない．咬合力のNCCLへの関与が疑問視されている現状では，NCCLの予防目的で咬合へアプローチすることは慎重になるべきである．しかし，咬合への介入を肯定する根拠はないものの否定する根拠も限定的であるため，検証の余地はある．もし咬合へのアプローチでNCCLを予防できているという人がいれば，症例報告の形式ででも情報を公表していただければNCCLに関する臨床知見の深化に貢献できるであろう．

誤解のないように付記するが，前述の見解はNCCLがある歯に咬合性外傷の所見や症状（フレミタス，咬合痛，病的移動，歯根膜腔の拡大等）[13]がある場合に，咬合性外傷の改善目的で咬合調整することを否定するものではない．疑問視されているのは，NCCLの予防と治療を目的とした咬合調整である．筆者はNCCLの進行を止める目的で咬合調整を行わないが，咬合性外傷の治療目的では日常的に咬合調整を行っている．

③摩耗の予防

摩耗を防ぐためには，複数のアプローチがある．摩耗は基本的に象牙質に起きる現象であるため，歯肉退縮を起こさないようにすることが予防につながる．しかし，極端なブラッシング習慣がある場合や（本章2 図28a〜e），酸蝕要因の存在下では（本章2 図30a〜f），摩耗によってエナメル質も喪失するため，歯頸部象牙質以外の状態にも注意を払う必要がある．広範なエナメル質の喪失がある場合は，酸蝕要因の関与を確認する必要がある．もし酸蝕も関与している場合は，酸蝕に重きをおいた予防アプローチが必要になる．

本章6で解説したようにNCCLと歯肉退縮は不可分な関係にあり，NCCLは硬・軟組織両方の欠損である．したがって，NCCLが発生する前の状態に戻すことを治療のゴールとするならば，硬組織欠損の修復だけでは不十分で，軟組織の増生も必要になる．しかし，すべての硬組織欠損を修復する必要がないように，軟組織の欠損も個々の症例において介入の必要性を吟味する必要がある．歯肉退縮が起きたすべての部位に対して根面被覆術を行うことは現実的ではないし，オーバートリートメントとなるであろう．また，条件によっては完全な被覆を達成できない場合もある．そのため，露出した象牙質面を減らさないためのアプローチも必要である．

研磨剤を含有した歯磨剤の存在なしでは，人工のNCCLは再現されていないため（第3章2-3）の②）[14〜18]，研磨剤を含まない歯磨剤への変更がもっとも確実な対応と考えられる．歯ブラシだけでNCCLを実験的に再現した研究は存在しない．問題なのは歯磨剤中の研磨剤であり，歯磨剤を使用禁止すべきと主張しているわけではないことに注意されたい．う蝕予防におけるフッ化物の確実な供給源として歯磨剤は重要な役割を果たしているため，NCCLがあるもしくは発生のリスクが高いと考えられる場合は，使用停止ではなく研磨剤を含まないが十分なフッ化物が配合された歯磨剤への変更が望ましいと考えている．

「歯磨剤による象牙質の摩耗量は一生使い続けても少量で，1 mmにも満たない」との見解を示した文献レビューがある[19〜22]．しかし，参考文献は結論を適切に支持するものではなく，その妥当性に疑問符がつく（P.234〈NCCL再現研究のまとめ〉参照）．それらの研究よりも新しく，現代の歯磨剤による摩耗でNCCLをヒト抜去歯に実験的に再現した研究は多数存在する[16〜18, 23]．

また「適切にブラッシングしていれば歯磨剤で摩耗は起きず，摩耗が起きた場合はブラッシング圧と歯ブラシの硬さが原因」という見解もある[24]．確かに歯ブラシの種類によって象牙質の摩耗量は変化する[18, 23]が，歯ブラシだけでは人工のNCCLはできないということが多くの研究での共通した結果である[14〜18]．

口腔清掃の悪影響を調べたレビューでは，歯磨剤中の研磨剤が象牙質摩耗の主原因であり，歯ブラシはその修飾因子であると結論づけられている[25]．研

摩耗によるNCCLが発生する条件

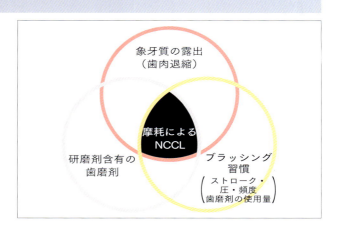

図3　筆者が考える摩耗によるNCCLが発生する条件．

磨剤配合の歯磨剤を使う人すべてにNCCLが発生するわけではないため，適切に使用されれば安全であることは間違いない．しかし，かならずしも極端に強いとはいえないブラッシング圧で人工のNCCLができているため，研磨剤配合歯磨剤の安全域を過信しないほうがよいだろう．

歯磨剤を口に含んだだけでは摩耗は起きないため，歯磨剤の運び手である歯ブラシの使い方も重要な修飾因子である．疫学研究からブラッシングの頻度とNCCLの進行が相関することが示されている[26]．また，実験的研究で，垂直的ブラッシング（ローリング法）は水平的ブラッシングと比較して，摩耗量が少なく皿状の形態になりやすいことが示されている[15]．ブラッシング方法や頻度は各個人の習慣によって決まり，個人差が大きく，変更は容易ではない．過剰な圧や回数，時間でブラッシングを行う人には性格的な特徴（compulsive brusher：強迫神経症的にブラッシングを行う人）がある可能性も指摘されており[27]，すべての患者が適正なブラッシング習慣を獲得し継続できると考えるのは楽観的過ぎるであろう．

本章5で考察したように，摩耗によるNCCLが発生するためには，図3に示す3つの条件が重なることが必要と考えられる．このなかでは，研磨剤を含まないタイプの歯磨剤への変更がもっともアプローチしやすく確実である．しかし，各個人のリスクの違いを無視して，画一的な対応にならないようにも注意が必要である．酸蝕の徴候がない人たちに酸性食品の摂取制限を求める必要がないように，NCCLがないもしくはリスクが低い（歯肉退縮がなく象牙質が露出していない）人たちには，歯磨剤の選択に制限をかける必要はないと考えている．

Abrahamsenは「toothpaste abrasion／toothbrush recession（歯磨剤による摩耗／歯ブラシによる歯肉退縮）」と，摩耗と歯肉退縮の原因は異なると主張している[28]．そのため，歯磨剤へのアプローチだけでは，NCCLのリスクである歯肉退縮が止められない可能性がある．他人の習慣を変えることは困難だが，ブラッシング方法へのアプローチを諦めてはいけない．硬軟組織のフェノタイプが薄いもしくは歯肉下で骨が裂開しているようなケースでは，とくに注意が必要である（本章6．NCCLと歯肉退縮を参照）．

歯肉退縮は起きているがNCCLは発生していない症例を供覧する（図4）．メインテナンス中の患者（35歳女性）で，定期来院時に『最近しみるようになってきた』と訴えがあった．知覚過敏症状がある部位を精査したところ，4̄と6̄頰側の露出した歯根象牙質部分がピンポイントでしみることが判明した（図4 b, c）．研磨剤を含まない歯磨剤の使用を推奨していたが，最近市販の歯磨剤に戻したとのことであった．研磨剤を含まない歯磨剤に戻してもらったところ，知覚過敏症状は軽減した．摩耗によって露出した象牙質面の象牙細管が開口したことで知覚過

歯肉退縮は起きているがNCCLは発生していない症例

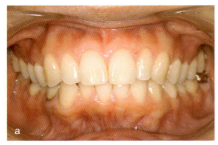
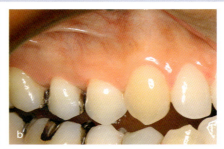
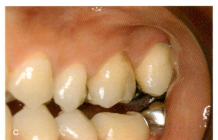

図4 a〜c　メインテナンス時に「最近しみるようになった」との訴えがあった35歳女性患者（a）．精査の結果，4̲と6̲頬側の露出した歯根象牙質部分がピンポイントでしみることが判明した（b, c）

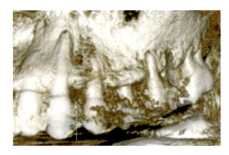

図4 d　上顎左側のボリュームレンダリング像から，3̲4̲6̲7̲唇頬側で歯根が骨のハウジングから逸脱していることがわかる．一方，5̲頬側骨頂部には厚い骨が観察される．

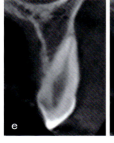
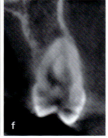
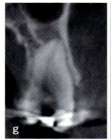
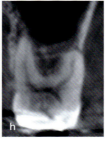

図4 e〜h　3̲4̲5̲6̲のクロスセクショナル像を示す．3̲4̲6̲は唇頬側中央で根尖まで骨のハウジングから逸脱しているが，5̲だけは厚い骨で覆われている．口腔内所見から，骨にこのような差異があることは予測困難である．歯肉退縮のリスク評価は，1歯ずつ慎重に行う必要がある．

敏が発症し，象牙細管の閉塞を妨げる要因がなくなったため知覚過敏が改善したと考えられる．保存不可であった6̲を抜去して智歯を移植した際にCBCTを撮影していたため，上顎左側のCBCT像を示す（図4 d〜h）．3̲4̲6̲7̲の歯根が頬側で骨のハウジングから逸脱しており，歯肉退縮と象牙質知覚過敏が6̲だけで止まっていることが幸運に思える．もし外傷的なブラッシングが作用し続ければ，これらの歯の頬側中央部歯肉は大きく退縮する可能性がある．現時点では歯肉退縮は軽度だが，高いリスクを抱えている患者であることがCTから明らかになった．しかし，5̲だけは隣在歯と異なり頬側骨頂部の骨が厚いことから，歯肉退縮のリスクは歯単位で考える必要があることが示唆される．この症例のような隠れたハイリスク部位・患者を特定し，歯肉退縮とNCCLの発生を回避できれば患者利益は大きい．

この症例の初診からの経過を示す（図4 i〜q）．

短期経過ではあるが，歯肉退縮の進行ならびにNCCLの発生は抑制できている．ただし，ブラッシング習慣が後戻りする傾向が見られるため，油断は禁物である．CBCTを日常的に診断に使用する歯科医院は増えているため，治療対象の関心領域だけではなく全顎的に骨のフェノタイプを読影すると，隠れたリスク部位を発見できるだろう．実際のブラッシング習慣への対応は歯科衛生士が担うことが多いため，歯肉退縮とNCCLの予防には歯科医院の総合力が問われる．

NCCLがある人に対する，またはNCCLのリスクを高めないためのブラッシング指導については井上和氏の「不適切なブラッシングの実例とそれらへの対処」を参照してほしい．

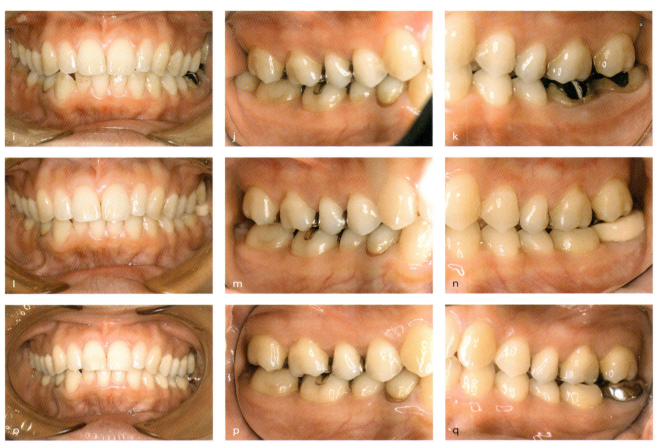

図4 i〜q 初診から7年8か月の経過では，歯肉退縮の進行ならびにNCCLの発生は抑制できている．2016年9月（i〜k），2018年2月（l〜n），2024年5月（o〜q）．

不適切なブラッシングの実例とそれらへの対処（歯科衛生士 井上 和）

1）NCCL患者へのブラッシング指導

患者に，『いつもどんなふうに磨いていますか？』と質問し，実際にやってみせてもらうと，いつもは絶対にやっていないであろうローリング法で，『まあ，いつもはこんなふうにやっていますが……』と，たどたどしくブラシを動かされた経験をみなさんもおもちだろう．

いつもやっている磨きかたは良くないと知りつつも続けている患者は多い．そして，歯科医院で『磨いてみてください』と言われると，いつものやり方は間違っているから怒られるに違いない，とたいていの患者は考える．筆者は，いつものやりかたを患者から引き出すのは難しいと考えているので，NCCLの患者に対しては，いつものやりかたを究明するより，『あなたの歯は減っている』と伝え，患者が『ブラッシング方法を変えなければ』と切望するのを待ってから，磨き方を伝えている．

舌側に比べると，たいてい頬側を磨く時間のほうが長く，また，ブラシも動かしやすいために歯質が減りやすい．

患者は，ブラッシングをほとんど無意識に行っているので，同じ部位ばかりを磨いていることも多い．こういったことを避

けるため，NCCLの部位は歯みがきの最初に意識的に磨くように指導をする．

ブラッシングによる摩耗のほとんどは，研磨剤入りの歯磨剤を使用しガシガシと磨く大きなストロークによるものと考えている．これを防ぐために，歯ブラシを小さく動かす目安として，歯が擦れるときのシャカシャカという小さな音を聞きながら磨くようにと伝えている．音を聞きながら磨くと，自然に歯ブラシに意識がいくので，適切な動かし方ができ，意識的に磨けるのである．

2）大きなストロークによってできたNCCL（図5）

2012年2月に$\overline{7}$を根尖性歯周炎のため抜歯し，4月にインプラントを埋入した患者である．その後2015年には，頬側にNCCLが確認できる．せっかく埋入したインプラントを失いたくないとの思いから，オーバーブラッシング気味の大きなストロークで歯磨剤をたっぷりつけて歯を磨き始めたことが原因だと考えられる（図5 a〜f）．

患者に口腔内写真を提示し，歯質が減っていることを伝えた

うえで，歯みがきのストロークを小さくすることと，NCCLの部位から意識して磨き始めること，研磨剤を含まないジェルタイプの歯磨剤に変更するよう指導した．この後は，2018年時点で進行はしていない．磨き方を変えれば磨き方が原因のNCCLは進行しないのである．このことから，歯科医療従事者が早期に患者の歯質の変化に気づき，指導をすることがとても重要であることがわかる（この患者のNCCLは，その後充填された）．

極細毛の歯ブラシも，NCCLが発生しやすい．歯への当たりが柔らかいために患者が物足りなさを感じてガシガシと磨くことが原因である．この場合は，まず歯ブラシを変えてもらう．ドラッグストアにずらっと並んだ歯ブラシのなかから，適切な歯ブラシを患者自身で選択するのは難しい．患者が，自身の口腔内にあっていない歯ブラシを選んだことで歯質の喪失が進行するのは悲劇なので，筆者は，『あなたの歯は減っているので，しばらくはお出しする歯ブラシを使ってください』と歯科医院の歯ブラシを処方するようにしている．そして，ブラシの圧や当て方，動かし方を，処方した歯ブラシで実際に患者自身に動かしてもらい，正しい歯みがきを体験してもらうようにしている．

歯磨剤を使うとNCCLが進むので，NCCLがある部位は，歯磨剤を付けずに最初に磨いてもらい，その後歯磨剤を付けてそのほかの部位を磨いてもらう．もしくは研磨剤を含まないジェルタイプに変更してもらう．磨きかたは一方通行で，最後臼歯の遠心から磨き始め，行ったりきたりせず，1本ずつ磨いてもらう（図6）．右から始めたら左の最後臼歯遠心まで1分間，しっかり時間を測って磨くように指導する．口蓋側・舌側も同じように一方通行で，上下を磨くと合計4分間になる．時間を測ることで，均一に磨くことができ，一部のみ磨く時間が長くなることを避けられる．また，ながら磨きをすると同じ部位を長時間磨いてしまうので，お風呂に入りながらやテレビを見ながら磨かないように指導をする．

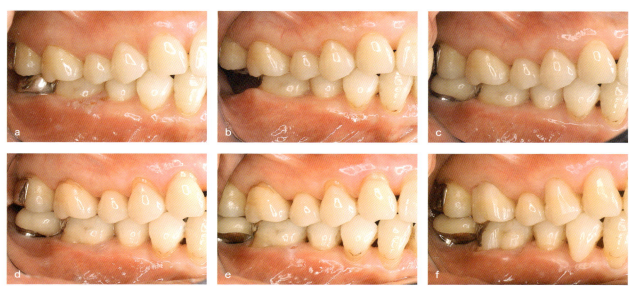

図5 a〜f　オーバーブラッシング気味の大きなストロークで歯を磨き始めた患者の経過．2010年6月（a），2012年3月（b），2013年1月（c），2015年9月（d），2018年2月（e），2021年1月（f）．

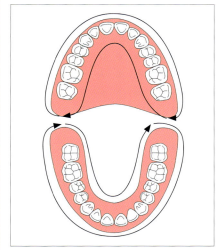

図6　一番奥の歯の奥側から1本ずつ磨き，行ったり来たりしない．奥から奥まで1分間で，最初は時間を計って磨く．ながら磨きはしない．

④経過観察

　NCCLならびにtooth wearはかならずしも進行性のものばかりではないため，評価なしに侵襲的・不可逆的な処置を第一選択とすべきではない．原因を特定して対応すればNCCLの進行を抑制できるため（第2章の症例1，2，4），原因因子へのアプローチを優先させるべきである．また，歯科医師や歯科衛生士の介入がなくとも生活環境の変化によって停止している場合があるため（本章2の図30a～f），初診時の歯質喪失量の大きさだけで判断せずに，進行性か否かを見極めてから侵襲的・不可逆的な処置の必要性を検討する．

　客観的な資料なしに「減ったか，減っていないか」を判断すると，誤った評価を下してしまう可能性が高い．まず採るべき資料は口腔内写真である．経時的に比較を行うためには，規格性のある撮影が不可欠である．しかし，NCCLは通常の規格撮影ではその形態と大きさがよくわからない場合があるため，最初に経過観察対象となるNCCLがもっともよくわかる撮影方向と構図を決めて，次回以降もそれを守って撮影することが必要になる場合もある．あるいは，NCCLの正面と近心の2方向から撮影すると，三次元像を把握しやすい．今後は口腔内スキャナーを用いた三次元的な記録が有効になると考えられる．

　経過観察において歯科衛生士が果たす役割は大きいため，井上和氏の「経過観察の方法と歯科医師の介入を求めるタイミング」を参照してほしい．

　NCCLあるいはtooth wearに関連する症状が強い場合には，いたずらに経過観察を引き延ばさずに速かに対応する．象牙質知覚過敏がその代表的なものである．

経過観察の方法と歯科医師の介入を求めるタイミング（歯科衛生士 井上　和）

1）規格性のある長期経過観察の実例（図7）

　まずは2015年7月の口腔内写真を見てほしい（図7e）．どんな異変に気づくだろう．とくに大きな問題のない，よくある口腔内に見えるだろう．気になるといえば下顎前歯部の歯石くらいかもしれない．私は1年に1度，成人なら13枚の規格写真を撮影している．1年前との比較だと小さな変化に気づかないことがあるので2年前の写真と比較し，変化があるようなら1年前，またそれ以前の写真との比較も行う．この患者も2013年6月の口腔内写真と比較し，下顎前歯の空隙が大きくなっていることに気づいた．それ以前の口腔内写真と比較をすると変化は明確である．『歯間ブラシを使っていますか？』と聞くと，『歯石がつくのが嫌で使っている』とのこと．以前の写真との比較を患者に提示し，歯質が減っていることを伝えた．このように，小さな変化は記憶だけでは気づけない．何かになってから撮影しても遅い．NCCLの発見では，とくに定期的な規格性のある写真撮影が必要である．

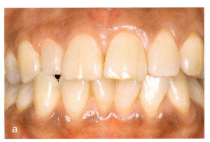 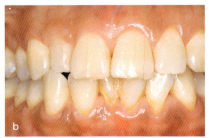 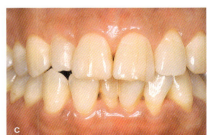

図7a～c　規格性のある経過観察の実例．元臨床検査技師の女性患者．2010年2月（a），2012年4月（b），2013年6月（c）．

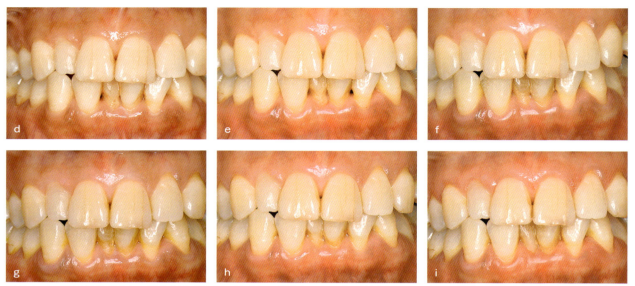

図7 d〜i　2014年7月(d)，2015年7月(e)，2016年7月(f)，2017年7月(g)，2018年7月(h)，2019年7月(i)．

2) 経過観察から治療介入(歯科医師の介入を求める)へ移るタイミング

　習慣を変えることは難しい．癖であったり嗜好であったり無意識であったり，ついついやってしまったり，好きで好きでたまらないので悪いと思いながらも続けてしまったり，こういった場合では，NCCLが進むようなら充填などの治療介入も必要である．しみるなどの症状がでているなら，充填してもらって封鎖してしまう．喪失の原因となる習慣がやめられなくても，充填をしてしまえば喪失の進行を遅くできる可能性が高まる．規格写真で変化を観察し，喪失が進行する場合は担当医に治療介入を提案する．

3) 治療編

①象牙質知覚過敏の治療

　NCCL部に知覚過敏症状が起きる頻度は高いため，NCCLの対応に関して象牙質知覚過敏の治療が果たす役割は大きい．本章9で解説したように，象牙質知覚過敏の定義は「温度・乾燥・擦過・浸透圧・化学的な刺激に対して，露出した象牙質で起きる短く鋭い痛みで，他の歯質の欠損や病態に起因しないもの」[29]であり，類似した痛みが生じる疾患・状態は多く存在する(図8)[29〜31]ため，鑑別診断が重要になる．

　象牙質知覚過敏への対応は，病因の排除／知覚の鈍麻／象牙細管の封鎖となり，さまざまな薬剤とアプローチがある．象牙質知覚過敏の治療法選択の原則は，「侵襲が小さく可逆的なおかつ安価な方法を第一選択にして，奏功しなかった場合はより侵襲が大きく不可逆的でより高価な方法を考慮する」[32]である．また，①患者自身が自宅で行うもの(歯科医療従事者に処方されたもの，または市販のもの)と，②歯科医院で受けるものの2つに大別される．一般的に後者のほうが，専門的な材料とテクニックを用いてより高度な術式となる[32]．侵襲，可逆性，コストに基づいた，段階的アプローチのフローチャートを図9aに示す[33]．症状の強さによっては，順番を飛ばす必要がでる場合がある．また，象牙質が露出した原因(組織の欠損)に基づくフローチャートも存在する(図9b)[32]．ただし，組織欠損の程度が考慮されていないため，厳密に適用すると歯肉退縮がある場合にはすべて根面被覆が，NCCLがある場合にはすべて修復と根面被覆が必要とされて，オーバートリートメントとなるため，図9aも併用して多角的

10. 臨床的対応

■ 象牙質知覚過敏の治療

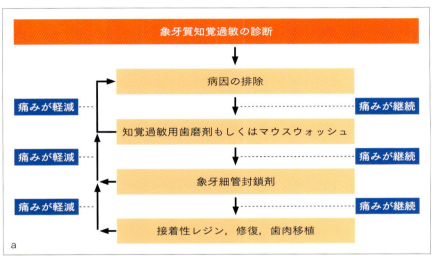

図8 象牙質知覚過敏と鑑別すべき疾患（参考文献29～31より引用改変）.

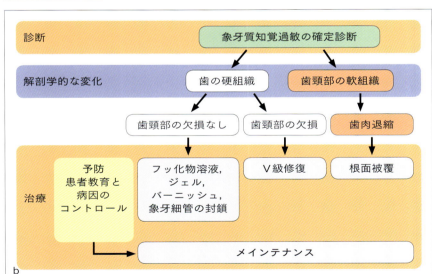

図9 a, b　痛みに基づく象牙質知覚過敏への対応フローチャート（a）と解剖学的状態に基づく象牙質知覚過敏への対応フローチャート（b）（aは参考文献33より，bは32より引用改変）.

に意思決定を行う必要がある．いずれにしろ，原因へのアプローチは，すべての患者において必要である．

治療の第一選択となることが多い知覚過敏用歯磨剤（ホームケア）と知覚過敏治療剤（歯科医院でのケア）の作用機序は，知覚の鈍麻ならびにタンパク質の凝

> 第1章　おさえておきたいNCCLに関する基本情報

効果	
知覚鈍麻	硝酸カリウム
タンパク質凝固	グルタール，硝酸銀，塩化ストロンチウム六水和物，塩化亜鉛
結晶析出	シュウ酸カリウム，フッ化ナトリウム，フッ化第一スズ，ナノハイドロキシアパタイト，炭酸カルシウム，リンケイ酸ナトリウムカルシウム，アルギニン，他

図10　代表的な知覚過敏用歯磨剤／治療剤の有効成分（参考文献34より抜粋）．

固もしくは結晶の析出による象牙細管の封鎖である．各効果をもたらす代表的な成分を図10に示す[34]．歯科医院で行う治療法にはさらに，露出象牙質表面を物理的に被覆する方法（ボンディング材，修復，軟組織）とレーザー照射がある．象牙質知覚過敏治療に関する臨床研究は多数存在し，システマティックレビュー・メタアナリシスが行われている[35,36]．ほとんどの知覚過敏用歯磨剤は，プラセボもしくはフッ化物と比較してより良好な結果が得られることが示されている[35]．

中等度以上の確実性をもって優れていたのは，リンケイ酸ナトリウムカルシウム（エアと擦過と冷刺激に対して），フッ化第一スズ単独ならびにシュウ酸を組み合わせたフッ化第一スズ（エアと擦過に対して），ハイドロキシアパタイト（エアと擦過に対して），アルギニン（エアに対して），ストロンチウムとカリウム（擦過に対して）であった[35]．別なメタアナリシスでは，歯科医院で行う処置では化学的な象牙細管の封鎖（フッ化物，シュウ酸塩，カルシウム化合物），物理的な封鎖（重炭酸ナトリウム，ハイドロキシアパタイト，ボンディング材，修復等），知覚鈍麻（硝酸カリウム）が統計学的に有意にプラセボよりも優れていた[36]．ホームケア用では，化学的封鎖と知覚鈍麻のみがプラセボに対して統計学的有意差があった[36]．

歯磨剤の知覚過敏抑制効果は実証されているが，研磨剤を含む歯磨剤は象牙質表面を摩耗して象牙細管を開く可能性があり，諸刃の剣的な側面がある．本項図4のような，歯磨剤の変更を契機に知覚過敏症状が発症した症例を少なからず経験している．歯磨剤の変更で知覚過敏症状が改善した症例を示す．

う蝕治療を希望して2017年7月に受診された40歳女性（図11a～e）で，初診から2年が経過したメインテナンス時に6 5と5に冷熱刺激に対する知覚過敏症状を訴えた．6 5と5頬側で歯肉が退縮し，露出した象牙質に初期のNCCLが見られる（図11f, g）．この部分にエアーを当てると，知覚過敏症状が再現された．ブラッシング圧が強く，大きな水平的ストロークになりがちであったため，使用していた市販の研磨剤配合歯磨剤の使用を止めてもらい，研磨剤無配合の歯磨剤に変えてもらった．

1か月後には自覚症状は消失したが，エアーブローに対してはしみる症状を示した．約2か月後には，エアーブローにも反応しなくなった．歯磨剤を変更して約3か月後にはステインの沈着が目立つようになり（図11h, i），患者は研磨剤無配合歯磨剤を継続して使用していることがうかがえる．知覚過敏症状の再発はなく，摩耗による象牙質表面における象牙細管の開口が抑制されていると考えられる．ステイン沈着に対応するため，研磨剤配合歯磨剤を週に一度，前歯歯冠部に限定して使用するように変更した．その後はメインテナンス間隔でのステイン沈着は抑制できており，知覚過敏症状も再発していない（図11j, k）．

知覚過敏症状が出た時期と約5年後のデンタルエックス線写真を比較すると歯髄腔の狭窄がうかがわれ，この間に第二・第三象牙質が形成されたことも知覚過敏症状の再発抑制に寄与したと推測される（図11l, m）．この患者さんでは週1が有効であったが，生活習慣（摂取する飲食物，喫煙習慣等）によって研磨剤配合歯磨剤の最適な使用頻度をテーラーメイドする必要があると考えられる．

酸蝕によっても同様に象牙細管の開口による象牙

■ 歯磨剤の変更で知覚過敏症状が改善した症例

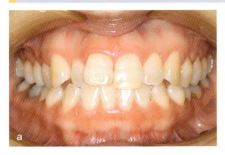
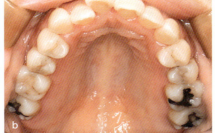
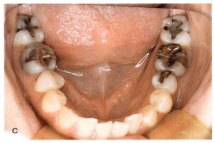

図11a〜e 初診時（2017年7月）の正面観（a），上顎咬合面観（b），下顎咬合面観（c），右側側方面観（d），左側側方面観（e）．

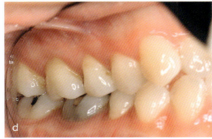
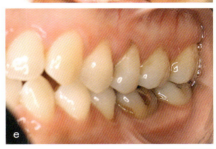

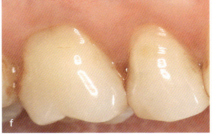
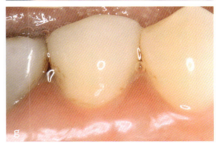

図11f, g メインテナンス中（初診から2年後に，6 5|と|4頰側歯頸部で露出した象牙質面に知覚過敏症状が発現した）．

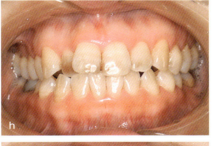
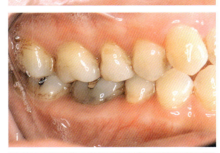

図11h, i 研磨剤無配合の歯磨剤に変更して3か月後の状態．知覚過敏症状は消退したが，ステインが沈着した．

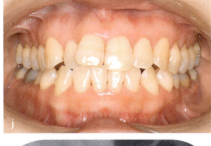
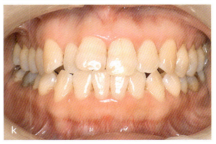

図11j, k 研磨剤無配合歯磨剤を週に1回前歯歯冠部にのみ使用するようになってからの経過（j：2021年3月，k：2022年3月）．象牙質知覚過敏の再発ならびにステイン沈着は抑制されている．

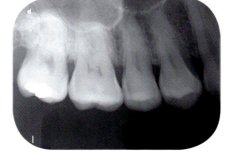
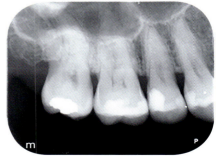

図11l, m 象牙質知覚過敏が出た時期（l）とその約5年後（m）のデンタルエックス線写真．歯髄腔が狭窄したことが伺える．

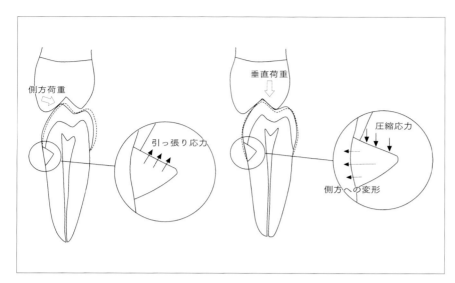

図12 下顎頬側咬頭外斜面に側方荷重が加わる場合，接着界面には引っ張り応力が発生する．中心窩に垂直荷重が加わる場合，修復を押し出すような力が発生する（参考文献45，46より引用改変）．歯頸部に位置した修復が脱離しやすい理由と考えられている．

質知覚過敏が起きる可能性があり，その場合は酸蝕に関する要因へアプローチする必要がある．「知覚過敏にはこれ」と決めつけずに，個々の状況でまず原因を探索することが重要である．

実験的研究ではあるが，歯磨剤を併用してブラッシングした場合に，ブラッシング圧が100gだとスメア層が形成されて象牙細管が封鎖されたが，400gだとスメア層が除去されて象牙細管が開口したとの報告がある[37]．知覚過敏用歯磨剤の有効性は実証されているが，ブラッシング圧が強い患者では効果が持続しないかもしれない．

外傷的な咬合力が象牙質知覚過敏の原因であると主張する人達がいる[11,38,39]．また，咬合性外傷によって起きる症状の1つとして，温度への過敏が挙げられている[40]．残念ながら，力によって知覚過敏症状が起きるメカニズムが説明されていなかったり[11,38,39]，「歯髄虚血／充血」によると推測しているが根拠となる文献が示されていなかったりして[39]，科学的妥当性は不明である．しかし，動物実験やヒトを対象とした基礎研究から，外傷性の咬合によって歯髄内に炎症反応を起こす神経ペプチドが増加することが示されており[41〜43]，歯髄の炎症によって感覚閾値が下がり知覚過敏症状がでる可能性がある．もしそうだとすると，咬合力によって惹起された「しみる」症状は，象牙質知覚過敏に関する除外診断の対象となっている歯髄炎の結果となる．

その場合，前述の知覚過敏処置では根本的な解決にはならず，咬合性外傷として対応する必要がある．Colemanらは咬合調整によって知覚過敏症状が軽減したと報告した[44]．しかし，酸蝕や摩耗の影響が強いと考えられた症例は除外し，咬合調整の適応となった患者のなかで知覚過敏症状を訴えた者を被験者としたため，典型的な象牙質知覚過敏というよりは咬合性外傷の患者を対象とした検証となっている．また，これ以外で象牙質知覚過敏に対する咬合調整の効果を検証した研究はないため，現時点では咬合調整は科学的根拠に基づいた象牙質知覚過敏の治療法とは言えない．

②修復治療

NCCLの修復に関する推奨事項は時代とともに変わってきた．アブフラクション仮説の登場と前後して，Heymannらは咬合荷重によって歯が変形して歯頸部修復が脱離する（図12）ことを提唱した[45,46]．実際，弾性の高い（変形しやすい）microfilledコンポジットレジンを使った場合，より弾性の低い（変形しにくい）macrofilledコンポジットレジンと比較して脱離が統計学的に有意に少なかったことを報告した[46]．Van Meerbeekらも同様の見解を示した[47,48]．

アブフラクション仮説の普及を受けて修復材料の力学的挙動が注目されるようになり，5級窩洞の修復に用いる材料として歯の変形に追随できる弾性の低いものが推奨されるようになった[49,50]．具体的に

1. コンポジットレジンの選択
2. 窩洞形成（行わない場合もある）
3. コンポジットレジンの適応
4. 光重合と修復の撤去
5. 口腔外での形態修正と研磨
6. 修復の接着面処理
7. NCCLの表面処理
8. セメンテーション
9. 仕上げの形態修正と研磨

図13a　Fahlによる直接-間接法の治療工程.

	直接法	間接法
アクセスが困難な部位へ対応	困難	容易
防湿	ラバーダム／簡易防湿	簡易防湿
コンポジットレジンの取り扱い	すべて口腔内	口腔内／口腔外
重合収縮応力	高い	低い
歯肉側マージンの仕上げ	全て口腔内 バー／ディスク／シリコンポイントを使用	全て口腔外 ディスクで完了
マージンの適合	達成が困難	良好
歯周組織の健康	歯肉側マージンの適合次第	良好
患者の快適さ	低い	高い

図13b　Fahlによる直接-間接法の利点と欠点.

はグラスアイオノマーセメント，レジンモディファイドグラスアイオノマーセメント，microfilled/フロアブルコンポジットレジンが推奨されていた．実際1998年1月から2004年5月まで発表されたNCCL修復に関する研究をまとめたルーベン大学BIOMATグループによるシステマティックレビューでは，グラスアイオノマーセメントがもっとも脱離が少ない（2-ステップエッチアンドリンス／1-ステップセルフエッチと有意差あり，3-ステップエッチアンドリンスとほぼ有意差あり）と結論付けられた[51]．アブフラクションへの注目から，当時は咬合荷重による脱離力に抵抗するために機械的維持形態の付与を推奨する著者もいた[50]．

象牙質接着はその後も着実に進化を続けた．ルーベン大学BIOMATグループが2014年に発表した同内容のシステマティックレビューでは，マイルドな2-ステップセルフエッチボンディングシステムがグラスアイオノマーセメントと同等の脱離率となり，3-ステップエッチアンドリンスとマイルドな1-ステップセルフエッチも統計学的に有意差がなくなった[52]．脱離に関するアドバンテージがなくなると，グラスアイオノマーセメントの短所（審美性が低いことや耐摩耗・耐酸性が低いこと）が目立ってくる．

2020年に発表された同グループによるNCCLの治療に関する総説論文では，コンポジットレジンを第一選択としている[53]．そして，近年の研究を引用してコンポジットレジンの種類が臨床成績に与える影響は明らかではないと結論付けた[53]．以前のように，弾性の高いコンポジットレジンを推奨することはなくなった．小さい欠損以外は積層充填を推奨しており[53]，選択する積層の方法と術者の使いやすさによってコンポジットレジンを選んでよいだろう．1990年代と異なり機械的な維持形態の付与は必要とされず，窩洞形成はエナメル質のベベル付与ならびに硬化象牙質と汚染層の除去を目的とした象牙質表層の削合に止めることが推奨されている[53]．

しかし，機械的維持形態の効果を支持する直接的エビデンスがないことを認めながら，専門家の意見として機械的維持形態（歯肉側・咬合面側壁に深さ1mmの凹みをそれぞれ2つ）の付与を推奨する人たちもいる[54]．もし適切な接着処理を行っているにもかかわらず脱離が短期間で起きるような場合は，咬合調整に加えて機械的維持形態の付与を考慮してもよいかもしれない．

近年NCCLの新しい修復法が提唱されている．それは，Fahlによる直接-間接法で，その治療行程と利点とをそれぞれ図13aとbに示す[55]．有望な治療オプションと考えられるが，臨床的な検証は症例報告レベルで止まっており，臨床研究による評価が待たれる[53]．

ここまで，NCCL修復の概要を示したが，より具体的なロジックとテクニックについてマスタークリニシャンの青島徹児先生に症例を交えて解説して頂く．NCCLに対する修復の維持はほぼ接着が担っているため，確実な接着を得るための工夫にとくに注目されたい．

NCCLに対する修復および補綴的アプローチ（青島徹児）

1）はじめに

NCCLの原因は，ブラッシングによる摩耗，酸蝕など多岐にわたる．そのなかで修復や補綴治療を行うか否かは，歯牙硬組織の実質欠損の状態，知覚過敏などの症状の有無や歯肉退縮をともなう審美的状態によって決定している．

本稿では，NCCLに対して修復および補綴的アプローチを行ったケースや長期経過など多数供覧し，処置にあたっての環境づくりや治療ステップ，使用機材などを紹介させていただき，皆様の臨床にヒントになればと考える．

2）NCCLに対するアプローチを行うか否かの判断基準

筆者は，歯牙硬組織に実質欠損があれば，基本的にコンポジットレジン充填（以下，CR充填）などを行っている．とくにくさび状のNCCLの場合は知覚過敏をともなうことも多く（図14a, b），大きさや深さにかかわらずCR充填を行うことが多い．鋭角でくさび状のNCCL（図15）は，セメントエナメル境（以下，CEJ）付近に限局し，幅の2 mm前後と狭く，大きな歯肉退縮をともなわないことが多いため，歯周形成外科である根面被覆術で対応することは少ない．逆に，大きな歯肉退縮をともなうNCCLは，なだらかな欠損になっていることが多く，Millerの分類を考慮し根面被覆での対応，もしくはCR充填との併用も治療の選択肢に加わる．

3）治療手順

当院におけるくさび状のNCCLに対する現在の治療ステップは以下の通りである．

1. ラバーダム防湿もしくは圧排糸による歯肉圧排
2. プラークの染め出し
3. エアフロー（EMS Japan）にて接着阻害因子の除去
4. 被接着面へのアルミナサンドブラスト処理*（エアアブレージョン），現在はシルクパウダーを使用．
5. エナメル質のみにリン酸エッチングを行った後，水洗，乾燥
6. プライマーを塗布し，エアブローの後にボンディング材を塗布してから，光照射（光重合）
7. CR充填後，光照射（光重合）
8. 形態修正の後，研磨

*アルミナサンドブラストの象牙質への処理は，1液性のボンディングや2液性で象牙質へセルフエッチングプライヤーのみの処理だと若干接着阻害になるという研究結果が出ているため，現在は接着阻害にならないシルクパウダーでの処理に変えている．ただ，象牙質へのアルミナサンドブラスト後，トータルエッチングすることでアルミナの接着阻害はなくなるので，象牙質へのアルミナサンドブラスト処理後はトータルエッチングができる接着システムを推奨する．

①症例1

NCCLを修復する場合，修復と同時にその原因の説明と，その部位のブラッシング方法の変更を徹底し継続しなければ，NCCLの再発を繰り返す可能性がある．約10年ぶりに来院された70代の女性．下顎前歯歯頸部に極度なくさび状のNCCLが観察された（図16a, b）．12年前の初診時の写真を見返してみると，1|1に多少はくさび状の欠損が観察できるが（図16c, d），再来院時と比較するとその進行は劇的である．

対合歯である上顎の残存歯とインプラントは，マグネットを応用したオーバーデンチャー（図16e, f）で10年前に筆者が治療したので，このくさび状のNCCLは，咬合によるものではない可能性が高い．治療の流れを示す（図16g〜r）．

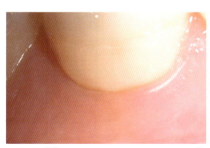

図14a ⑥にセラミックスアンレーを装着したが，4か月後に知覚過敏を訴えた患者の口腔内写真．

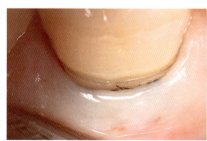

図14b 歯肉を圧排して精査したところ，歯頸部歯肉縁下付近に小さなくさび状のNCCLが観察された．

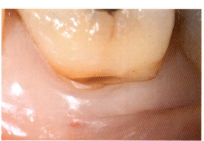

図15 知覚過敏を訴えた患者の口腔内写真．かなり深く鋭角なくさび状のNCCLが観察される．

症例 1

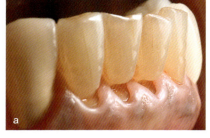
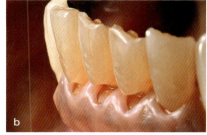

図16a, b　下顎前歯の歯頸部に，極度なくさび状のNCCLが観察される．

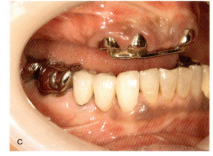
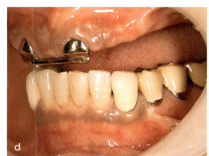

図16c, d　12年前（2006年）の初診時の口腔内写真を見ても極度なくさび状のNCCLは観察されない．

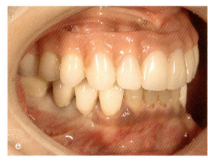
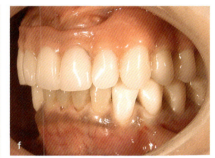

図16e, f　上顎のフルデンチャー（オーバーデンチャー）完成時の口腔内写真．

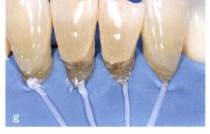
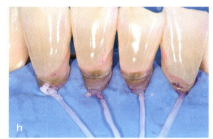

図16g　ラバーダムを装着し，NCCLが完全に露出するようフロスで結紮する．
図16h　プラークを染め出し，エリスリトールのパウダーを使用したエアフローで接着阻害因子を除去する．

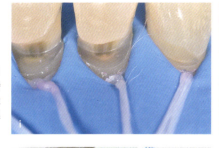
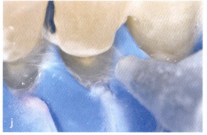

図16i, j　NCCLの面は滑沢で石灰化に富んでいるので，接着力の向上を期待してアルミナサンドブラストにて粗造化させる（現在はシルクパウダーにて処理している）．

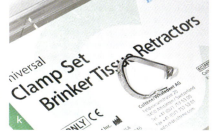
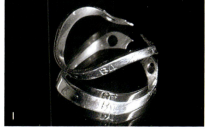

図16k, l　デンタルフロスによる結紮だけでは露出を維持できない時は，歯肉圧排用のブリンカークランプのB4を使用する．本品は，いろいろな歯根形態に適合しやすい．

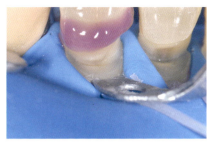

図16m　37.5％リン酸にてエナメル質のみプロットエッチングする．

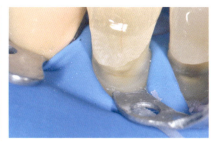

図16n　37％リン酸エッチング後，水洗，乾燥．

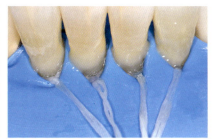

図16o　4前歯の歯頸部すべてにフロアブルレジンを充填．

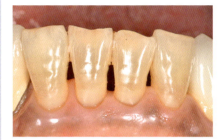

図16p　研磨終了後の口腔内写真．

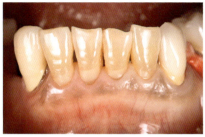

図16q　術後1年．ブラッシング変更の継続によりNCCLの再発はない．

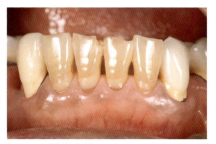

図16r　術後3年．メインテナンス期間があいてブラッシング癖が戻り，NCCLが再発した．

②症例2

　全顎的な治療を希望して来院した50代の女性．6⏌の頬側歯頸部に，根分岐部をまたぐようなくさび状のNCCLが観察された．咬合面にはアマルガムが充填されていたが，過度な咬合力が加わっていた感はない．咬合面にダイレクトレストレーションを行った後に，頬側歯頸部のNCCLにCR充填を行った（図17）．

症例2

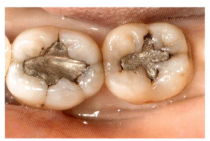

図17a　初診時の6⏌，7⏌の咬合面観．

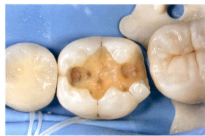

図17b　ダイレクトレストレーションの術中の口腔内写真．

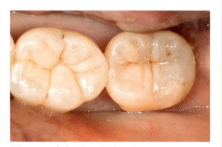

図17c　咬合面のダイレクトレストレーション終了後の口腔内写真．

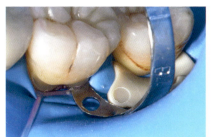

図17d　7⏌の頬側歯頸部には，くさび状のNCCLは観察されない．

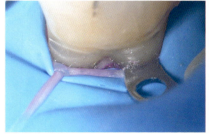

図17e　スキャロップのゼニスポイントが2つ存在するため，遠心根はブリンカークランプB4，近心根はフロスで結紮して，ゼニスポイントを求めた．

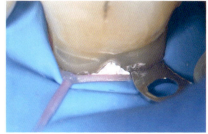

図17f　根分岐部が露出しているため滲出液があった．接着に影響するためテフロンテープで根分岐部を封鎖した．

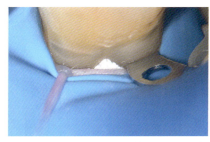

図17g アルミナサンドブラストにて粗造化.

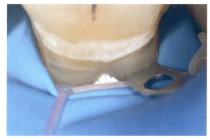

図17h 37％リン酸エッチング後, 水洗, 乾燥.

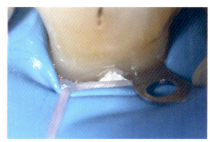

図17i 接着処理後にフロアブルレジンを充填.

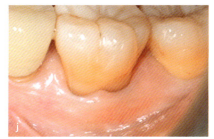
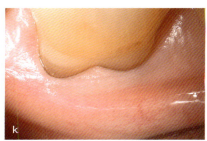

図17j 術後約1年後の口腔内写真.
図17k 術後約3年後の口腔内写真.

③症例3

　全顎的な治療を希望され来院した60代の女性. |4 5 6 の頬側歯頸部にくさび状のNCCLが観察される. |5 6 ともに失活歯のため, 補綴にて対応することとなった. |4 は生活歯のため, CR充填を行った（図18）.

症例3

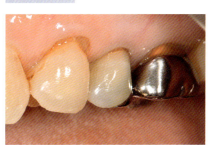

図18a 初診時の口腔写真. 3歯に連続したくさび状のNCCLが観察される. とくに|4, |6 が大きい.

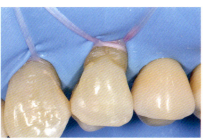

図18b 歯根の中央に, エナメルプロジェクション（エナメル突起）が存在したため, デンタルフロスを2本結紮して歯根を露出させた.

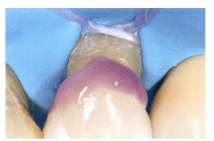

図18c 37.5％リン酸にてエナメル質のみをプロットエッチングした.

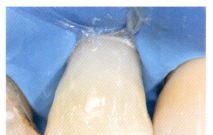

図18d 接着処理後, フロアブルレジンを充填.

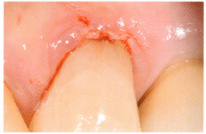

図18e ラバーダムをしていると気にならないが, 歯肉は意外にダメージを受けている.

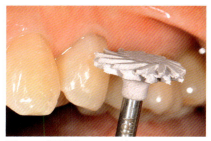

図18f 粗研磨には, ダイアテック シリコンポリッシャー コンポジット用シェイプガードのStep 1（コルテンジャパン）を使用.

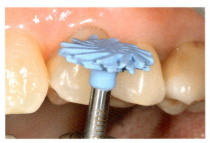

図18g 仕上げ研磨には，ダイアテックシリコンポリッシャー コンポジット用シェイプガードのStep 2を使用．同じような形状のシリコンポイントもあるが，筆者の感覚ではシェイプガードがもっとも光沢が出る．

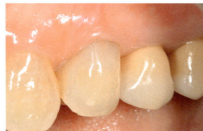

図18h 研磨終了時の口腔内写真．

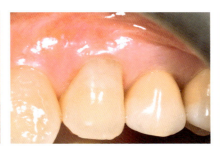

図18i 術後約4年後の口腔内写真．

④症例4

　全顎的な治療を希望され来院した30代の女性．5̄，6̄にハイブリッドセラミックスインレー，7̄にメタルインレーが装着されていた．咬合面観からは5̄には，咬合力があまり加わっていないように見える．しかし，6̄の機能咬頭には過度な咬合力が加わっていると思われるクラックが多数存在し，7̄のメタルインレーには偏心運動時にガイドしていると思われるシャイニングスポットが存在した．

　5̄，7̄にダイレクトレストレーションを行い，6̄にセラミックオーバーレイを装着した後，5̄，6̄頬側歯頸部のくさび状のNCCLにCR充填を行った．

　その後，4か月おきにメインテナンスをしていたところ，以前CR充填を行った歯頸部に新たなくさび状のNCCLが出現していることを確認した．そこで，普段のブラッシング方法を問診したところ，デンタルフロスを歯間部に入れた後，上下に動かすだけでなくタオルで背中を拭くような動きで遠心面の歯頸部に使用していたとのことで，その動きが糸ノコギリのように遠心の歯頸部に新たなくさび状NCCLを作ってしまったと考えられる．その後は，フロスは上下に動かすだけにしていただいた（図19）．

症例4

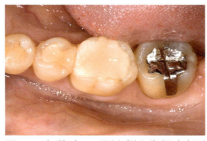

図19a 初診時の下顎左側臼歯部咬合面観．

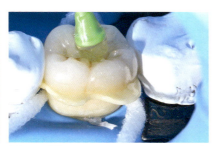

図19b 6̄にセラミックオーバーレイを装着．

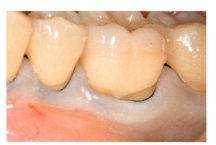

図19c 圧排糸を使用して，NCCLが完全に露出するように歯肉圧排．

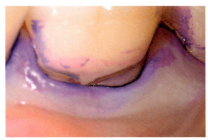

図19d プラークを染め出し，エリスリトールのパウダーを使用したエアフローで接着阻害因子を除去．

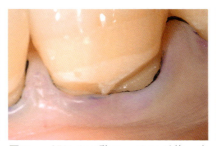

図19e 37％リン酸エッチング後，水洗，乾燥．

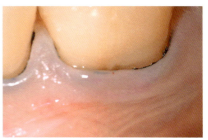

図19f 接着処理後，フロアブルレジンを充填．

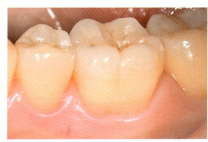

図19g 研磨終了後の口腔内写真．

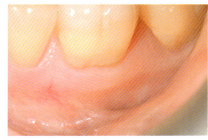

図19h 術後約2年の口腔内写真．以前に充填したCRの歯頸部に新たなくさび状のNCCLが出現．

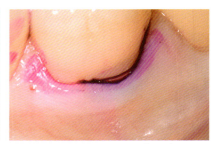

図19i プラーク染め出し液で確認すると，確実に新たなくさび状のNCCLが存在するのがわかる．

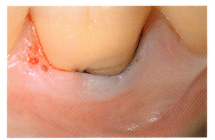

図19j 以前に充填したCRは除去せずに，歯肉圧排後アルミナサンドブラストにて歯面を粗造化．

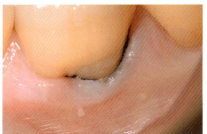

図19k CRと象牙質に接着させるため，ユニバーサルボンドにて接着処理後，CR充填．

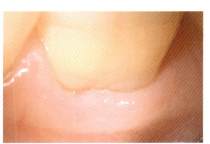

図19l 再度のCR充填から4年半後の口腔内写真．新たなNCCLは出現していない．

⑤症例5

約10年ぶりに他の歯の治療を希望され来院した40代の女性．10年前に6⏋のハイブリッドアンレーの治療を行った．10年前にシェードテイキングした時の写真を見ると，歯頸部に歯肉退縮やう蝕は存在しなかった．ハイブリッドアンレー装着時の写真と10年後の写真を見比べると，かなり咬耗，摩耗しているのが観察される．隣在歯の状態はあまり変化していないことより，ハイブリッドセラミックスの変化は，過度の咬合力によるものとは考えにくく，材質の問題ではないかと考える．

5⏋と6⏋歯頸部には，歯肉退縮とう蝕が存在するため，CR充填を行うこととした．今回はラバーダム防湿ではなく，圧排糸による歯肉圧排を行ってのCR充填とした．筆者が使用している圧排糸でどのくらい歯肉が圧排されるかを把握するため，圧排糸を何度か折り返して歯肉溝に挿入し，歯肉が1.0mm圧排されるのに圧排糸を何回繰り返し挿入する必要があるか，確認を行った（図20）．

症例5

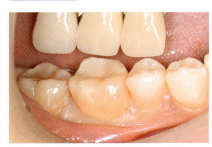

図20a 10年前の写真を見ると，歯頸部に歯肉退縮もう蝕も存在しないことがわかる．

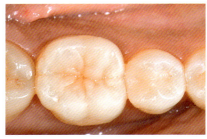

図20b 約10年前のハイブリッドセラミックスアンレー装着後の口腔内写真．

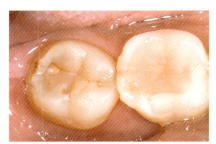

図20c 10年経過後のハイブリッドセラミックスはかなり咬耗しているが，7⏋には過度な咬耗はない．

> 第1章 おさえておきたいNCCLに関する基本情報

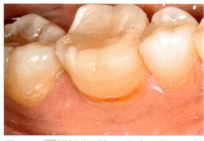
図20d 6̄頬側歯頸部に歯肉退縮とう蝕がある．

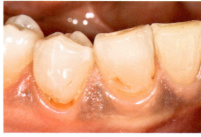
図20e 4̄頬側歯頸部にも歯肉退縮とう蝕がある．

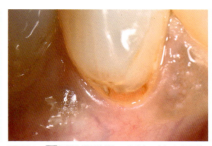
図20f 4̄頬側歯頸部のう蝕の拡大写真．

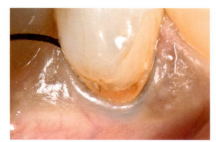
図20g 当院で歯肉圧排に使用している3-0の絹糸縫合糸を近心から遠心へと1本歯肉溝へ挿入したところ．

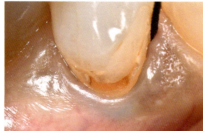
図20h 絹糸縫合糸を折り返して，遠心から近心へと2本目を歯肉溝へ挿入したところ．

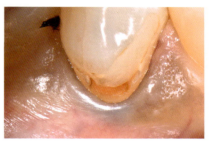
図20i 再度折り返し，近心から遠心へと3本目を歯肉溝へ挿入したところ．

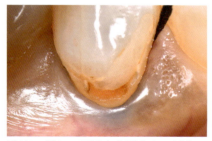
図20j 新しい圧排糸を遠心から近心へ4本目の挿入したところ．

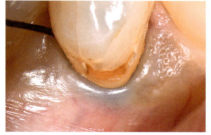
図20k 5本目を歯肉溝へ挿入したところ．

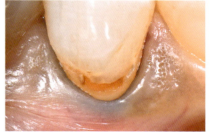
図20l 6本目を歯肉溝へ挿入したところ．

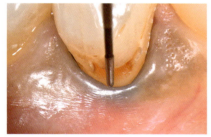
図20m プローブにて測定すると約1.0mm圧排されていた．

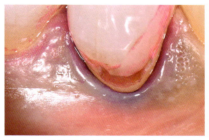
図20n 歯垢染色液で染め出すと，歯肉縁下だった部位は染まっていないことがわかる．

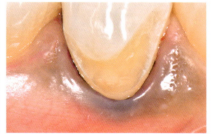
図20o エリスリトールのパウダーを使用したエアフローで，接着阻害因子を除去後，窩洞形成．

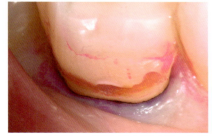
図20p 同様に，6̄も歯肉縁下だった部位は染まっていないことがわかる．

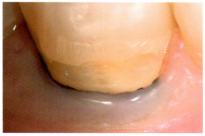
図20q エリスリトールのパウダーを使用したエアフローで接着阻害因子を除去後，窩洞形成．

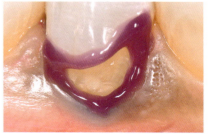
図20r 37.5%リン酸にてエナメル質のみをプロットエッチング．

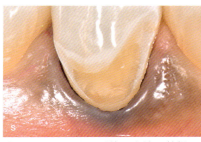
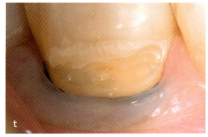
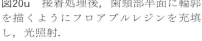

図20s, t　エッチング後，水洗，乾燥．

図20u　接着処理後，歯頸部半面に輪郭を描くようにフロアブルレジンを充填し，光照射．

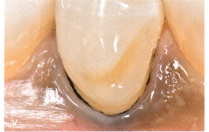
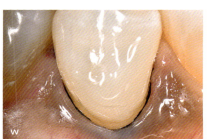

図20v　最初に充填したレジンの上に，再度輪郭を描くようにフロアブルレジンを充填し，光照射．

図20w　歯頸部から歯冠部に向けて充填と光照射を徐々に繰り返し，完了．

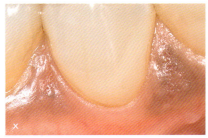

図20x, y　仕上げ研磨後1か月の口腔内写真．

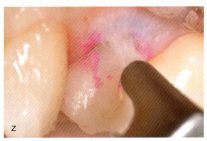
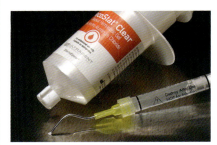
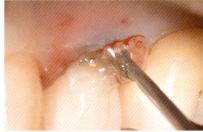
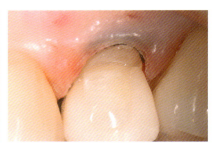

図20z, aa　臨床ではエアフローやサンドブラストなどのパウダーを多く使用する．

図20bb　歯肉にパウダーが当たると，すぐに出血する．

図20cc　止血時に気に入って使用しているのがビスコスタットクリアである．ビスコスタットクリアは，塩化アルミニウム25％のため接着阻害になる．残留しないように注意が必要．歯面研磨用のラバーカップまたはブラシで擦り洗いをする．

図20dd　専用のチップで擦り込むように塗布する．

図20ee　塗布後，水洗し，迅速な止血を確認．

・術中の止血について

歯頸部のくさび状のNCCLやう蝕などの修復治療の場合，ラバーダム防湿法を行うと術中の滲出液や出血のコントロールは容易になる．しかし，歯肉退縮が大きい場合にはフロスによる結紮や歯肉圧排用のクランプなどで無理やり歯肉圧排をするため，術後の歯肉へのダメージが大きい．こういったダメージを避けるため，歯肉退縮が大きい場合は圧排糸による歯肉圧排を選択することが多い．

しかし，歯垢染色液で染め出した後，エリスリトールのパウダーによるエアフローにて接着阻害因子を除去し，滑沢なくさび状NCCLをアルミナサンドブラストにて粗造化するなどの時，歯肉がラバーダムシートでカバーされていないので，少しでもパウダーが歯肉に当たれば歯肉からの出血を誘発してしまう．このような出血をしてしまったときに，迅速に止血できて審美的に影響の出ないものとして筆者が気に入って使用しているのが，ビスコスタットクリア（ウルトラデント）である．

⑥症例6

前歯部の審美的治療を希望して来院した60代の女性．前歯がいつ頃からこのようになったのか問診したところ，若い頃は瓶の栓も栓抜きなしで開けられていたということである．今後はそのようなことは行わないよう指導し，1|1 は補綴処置にて対応，2|2，3|3 はCR充填にて審美的処置を行った．1|1 の歯冠長に対し，2|2，3|3 と歯肉退縮が大きくなっているため歯冠長が長くなっている．結合組織移植による根面被覆を望まなかったため，CRにて人工的にCEJを作ることで，審美的回復を試みた（図21）．

症例6

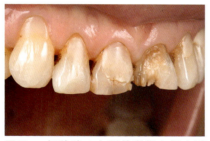

図21a　初診時の上顎前歯部右側方面観．1|1 はエナメル質が剥離するように欠損し，3 2|2 3 には歯肉退縮があり，CR充填がされている．

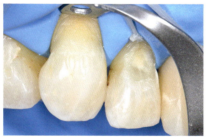

図21b　ラバーダム防湿，デンタルフロスにて結紮後，クランプにて歯肉圧排を行い，窩洞を完全に露出させたところ．

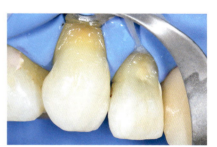

図21c　プロットエッチングをして水洗，乾燥後，接着処理を行う．

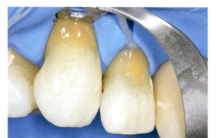

図21d　根面のように色の濃いダークデンティンのCRを先に充填．

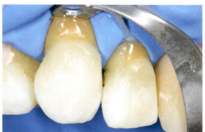

図21e　ダークデンティンの上にライトエナメルで歯冠長が適正になるよう人工的にCEJを作るように充填．

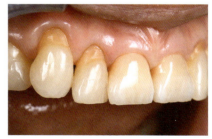

図21f　1|1 にPFZ（Porcelain Fused Zirconia）クラウンを装着．3 2|2 3 のCR充填終了後の口腔内写真．

・口腔内サンドブラストについて

口腔内で使用できるサンドブラスターは，臨床上のあらゆる面で非常に有効である．エアとパウダーのタイプよりも注水タイプのほうが，パウダーの飛散が大幅に減少され，口腔内のパウダーの水洗も容易で患者の不快感も少ない．アクアケア（モリムラ）は，口腔内でサンドブラスト処理ができる注水型マイクロアブレージョンである（図22a）．専用のパウダーが酸化アルミナ29μm，酸化アルミナ53μm，重炭酸ナトリウム，シルクバイオアクティブガラスパウダーの計4種類あり（図22b），注水液も機械内を衛生的に保つため17％アルコール溶液のアクアソルという専用液を使用する（図22c）．

着色除去などのパウダークリーニングはもとより，窩洞形成のほか，接着修復を行ううえでも活用できる．こういったパウダーがどのくらい歯面を粗造にするかを把握するため，40μmのメタルマトリックスに10秒，20秒，30秒と，1箇所に固定してサンドブラスト処理を行った（図22d～g）．

この結果をふまえ，欠損がなく形成していない歯面に対してや極度の着色には，重炭酸ナトリウムを使用し，軽度の着色や歯面に付着したプラーク，ペリクルなどのタンパク質は，グリシンやエリスリトール，トレハロースなど歯面を傷つけない水溶性のパウダーで除去する．シルクパウダーは，ホスホケイ酸から製造されたバイオアクティブパウダーで，唾液や水に触れるとヒドロキシカーボネートアパタイト（HCA）結晶になり，組織の再石灰化を促す．また露出した象牙質細管を覆い封鎖し，知覚過敏を軽減する働きもある．このような作用を期待して，知覚過敏症状があるくさび状NCC_や窩洞形成している被着面に関しては，シルクパウダーにてサンドブラスト処理を行っている．

IDS（イミディエイト デンティン シーリング）を終えたレジン面や，レジンでビルドアップされたコアの面，間接修復の被着面や支台歯などは，粗造化による機械的嵌合力向上や表面積増加による接着力向上のために，29μmもしくは53μmの酸化アルミナにてサンドブラスト処理を行っている．ただ，53μmの酸化アルミナは，20秒でメタルマトリックスに穴が空くほどなので（図22e），サンドブラストなどの歯面処理というより修復物や補綴装置内面処理に使用している（図22h～j）．

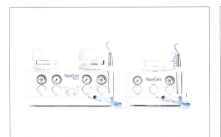

図22a　パウダーを2種類装着できるツインと1種類のみ装着できるシングルがある．

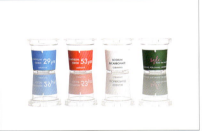

図22b　パウダーには酸化アルミナ29μm，酸化アルミナ53μm，重炭酸ナトリウム，シルクバイオアクティブガラスパウダーがある．

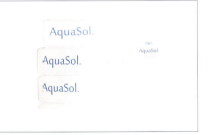

図22c　17％アルコール溶液のアクアソルという専用液．

図22d　酸化アルミナ29μmは20秒でメタルマトリックスが変形し，30秒で穴があく．
図22e　酸化アルミナ53μmは10秒ですでに変形し，20秒で穴があく．

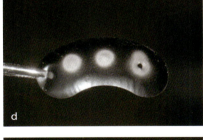
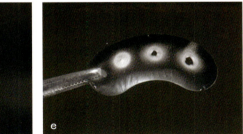

図22f　重炭酸ナトリウムは10秒で少し粗造になるが，その後はそれほど変化しない．
図22g　シルクパウダーは10秒ですでに粗造になり30秒で変形を始める．

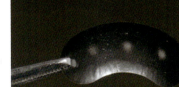
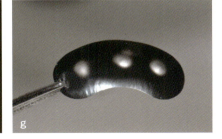

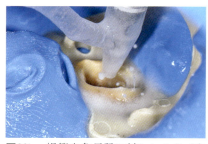
図22h 根管内象牙質に対しシルクパウダーによるサンドブラストを行っているところ．

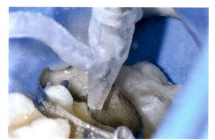
図22i 覆罩面をプロシルクで表面処理しているところ．

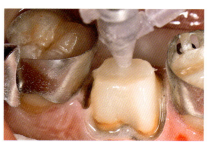
図22j 支台歯を酸化アルミナ29μmによりサンドブラストしているところ．象牙質面はシルクパウダーを使用．

③根面被覆術

定義上NCCLは硬組織の欠損であるが，歯肉退縮が深く関与していることを本章6で示した．そのため，NCCLに対応する際には軟組織欠損にも考慮する必要がある．すべての症例でそこまでやる必要があるかは別問題だが，完璧に元の状態に戻すことを目指す場合は軟組織の増生も必須となる．審美的改善が主訴の場合は，硬組織欠損の修復だけでは患者が満足する結果とならない可能性がある．アブフラクション仮説が登場した1990年代には，軟組織に注意が向けられることはなかった．近年の歯周形成外科の進歩を受けて，かなり確実に退縮した歯肉を回復できるようになり，NCCLの治療選択肢に根面被覆術が入ってきた．根面被覆を用いた治療コンセプトは従来の修復治療とは大きく異なるため[56,57]，発想の転換が必要である．NCCLの範囲・深さならびに歯肉退縮の量は症例間で大きく異なるため，適切な治療アプローチを選択することが重要である．充填の存在が根面被覆を困難にする場合もあるため，修復を行う，あるいは行わないという意思決定には根面被覆の必要性も考慮する必要がある．

ここまで，NCCLに対する根面被覆の概要を簡潔に示したが，より具体的なロジックとテクニックについてマスタークリニシャンの築山鉄平先生に症例を交えて解説していただく．根面被覆は審美的要求が高い場合に選択されることが多く，修復とコンビネーションで行われる場合もあるため，より厳密な症例選択と意思決定が要求される点に注目されたい．

NCCLをともなう歯肉退縮を治療する際のディシジョンメイキング（築山鉄平）

1）はじめに

NCCLをともなう歯肉退縮は，硬組織（歯質）と軟組織（歯肉）の複合的な欠損であり，さまざまな治療計画を立案する必要がある．

NCCLをともなう歯肉退縮に対する治療方法に関して多くの研究とレビューを行ってきたSantamariaらのチームから，包括的なディシジョンメイキングプロセスのレビューが2021年に発表された[1]．本稿では，そのディシジョンメイキングプロセスを下敷きにして，筆者の実際の症例を照らし合わせながら，筆者の専門医としての臨床的考察も交えて概説する．日常臨床の意思決定の一助としてもらえれば幸いである．

2）NCCLの分類

2010年にPini-Pratoら[2]は診断と治療計画を結びつけるためにNCCLを以下の4つに分類した．

A－：セメントエナメル境（以下，CEJ）が特定でき，歯根表面との段差が<0.5mm（つまりステップがない）
A＋：CEJが特定でき，歯根表面との段差が≧0.5mm（ステップがある）
B－：CEJが特定できず，段差がない．
B＋：CEJが特定できず，段差がある．

Class BではCEJが破壊されていて，結果的に術前術後を比較する重要なランドマークが消失している．加えて，歯根表面の凹みの深さは重要なファクターで，外科的な根面被覆処置と

修復処置をそれぞれ単独治療が可能なのか,両方必要なのかを意思決定するファクターになる.またサブクラスとして非常に深いV字型欠損を設定した.(A+V),(B+V)として臨床的にマネージメントするうえでの考慮がさらに必要になる.

3) 歯肉退縮の分類(Cairoの分類)

歯肉退縮は,歯根表面の露出とともに歯肉マージンの根尖方向への移動と定義されている[3].

さまざまな要因が歯肉退縮の原因とされ,プラーク由来の炎症,歯ブラシによる外傷,歯のアライメント,矯正治療,そして修復処置が挙げられる.歯肉の萎縮は審美的問題,知覚過敏,根面う蝕,NCCLなどの問題を引き起こす[4].歯肉退縮の分類は従来のMillerの分類[5]と,2018年歯周病新分類で新しく提唱されたCairoの分類[6]がある.この分類はいずれも歯肉退縮に対する根面被覆の予知性を示してくれる分類である.

Millerの分類 class I,II(Cairoの分類 RT1)では歯間部の歯周組織(歯槽骨,軟組織ともに)欠損がなく,100%の根面被覆量が予測される.Millerの分類 I,IIの違いは,Iでは歯肉退縮部位が歯肉歯槽粘膜境(MGJ)を越えておらず,IIではMGJを越えているものを指す.

一方,Millerの分類 class III(Cairoの分類 RT2)では歯間部の歯周組織が部分的に喪失しており,その喪失量が頬側の歯肉退縮量よりも小さいことで完全根面被覆の予知性は低くなるが,部分的な根面被覆は可能である.Millerの分類 class IV(Cairoの分類 RT3)では歯間部歯周組織の喪失が歯肉退縮量よりも大きく部分的な根面被覆も厳しくなる.

予知性のみを考えるとMillerの分類 I,IIとCairoの分類 Iは同じであるが,本稿ではNCCLの分類との組み合わせで治療計画が決定されるので,よりシンプルにまとめられるようにCairoの分類を用いることとする.

Millerの分類 class I〜IV,Cairoの分類 Recession type 1〜3のイラストを図23に示す[5,6].

4) NCCLをともなう歯肉退縮に対するディシジョンメイキングプロセス

単独歯〜複数歯の歯肉退縮に対する外科的アプローチが適応の症例では,結合組織移植(CTG)を併用した歯肉弁歯冠側移動術(CAF)がもっとも予知性の高いゴールドスタンダードな治療選択肢として報告されている[7]が,ある報告によるとNCCLをともなう歯肉退縮は50%を上回ると言われている[2].

その理由として,前述したようなNCCLに対する根面被覆処置はその歯の表面の地形学的特徴によって検討事項が複雑化するためで,その形態,場所,深さによって治療選択,治療予後,治療成績が変化することが想定される.現在ではそのバリエーションに対してのアプローチ手段が徐々に明確になってきており,以下に歯肉退縮分類(Cairoの分類)とNCCLの分類の組み合わせ別の治療選択を提示したいと思う.

Millerの分類

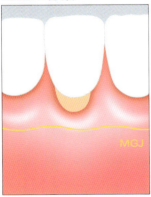
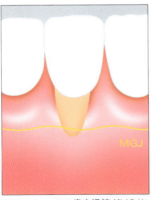
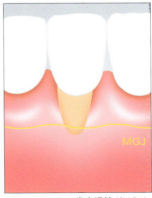
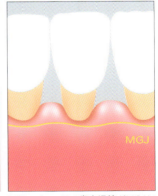

Miller class I:歯肉退縮が歯肉・歯槽粘膜境(Muco-Gingival Junction:MGJ)を越えず,隣接歯間部の軟組織,歯槽骨の喪失がないもの.

Miller class II:歯肉退縮がMGJに到達あるいは越えているが,隣接歯間部の軟組織,歯槽骨の喪失がないもの.

Miller class III:歯肉退縮がMGJに到達あるいは越えていて,歯間部の軟組織,歯槽骨の喪失が部分的に認められ,その喪失量が頬側の歯肉退縮量よりも小さい.あるいは歯の位置異常をともなうもの.Class IIIは100%の根面被覆は期待できないが部分被覆は可能.

Miller class IV:歯肉退縮がMGJに到達あるいは越えていて,歯間部の軟組織,歯槽骨の喪失が著しく歯肉退縮量よりも大きく根面被覆は期待できない.

図23a　歯肉退縮の根面被覆の術前評価に国際的にもっとも長い間利用され続けているMillerの分類.その欠損形態によって根面被覆処置の予知性が左右される(参考文献5より引用改変).

> 第1章 おさえておきたいNCCLに関する基本情報

Cairoの分類

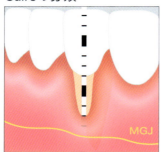

Recession type 1 (RT 1)
隣接歯間部の臨床アタッチメント（CAL）の喪失がないもの．

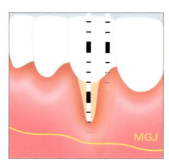

Recession type 2 (RT 2)
隣接歯間部の臨床アタッチメント（CAL）の喪失量が頬側の歯肉退縮量と同等かそれ以下．

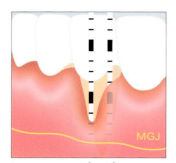

Recession type 3 (RT 3)
隣接歯間部の臨床アタッチメント（CAL）の喪失量が頬側の歯肉退縮量より大きい．

図23b　Cairoの分類では，原則Millerの分類に準じているが，歯肉退縮に対する根面被覆の臨床的予知性により特化しており，予知性の高いMiller class Ⅰ，ⅡがCairoの分類RT 1に統一されている（参考文献6より引用改変）．

①歯肉退縮がRT 1でNCCL分類がA－の場合（RT 1 A－）

本条件では，歯肉退縮はCEJが特定できエナメル質と歯根のステップが0.5mm未満のタイプである（図24）．この場合の治療選択は外科処置による根面被覆処置単独になる．フェノタイプの状況によってCAF単独，あるいはCAFとCTGを併用する（図25）．

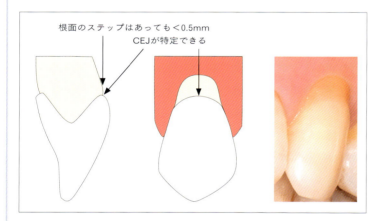

図24　NCCL分類がA－の状態．歯肉退縮にともないCEJが特定可能であり，0.5mm未満の浅いステップを認める．

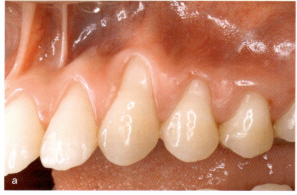
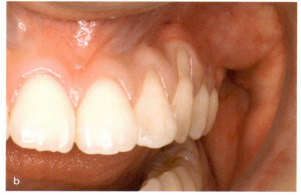

図25a, b　歯肉退縮の分類では，歯間部にアタッチメントロスはない．Cairoの分類のRT 1で100％の根面被覆が期待できる．CEJが特定でき，歯根表面との段差が<0.5mm（つまりステップがない）のでNCCL分類はA－である．したがって，総合的にRT 1 A－の分類となる．矯正治療開始前の歯肉退縮に対する根面被覆処置．矯正治療の歯牙移動にともなうさらなる歯肉退縮の予防，またフェノタイプの改変を目的にして矯正専門医より紹介された．|4は便宜抜歯予定．|2〜5にかけて連続した歯肉退縮を認める．

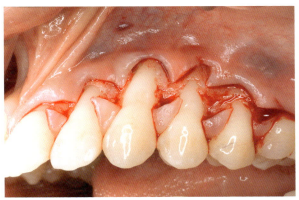

図25c No.12d, No.15cを用いてZucchelliの切開を行った[8]．歯肉骨膜弁を形成後，MGJを越えたところから減張切開を加え，歯冠側への十分なフラップの伸長を確認．

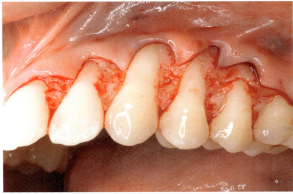

図25d ダイヤモンドラウンドバーで歯間乳頭部の上皮を除去．

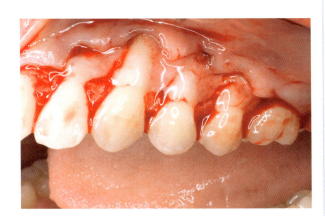

図25e グレーシーキュレットで十分にルートプレーニングを行い，EDTAを2分間塗布し，生理食塩水で洗浄後，Enamel Matrix Derivative (EMD) を塗布．

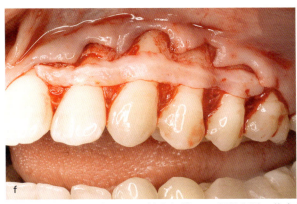

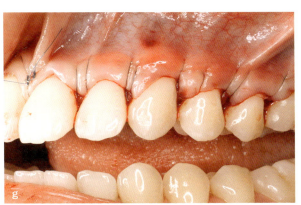

図25f, g 口蓋から採取した結合組織を，歯間乳頭の基底部に6-0ナイロンの縫合糸で固定し，連続スリング縫合にて歯肉骨膜弁を歯冠側方向へ移動した．切開によって形成されたフラップの三角弁が新しい歯間乳頭部に固定されていることに注目．

> 第1章 おさえておきたいNCCLに関する基本情報

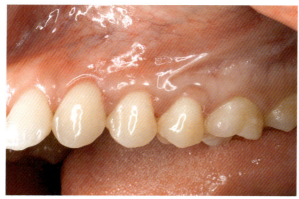

図25h 術後3週間．正常な軟組織の治癒と100％の根面被覆が達成されている．

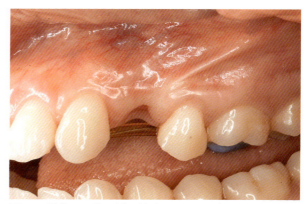

図25i 術後2か月．矯正治療にともない|4 の便宜抜歯を行った．

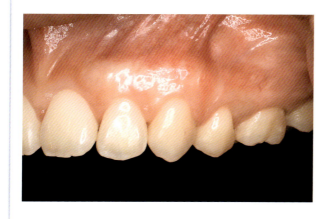

図25j 歯科矯正治療終了後の口腔内写真．結合組織移植から9か月後の状態．軟組織のフェノタイプがthinからthickへ改変されて，自然な生理学的形態を回復している．

②歯肉退縮がRT1でNCCL分類がA＋の場合（RT1A＋）

　本条件では，CEJは正常で，NCCLは歯根表面に限局しているため，外科的な根面被覆処置によっておおむね完全閉鎖を行うことが期待される．A＋は，A－と異なりCEJ直下の歯根表面のくぼみが大きいため，結合組織移植を行うことでそのギャップを埋めることができる．そのため，ほとんどのケースでCAF＋CTGが適応となる（図26）．

　NCCLによる欠損がV字型の場合（A＋V）は，明らかに別の治療選択が必要になるが，A＋とA＋Vの中間に位置する形態も存在する．そのような場合は，カーボランダムポイントを使用してエナメル質の形態修正を行い，A－あるいはA＋の浅い状態へ形態変更を行うことで，CAF＋CTGにて歯肉退縮を改善する方法をとる．

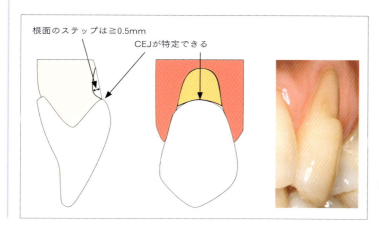

図26 NCCL分類がA＋の状態．歯肉退縮にともなってCEJの特定が可能で，0.5mm以上のステップを認める．

③歯肉退縮がRT1でNCCL分類がA＋かつV字型欠損を複合的にともなう場合（RT1A＋V）

このNCCL欠損はV字型あるいはC，U字型を呈することもある．通常このタイプの欠損は頬舌的に非常に深く，鋭い欠損形態を示す（図27a）．いくつかの論文[9〜12]では，このような深い欠損に対して"充填"的な目的で結合組織を移植する治療方法が提示されているが，この軟組織移植が"生物学的に" 2mm以上の深いV字型欠損を閉鎖できているかの根拠はない．

加えて，治療後に歯肉退縮が再発しているケースでは，歯肉マージンがこのV字型欠損に落ち込んでいるとの報告がある．V字型あるいは深いNCCL欠損をともなう治療には，部分的あるいは全体的にCR充填修復処置の併用が必要になる．理想的にはCR充填する根尖側マージンが歯肉歯槽粘膜形成手術後に最大回復するとみなされる将来の歯肉マージンよりも1mm程度縁下に位置するところ（図27b）で充填完了することが望ましい．なぜならばフラップの内側にCRを閉じ込めてしまうからである．

ただ，V字型欠損形態における前述のようなCR充填は難易度が高く，結果的にCR充填した根尖側方向の欠損の凹みを残してしまうためフラップの適合や清掃性に欠ける治癒形態になることから，部分ではなく欠損を完全にCR充填することも検討する．詳細な治療例は，後述するB＋V症例と類似するのでそちらを参考されたい．歯肉退縮により歯が長く見えるなどの患者の主訴がなければ，CR充填による修復のみで対応可能である．

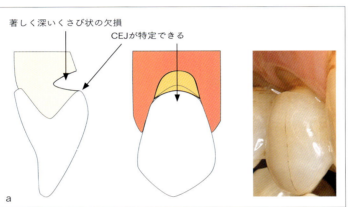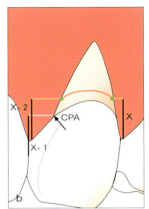

図27a, b　解剖学的にCEJを特定することが難しい場合，根面被覆処置を行った後に到達するであろう根面被覆ラインを事前決定する方法としてMRC（Maximum Root Coverage）という評価方法がある．まず「理想的な」解剖学的歯間乳頭の距離は，コンタクトポイントから隣在歯のCPA（CEJ Point Angle：歯頸部でCEJとラインアングルが交わる点）を結んだ線を結ぶ垂直なライン（X-1）を測定する（b）．歯周組織が健全であれば歯間乳頭の先端はコンタクトポイントと一致するためである．矯正治療後などに歯根間距離が開いてる時などは歯間乳頭はコンタクトポイントよりもやや根尖側に位置している．そしてこの「理想的な」歯間乳頭の距離（X-1）を，実際の歯間乳頭の先端から下していき（X-2），根尖側の先端から歯根に向かって水平線を引いて歯根とぶつかる点（緑の点）を近遠心的に仮想カーブで結んだライン（赤の線）が想定されるMRCとなる（参考文献13より引用改変）．

④歯肉退縮がRT1でNCCL分類がB－の場合（RT1B－）

この場合，CEJは失われて特定できないものの，NCCLのギャップはないか，浅い状態である（図28）．治療オプションとしては2通りが考えられる．

1つ目は歯肉歯槽粘膜形成術によって根面被覆のみを行う方法である．NCCLの深さが浅く段差がないので，フラップあるいは結合組織を受け入れるのに適している（図29）．

もう1つの治療オプションは，先に根面被覆処置を行い，その後CEJと移植後の歯肉マージン縁下約1mmまでCR修復を行う方法である．この方法は　患者が強い知覚過敏症状を訴える場合で，CR充填以外の知覚過敏処置（硝酸カリウムを含む歯磨剤の継続使用や，コーティング剤塗布，高濃度フッ化物塗布など）での改善が見られない場合，あるいは歯肉歯槽粘膜手術のみで完全根面被覆できない場合に行う．

> 第1章 おさえておきたいNCCLに関する基本情報

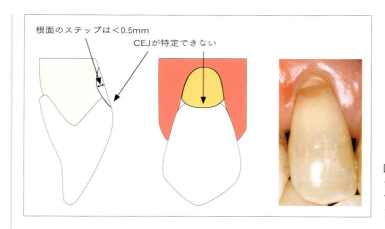

図28 NCCL分類がB−の状態．CEJをまたいでエナメル質と歯根にNCCLが及んでいる．CEJは特定できない．0.5mm未満の浅い欠損の状態で，ステップはほとんど存在しない．

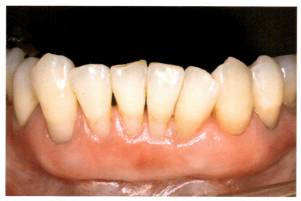

図29a 多数歯にNCCLが原因と思われるCR充填が認められる．過去に遊離歯肉移植（FGG）が施術されているため，フェノタイプは厚い．本症例は歯間部歯周組織に部分的な欠損が認められるためCairo RT 2 に分類できる．したがって，根面被覆は部分的になることが予想できる．分類は（RT 2 B−）．

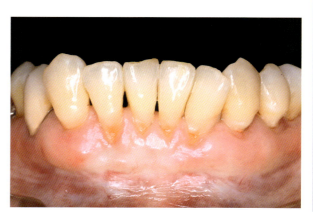

図29b 以前充填されたコンポジットレジンを除去した．治療前のCEJを喪失した比較的浅いNCCLが認められる．

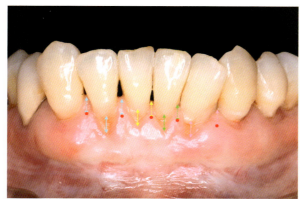

図29c 歯肉退縮量に合わせ，現在の歯間乳頭頂点から将来の歯間乳頭になるポイントを頂点とした切開をNo.12dで加える．

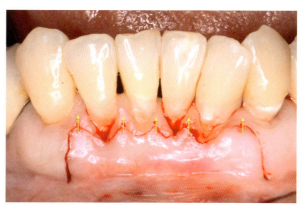

図29d 歯肉辺縁の切開と，減張するための縦切開が 2|2 遠心部に加えられた．

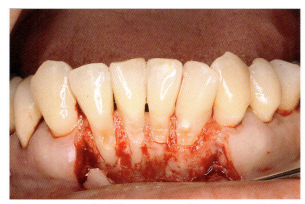

図29e フラップを翻転．NCCLの深さは0.5mm程度と浅かったが歯根表面が粗造だったため，カーボランダムポイントでエナメル質と象牙質が移行的になるよう形態修正を行い，研磨した．

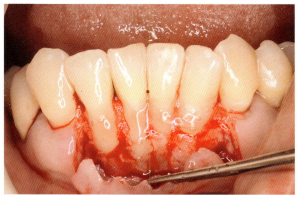

図29f EDTAで根面処理後，EMDを塗布．

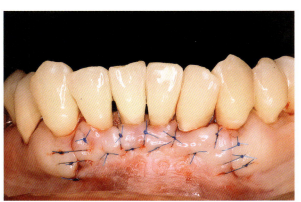

図29g 減張切開を加えて歯冠側へフラップを移動して固定した．6-0ナイロンの縫合糸を用いて単純縫合を行う．

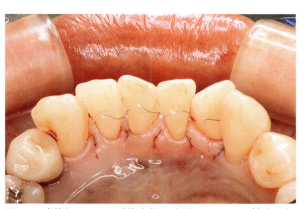

図29h 頬側のフラップ基底部に水平マットレス縫合を加え，より歯冠側へフラップを位置付けできるように舌側歯面の高い位置でフロアブルコンポジットレジンを用いて縫合を固定．

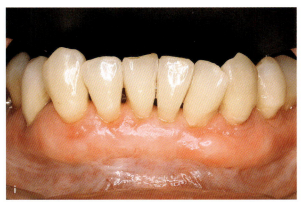

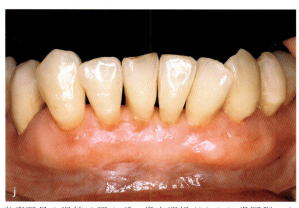

図29i, j 術後1年1か月（i）と術後3年2か月（j）の経過写真．炎症所見や退縮は認めず，歯肉辺縁がさらに歯冠側へクリーピングしており経過良好である．

⑤歯肉退縮がRT 1でNCCL分類がB＋の場合（RT 1 B＋）

　一般的な歯肉退縮とNCCLの混合治療においてもっともチャレンジングな状態で、修復治療と歯肉歯槽粘膜形成術の両方を含むマルチディシプリナリー的な治療計画が必要になる（図30）．深いNCCLの部分はレジン強化型グラスアイオノマーあるいはコンポジットレジン充填を行う．そうすると充填修復部位にフラップや結合組織が覆いかぶさることになるため、人工物と軟組織の付着状態や、長期的な充填材料の劣化にともなうマージン部のリーケージなどが懸念事項として挙げられる．6か月から24か月の経過報告では問題ないことが報告されている[14～18]が、これからも中長期的には慎重な検討が必要だと考えるのは自然である．

　最近では、可能であるならば充填領域の根尖側マージンは、根面被覆処置で最大に回復されると想定される歯肉マージンから1mm根尖方向で止めることが好ましいという見解があるが、これもデータに基づくものではなく、生物学的にそれが妥当だという提案によるものである．しかし、的を射ていると筆者は考える．Zucchelliらも分類の定義は異なるものの、類似したディシジョンメイキングの提案を行っている[19]．

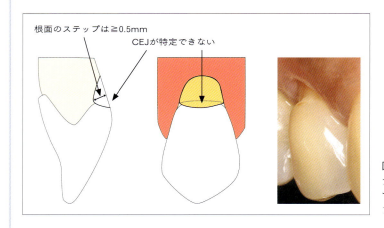

図30　NCCL分類がB＋の状態．CEJをまたいでエナメル質と歯根にNCCLが及んでいる．CEJは特定できない．0.5mm以上の深い欠損の状態で、ステップが存在する．

⑥歯肉退縮がRT 1／RT 2でNCCL分類がB＋の場合（RT 1 B＋V）

　A＋V欠損と比較するとB＋V欠損では、NCCLのもっとも歯冠側のラインはCEJあるいは最大限に根面被覆が達成されるであろう予想ライン（MRC）よりもさらに歯冠側に位置してしまう（図31）．これらのケースでは、欠損を充填する必要があるが、充填材料の根尖方向マージンはできるだけ歯冠側寄りに位置付けて歯肉フラップの内側に位置付けしないことが好ましい．

　しかし、V字型欠損では軟組織の落ち込みが起きてしまうため、移植する軟組織の根面への適合をより良くするため、あるいは被覆する軟組織の落ち込みを防ぐために小規模の修復充填処置を行わなければならない．あるいは歯根が長く見えるなどの審美的主訴がなければ、根面被覆処置を行わずに、充填処置で完結するオプションも正解であろう．加えてRT 2の状況で最善の被覆の結果が得られたとして、NCCLが完全に"被覆できない"外れた位置に来るのであれば充填処置のみが推奨される．

　歯根部の欠損が著しい（B＋V）に関しては、欠損部を完全に充填する選択肢を選ばなければならないが、その場合は長期的な歯肉縁下の充填材料の予後の不透明さや、将来的に再治療に至る場合の難易度に関しても説明と同意を取る必要がある（図32）．

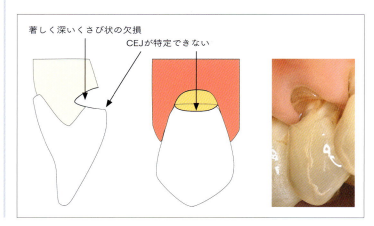

図31　NCCL分類がB＋Vの状態．CEJは特定できず（B）、CEJをまたいで0.5mm以上の深いNCCLがエナメル質と歯根に及んでいて（＋）、さらにV字型の深い歯質欠損をともなう．

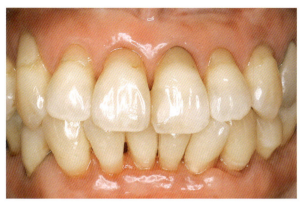

図32a　上顎前歯の外見が長いこと，また歯肉の違和感を主訴にかかりつけ歯科医師より紹介されて受診．

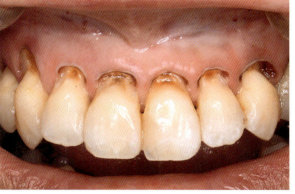

図32b　多数歯にNCCLが原因と思われるCR充填が認められる．過去に遊離歯肉移植（FGG）が施術されていてフェノタイプは厚い．縁下に深く入り込んでいるマージン不適合の古い充填材料を除去．

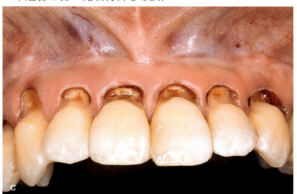

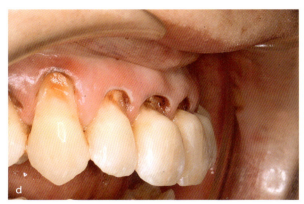

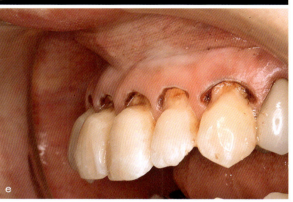

図32c〜e　前下方，側方から見たNCCLの状態．CEJを喪失しており，V字型・U字型の深い欠損形態をしているため1B＋Vと分類できる．

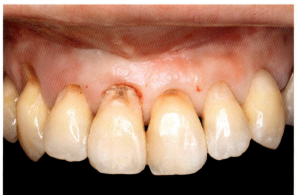

図32f　古い充填物を除去して3.5か月後の口腔内写真．歯肉の炎症がセルフケア指導により軽減している．

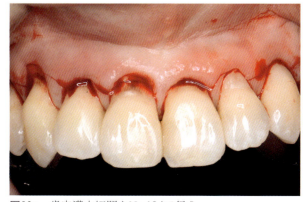

図32g　歯肉溝内切開をNo.12dで行う．

> 第1章 おさえておきたいNCCLに関する基本情報

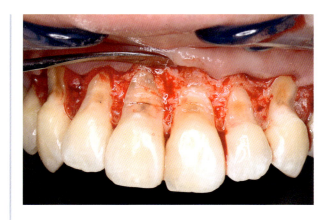

図32h MGJを越えるまで全層弁で剥離．MGJを越えた後は，No.15cを用いて歯肉骨膜弁に減張切開を加えて歯冠側方向への伸長を確認．

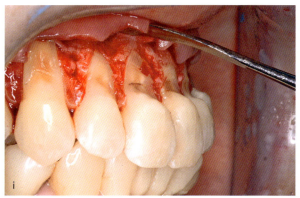

図32i, j 側方からみたNCCLの形態．深く粗造な表面につき，カーボランダムポイントで形態を平滑にしてシリコンポイントで研磨．

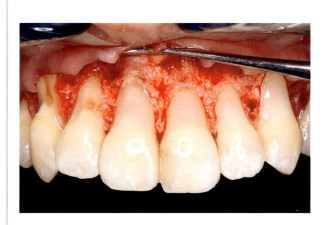

図32k 3+3 のNCCL陥凹部に対して，生理学的形態を回復するためにラバーダム下でコンポジットレジン充填を行った．

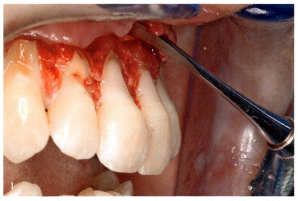
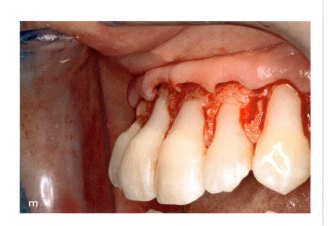

図32l, m 側方からみたコンポジットレジン充填の形態．

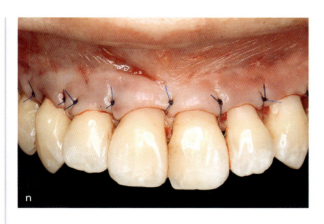
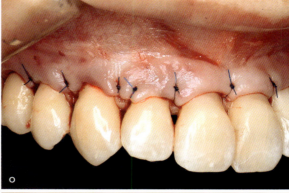
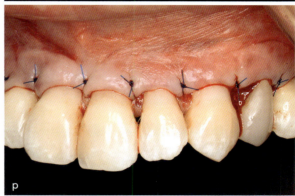

図32n〜p　歯肉弁を歯冠側へ移動させ，5-0ナイロンで歯間乳頭部を固定．

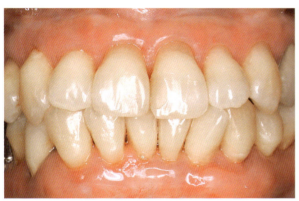

図32q　術後3か月の口腔内写真．

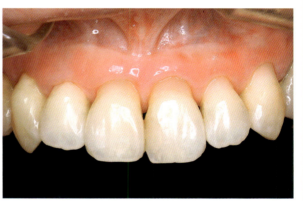

図32r　術後6か月の口腔内写真．

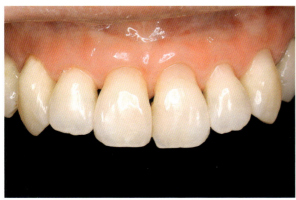

図32s　術後1年1か月の口腔内写真．

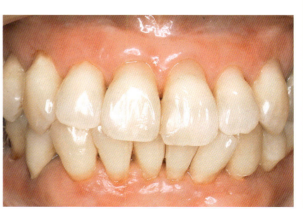

図32t　術後2年2か月の口腔内写真．

> 第1章　おさえておきたいNCCLに関する基本情報

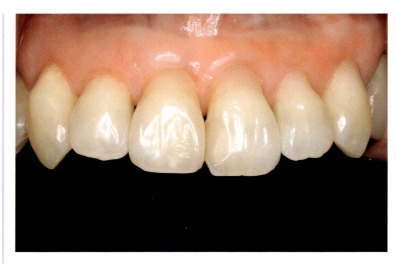

図32u　術後3年2か月の口腔内写真．歯肉辺縁の位置が安定して炎症所見は認めない．全周にわたり歯周ポケット深さは3mm以下である．本稿で提示した症例では3年超の経過観察を経て臨床的所見も歯肉の炎症，浅い歯周ポケット，プラークコントロールなどと問題ないが，それ以上の中〜長期間となると論文上での報告数もかなり少なく，経過は慎重に見守る必要がある．

5）欠損の充填に用いる修復材料の選択

RT1A＋V，RT1B＋，RT1B＋Vのパートで言及したように，修復治療が必要な場合には以下の2つのシナリオが想定される．
1. 部分充填する方法．CEJあるいはMRCレベルから1mm根尖方向まで充填材料を延長する．
2. NCCLを完全に充填する方法．

材料に関しては，レジン改良型グラスアイオノマー，グラスアイオノマーベースの材料，コンポジットレジンなどが用いられている．いずれもannual failure rateは低いと言われているが，審美的な面を考慮してコンポジットレジンが第一選択として選ばれることが一般的である[20,21]．

システマティックレビューでは，NCCLへの充填処置で長期的な結果を維持するためには，処置時のラバーダム隔離が極めて大事であると示唆している[22]．とくに外科処置中にコンポジットレジン充填を行う際には防湿・乾燥・隔離は必須である．

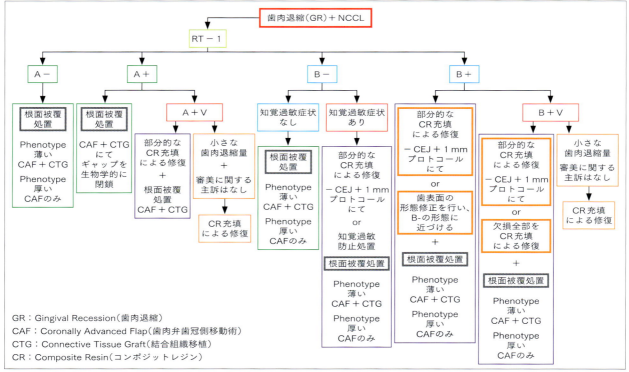

図33　歯肉退縮の分類と，歯の表面状態に基づく歯肉退縮とNCCLの複合欠損に対する治療戦略．

6）まとめ

NCCLに対する治療は伝統的に修復治療が一般的であった．接着や充填材料などの新しい素材が，審美的にも物理的性質（辺縁封鎖や摩耗に対する抵抗）にも良好な結果をもたらし続けている．しかしながら，NCCLの治療に対しては修復治療がもっとも適当な治療方法ではない場合もある．たとえば，歯肉退縮とNCCLが併発していると，充填処置を行うことにより過剰な歯の長さの外見となり，審美的に問題となる場合もある．理想的には，生物学的あるいは審美的理由からNCCLは軟組織によって治療されて被覆されることが好ましい．しかしながら，臨床的な現実としては，前述した通りきれいに分類できない場合もある．

歯肉退縮はNCCLと関係していることが多い．しかし，歯槽粘膜形成術による根面被覆の予知性の判断に従来から用いられていたCairoの分類やMillerの分類は，軟組織や骨組織の欠損に基づく診断であったため，NCCLに対するディジョンメイキングとしては完全ではなかった．そのため，本稿では，Cairoの分類やMillerの分類にNCCLの欠損の幅や深さや，CEJをまたいだ位置などの検討項目を加えることで，より包括的で臨床的なディジョンメイキングプロセスを提案した（図33）．

ただ，いかなる治療方法を選択したとしても，最初のステップはブラッシングテクニックや酸性の飲食物といった病因を特定し，是正するところから始めるべきである．なぜなら，周知の通り酸蝕や摩耗が歯根表面を喪失させるからである．原因を特定し生活習慣を改善し，的確な診断と意思決定の後に行われる的確な手技として，本稿がNCCLに対するアプローチの一助となれば幸いである．

参考文献（築山担当部）

1. Santamaria MP, Mathias-Santamaria IF, Ferraz LFF, Casarin RCV, Romito GA, Sallum EA, Pini-Prato GP, Casati MZ. Rethinking the decision-making process to treat gingival recession associated with non-carious cervical lesions. Braz Oral Res. 2021 Sep 24；35（Supp 2）：e096.
2. Pini-Prato G, Franceschi D, Cairo F, Nieri M, Rotundo R. Classification of dental surface defects in areas of gingival recession. J Periodontol. 2010 Jun；81（6）：885-90.
3. American Academy of Periodontology. Glossary of Periodontal Terms, 4 th ed. Chicago：American Academy of Periodontology, 2001.
4. Cortellini P, Bissada NF. Mucogingival conditions in the natural dentition：Narrative review, case definitions, and diagnostic considerations. J Periodontol. 2018 Jun；89 Suppl 1：S204-13.
5. Miller PD Jr. A classification of marginal tissue recession. Int J Periodontics Restorative Dent. 1985；5（2）：8-13.
6. Cairo F, Nieri M, Cincinelli S, Mervelt J, Pagliaro U. The interproximal clinical attachment level to classify gingival recessions and predict root coverage outcomes：an explorative and reliability study. J Clin Periodontol. 2011 Jul；38（7）：661-6.
7. Chambrone L, Ortega MAS, Sukekava F, Rotundo R, Kalemaj Z, Buti J, Prato GPP. Root coverage procedures for treating single and multiple recession-type defects：An updated Cochrane systematic review. J Periodontol. 2019 Dec；90(12)：1399-422.
8. Zucchelli G, De Sanctis M. Treatment of multiple recession-type defects in patients with esthetic demands. J Periodontol. 2000 Sep；71（9）：1506-14.
9. Santamaria MP, Ambrosano GM, Casati MZ, Nociti Júnior FH, Sallum AW, Sallum EA. Connective tissue graft plus resin-modified glass ionomer restoration for the treatment of gingival recession associated with non-carious cervical lesion：a randomized-controlled clinical trial. J Clin Periodontol. 2009 Sep；36（9）：791-8.
10. Santamaria MP, Suaid FF, Casati MZ, Nociti FH, Sallum AW, Sallum EA. Coronally positioned flap plus resin-modified glass ionomer restoration for the treatment of gingival recession associated with non-carious cervical lesions：a randomized controlled clinical trial. J Periodontol. 2008 Apr；79（4）：621-8.
11. Santamaria MP, Queiroz LA, Mathias IF, Neves FL, Silveira CA, Bresciani E, Jardini MA, Sallum EA. Resin composite plus connective tissue graft to treat single maxillary gingival recession associated with non-carious cervical lesion：randomized clinical trial. J Clin Periodontol. 2016 May；43（5）：461-8.
12. Santamaria MP, Silveira CA, Mathias IF, Neves FLDS, Dos Santos LM, Jardini MAN, Tatakis DN, Sallum EA, Bresciani E. Treatment of single maxillary gingival recession associated with non-carious cervical lesion：Randomized clinical trial comparing connective tissue graft alone to graft plus partial restoration. J Clin Periodontol. 2018 Aug；45（8）：968-76.
13. Zucchelli G. Mucogingival Esthetic Surgery. Batavia：Quintessence Pub. 2019：100.
14. Isler SC, Ozcan G, Ozcan M, Omurlu H. Clinical evaluation of combined surgical/ restorative treatment of gingival recession-type defects using different restorative materials：A randomized clinical trial. J Dent Sci. 2018 Mar；13（1）：20-9.
15. Santamaria MP, da Silva Feitosa D, Casati MZ, Nociti FH Jr, Sallum AW, Sallum EA. Randomized controlled clinical trial evaluating connective tissue graft plus resin-modified glass ionomer restoration for the treatment of gingival recession associated with non-carious cervical lesion：2-year follow-up. J Periodontol. 2013 Sep；84（9）：e1-8.
16. Lucchesi JA, Santos VR, Amaral CM, Peruzzo DC, Duarte PM. Coronally positioned flap for treatment of restored root surfaces：a 6-month clinical evaluation. J Periodontol. 2007 Apr；78（4）：615-23.
17. Cairo F, Cortellini P, Nieri M, Pilloni A, Barbato L, Pagavino G, Tonetti M. Coronally advanced flap and composite restoration of the enamel with or without connective tissue graft for the treatment of single maxillary gingival recession with non-carious cervical lesion. A randomized controlled clinical trial. J Clin Periodontol. 2020 Mar；47（3）：362-71.
18. Dursun E, Güncü GN, Dursun CK, Kiremitçi A, Karabulut E, Akalın FA. Nanofilled and conventional resin-modified glass ionomer fillings combined with connective tissue grafts for treatment of gingival recessions with non-carious cervical lesions. J Oral Sci. 2018 Sep 23；60（3）：344-51.
19. Zucchelli G, Gori G, Mele M, Stefanini M, Mazzotti C, Marzadori M, Montebugnoli L, De Sanctis M. Non-carious cervical lesions associated with gingival recessions：a decision-making process. J Periodontol. 2011 Dec；82(12)：1713-24.
20. Peumans M, De Munck J, Mine A, Van Meerbeek B. Clinical effectiveness of contemporary adhesives for the restoration of non-carious cervical lesions. A systematic review. Dent Mater. 2014 Oct；30(10)：1089-103.
21. Pecie R, Krejci I, García-Godoy F, Bortolotto T. Noncarious cervical lesions（NCCL）--a clinical concept based on the literature review. Part 2：restoration. Am J Dent. 2011 Jun；24（3）：183-92.
22. Mahn E, Rousson V, Heintze S. Meta-Analysis of the Influence of Bonding Parameters on the Clinical Outcome of Tooth-colored Cervical Restorations. J Adhes Dent. 2015 Aug；17（5）：391-403.

④修復ならびに外科的アプローチに関するまとめ

　修復と根面被覆にはそれぞれ長所短所があり，いずれかが他方を一方的に凌駕することはない．前述したようにNCCLは硬軟組織両方の欠損であるが，それぞれの形態と量には大きなバリエーションがある．さらに，患者の希望も各個人で大きく異なる可能性がある．同じような歯質喪失量と形態ならびに歯肉退縮量であっても，患者の条件と希望（全身状態，知覚過敏症状改善の緊急性，治療にかけられる時間と予算，歯肉退縮に関する審美的改善の要求度，治療の侵襲に対する受容度等）によって最適解は変化する．場合によっては，修復と根面被覆のコンビネーションが必要になる．そのため，それぞれのアプローチに関する長所と限界を把握したうえで，「患者の希望と価値観」を考慮してテーラーメイドで対応する必要がある．

　また，本項で示したマスタークリニシャンの到達点を，誰もが同じように達成できるわけではないことは忘れてはいけない．各個人の「臨床家の専門性（熟練，技量等）」と照らし合わせて確実かつ安全な意思決定をすることと，自分の上限を引き上げるための研鑽を継続していくことが重要である．

4）おわりに

　NCCLが単独で直接の抜歯理由になることはないが，歯の破折，歯髄疾患，フェルールの部分的欠如などにつながる場合があり，歯の保存におけるほころびとなり得る．NCCLの治療というと充填というイメージが強いかもしれないが，一番大事なのは原因を究明することである．Tooth wearと同様に，原因をなくすことができればNCCLの進行を止めることは可能である．しかし，症例編で示すように（症例3，14～16，24），原因を排除できなければ修復しても再発は避けられない．NCCLの原因は個人の習慣にかかわるものが多いため，包括的かつ先入観を排除した情報収拾を行う必要がある．進行性か否かの見極めも重要であり，そのためには規格性のある口腔内写真撮影が必須である．写真での評価は主観的かつ定性的であるため，今後は口腔内スキャナーの応用が期待される．NCCLは歯質だけではなく軟組織の欠損（歯肉退縮）もともなうため，軟組織欠損に起因する主訴（とくに軟組織に関連する審美障害）は歯質欠損の修復のみでは解消できない場合がある．そのためには歯周形成外科的アプローチも必要になる．NCCLに対しては，予防から治療までテーラーメイドな対応が必要になる．

　病因論・治療論ともにアブフラクションを支持する根拠は極めて限定的であり，NCCLの予防と治療を目的とした咬合へのアプローチは慎重に行うべきである．

本項のポイント

- 進行性か否か，臨床症状の強さを考慮して対応を決める．早期介入が必須ではない
- 多因子性で生活習慣に関連する要因が多いため，系統的に漏れなく情報収集する必要がある
- 原因をそのままにした治療は失敗・再発のリスクが高い
- 硬組織（主に象牙質）と軟組織の欠損であることを意識して，対応を考慮する
- NCCLの予防／治療目的で咬合にアプローチすることを正当化する確実な根拠はない

参考文献

1. Peumans M, Politano G, Van Meerbeek B. Treatment of noncarious cervical lesions : when, why, and how. Int J Esthet Dent. 2020 ; 15（1）: 16-42.
2. Levitch LC, Bader JD, Shugars DA, Heymann HO. Non-carious cervical lesions. J Dent. 1994 Aug ; 22（4）: 195-207.
3. Albers HF. Tooth-Colored Restoratives　Principles and Techniques 9 th Edition. Hamilton : BC Decker, 2002.
4. Wood I, Jawad Z, Paisley C, Brunton P. Non-carious cervical tooth surface loss : a literature review. J Dent. 2008 Oct ; 36(10): 759-66.
5. Litonjua LA, Andreana S, Bush PJ, Tobias TS, Cohen RE. Wedged cervical lesions produced by toothbrushing. Am J Dent. 2004 Aug ; 17（4）: 237-40.
6. Litonjua LA, Bush PJ, Andreana S, Tobias TS, Cohen RE. Effects of occlusal load on cervical lesions. J Oral Rehabil. 2004 Mar ; 31（3）: 225-32.
7. Dzakovich JJ, Oslak RR. In vitro reproduction of noncarious cervical lesions. J Prosthet Dent. 2008 Jul ; 100（1）: 1-10.
8. Sabrah AH, Turssi CP, Lippert F, Eckert GJ, Kelly AB, Hara AT. 3 D-Image analysis of the impact of toothpaste abrasivity on the progression of simulated non-carious cervical lesions. J Dent. 2018 Jun ; 73 : 14-8.
9. Turssi CP, Kelly AB, Hara AT. Toothbrush bristle configuration and brushing load : Effect on the development of simulated non-carious cervical lesions. J Dent. 2019 Jul ; 86 : 75-80.
10. Ganss C, Lussi A. Diagnosis of erosive tooth wear. Monogr Oral Sci. 2014 ; 25 : 22-31.
11. Soares PV, Grippo JO. Noncarious Cervical Lesions and Cervical Dentin Hypersensitivity : Etiology,,Diagnosis,and Treatment. Batavia : Quintessence Publishing, 2017
12. Wood ID, Kassir AS, Brunton PA. Effect of lateral excursive movements on the progression of abfraction lesions. Oper Dent. 2009 May-Jun ; 34（3）: 273-9.
13. Fan J, Caton JG. Occlusal trauma and excessive occlusal forces : Narrative review, case definitions, and diagnostic considerations. J Periodontol. 2018 Jun ; 89 Suppl 1 : S214-S22.
14. Miller WD. Experiments and observations on the wasting of tooth tissues variously designated as erosion, abrasion, chemical abrasion, denudation, etc. Dent Cosmos 1907 ; 49（1）: 23.
15. .Manly RS, Schickner FA. Factors influencing tests on the abrasion of dentin by brushing with dentifrice. J Dent Res.1944 ; 23（1）: 59-72.
16. Dzakovich JJ, Oslak RR. In vitro reproduction of noncarious cervical lesions. J Prosthet Dent. 2008 Jul ; 100（1）: 1-10.
17. Sabrah AH, Turssi CP, Lippert F, Eckert GJ, Kelly AB, Hara AT. 3 D-Image analysis of the impact of toothpaste abrasivity on the progression of simulated non-carious cervical lesions. J Dent. 2018 Jun ; 73 : 14-8.
18. Turssi CP, Binsaleh F, Lippert F, Bottino MC, Eckert GJ, Moser EAS, Hara AT. Interplay between toothbrush stiffness and dentifrice abrasivity on the development of non-carious cervical lesions. Clin Oral Investig. 2019 Sep ; 23（9）: 3551-6.
19. Hunter ML, Addy M, Pickles MJ, Joiner A. The role of toothpastes and toothbrushes in the aetiology of toothwear.Int Dent J.2002 Oct ; 52（5）: 399-405.
20. Addy M, Hunter ML. Can tooth brushing damage your health? Effects on oral and dental tissues. Int Dent J. 2003 ; 53 Suppl 3 : 177-86.
21. Addy M. Tooth brushing, tooth wear and dentine hypersensitivity--are they associated? Int Dent J. 2005 ; 55（4 Suppl 1）: 261-7.
22. Shellis RP, Addy M. The interactions between attrition, abrasion and erosion in tooth wear. Monogr Oral Sci. 2014 ; 25 : 32-45.
23. Turssi CP, Kelly AB, Hara AT. Toothbrush bristle configuration and brushing load : Effect on the development of simulated non-carious cervical lesions. J Dent. 2019 Jul ; 86 : 75-80.
24. 高柳篤史(監著)，相田潤，遠藤眞美，佐藤涼一，鈴木誠太郎，山岸敦（著）．セルフケア指導　脱！誤解と思い込み．今はこうする！最新の解釈＆臨床．東京：クインテッセンス出版，2021．
25. Wiegand A, Schlueter N. The role of oral hygiene : does toothbrushing harm? Monogr Oral Sci. 2014 ; 25 : 215-9.
26. Lussi A, Schaffner M. Progression of and risk factors for dental erosion and wedge-shaped defects over a 6-year period. Caries Res. 2000 Mar-Apr ; 34（2）: 182-7.
27. van der Weijden F, Slot DE. Mechanical supragingival plaque control. In : Berglundh T,Giannobile WV,Lang NP, Sanz M. Lindhe's Clinical Periodontology and Implant Dentistry 7 th edition. Hoboken : Wiley-Blackwell, 2022.
28. Abrahamsen TC. The worn dentition--pathognomonic patterns of abrasion and erosion. Int Dent J. 2005 ; 55（4 Suppl 1）: 268-76.
29. Canadian Advisory Board on Dentin Hypersensitivity. Consensus-based recommendations for the diagnosis and management of dentin hypersensitivity. J Can Dent Assoc. 2003 Apr ; 69（4）: 221-6.
30. West N, Seong J, Davies M. Dentine hypersensitivity. Monogr Oral Sci. 2014 ; 25 : 108-22.
31. Gillam DG. A New Perspective on Dentine Hypersensitivity – Guidelines for General Dental Practice. Dent Update. 2017 Jan ; 44（1）: 33-6, 39-42.
32. Schmidlin PR, Sahrmann P. Current management of dentin hypersensitivity. Clin Oral Investig. 2013 Mar ; 17 Suppl 1（Suppl 1）: S55-9.
33. Mantzourani M, Sharma D. Dentine sensitivity : past, present and future. J Dent. 2013 Jul ; 41 Suppl 4 : S 3-17.
34. 宮崎真至，髙見澤俊樹，黒川弘康，辻本暁正．象牙質知覚過敏のScience & Art　今，わかっていること，いないこと，日常臨床でできること.the Quintessence.2022 ; 41（1）: 60-90.
35. Martins CC, Firmino RT, Riva JJ, Ge L, Carrasco-Labra A, Brignardello-Petersen R, Colunga-Lozano LE, Granville-Garcia AF, Costa FO, Yepes-Nuñez JJ, Zhang Y, Schünemann HJ. Desensitizing Toothpastes for Dentin Hypersensitivity : A Network Meta-analysis. J Dent Res. 2020 May ; 99（5）: 514-22.
36. Moraschini V, da Costa LS, Dos Santos GO. Effectiveness for dentin hypersensitivity treatment of non-carious cervical lesions : a meta-analysis. Clin Oral Investig. 2018 Mar ; 22（2）: 617-31.
37. Sehmi H, Olley RC. The effect of toothbrush abrasion force on dentine hypersensitivity in-vitro. J Dent. 2015 Dec ; 43(12): 1442-7.
38. Coleman TA, Grippo JO, Kinderknecht KE. Cervical dentin hypersensitivity. Part II : Associations with abfractive lesions. Quintessence Int. 2000 Jul-Aug ; 31（7）: 466-73.
39. 吉川一志，名島俊樹，山本一世．知覚過敏Up to Date パラファンクションの知覚過敏への影響を考える．the Quintessence.2021 ; 40（1）: 64-76.
40. Hallmon WW. Occlusal trauma : effect and impact on the periodontium. Ann Periodontol. 1999 Dec ; 4（1）: 102-8. doi : 10.1902/annals.1999.4.1.102. PMID : 10863382.
41. Caviedes-Bucheli J, Azuero-Holguin MM, Correa-Ortiz JA, Aguilar-Mora MV, Pedroza-Flores JD, Ulate E, Lombana N, Munoz HR. Effect of experimentally induced occlusal trauma on substance p expression in human dental pulp and periodontal ligament. J Endod. 2011 May ; 37（5）: 627-30.
42. Caviedes-Bucheli J, Lopez-Moncayo LF, Muñoz-Alvear HD, Gomez-Sosa JF, Diaz-Barrera LE, Curtidor H, Munoz HR. Expression of substance P, calcitonin gene-related peptide and vascular endothelial growth factor in human dental pulp under different clinical stimuli. BMC Oral Health. 2021 Mar 23 ; 21（1）: 152.
43. Liu H, Jiang H, Wang Y. The biological effects of occlusal trauma on the stomatognathic system - a focus on animal studies. J Oral Rehabil. 2013 Feb ; 40（2）: 130-8.
44. Coleman TA, Grippo JO, Kinderknecht KE. Cervical dentin hypersensitivity. Part III : resolution following occlusal equilibration. Quintessence Int. 2003 Jun ; 34（6）: 427-34.
45. Heymann HO, Sturdevant JR, Brunson WD, Wilder AD, Sluder TB, Bayne SC. Twelve-month clinical study of dentinal adhesives in class V cervical lesions. J Am Dent Assoc. 1988 Feb ; 116（2）: 179-83.
46. Heymann HO, Sturdevant JR, Bayne S, Wilder AD, Sluder TB, Brunson WD. Examining tooth flexure effects on cervical restorations : a two-year clinical study. J Am Dent Assoc. 1991 May ; 122（5）: 41-7.
47. Van Meerbeek B, Braem M, Lambrechts P, Vanherle G. Evaluation of two dentin adhesives in cervical lesions. J Prosthet Dent. 1993 Oct ; 70（4）: 308-14.
48. Van Meerbeek B, Peumans M, Verschueren M, Gladys S, Braem M, Lambrechts P, Vanherle G. Clinical status of ten dentin adhesive systems. J Dent Res. 1994 Nov ; 73(11): 1690-702.

49. Leinfelder KF. Restoration of abfracted lesions. Compendium. 1994 Nov；15(11)：1396, 1398-400；quiz 1400.
50. Lee WC, Eakle WS. Stress-induced cervical lesions：review of advances in the past 10 years. J Prosthet Dent. 1996 May；75(５)：487-94.
51. Peumans M, Kanumilli P, De Munck J, Van Landuyt K, Lambrechts P, Van Meerbeek B. Clinical effectiveness of contemporary adhesives：a systematic review of current clinical trials. Dent Mater. 2005 Sep；21(９)：864-81.
52. Peumans M, De Munck J, Mine A, Van Meerbeek B. Clinical effectiveness of contemporary adhesives for the restoration of non-carious cervical lesions. A systematic review. Dent Mater. 2014 Oct；30(10)：1089-103.
53. Peumans M, Politano G, Van Meerbeek B. Treatment of noncarious cervical lesions：when, why, and how. Int J Esthet Dent. 2020；15(１)：16-42.
54. Goodacre CJ, Eugene Roberts W, Munoz CA. Noncarious cervical lesions：Morphology and progression, prevalence, etiology, pathophysiology, and clinical guidelines for restoration. J Prosthodont. 2023 Feb；32(２)：e１-e18.
55. Fahl N Jr. Direct-Indirect Class V Restorations：A Novel Approach for Treating Noncarious Cervical Lesions. J Esthet Restor Dent. 2015 Sep-Oct；27(５)：267-84.
56. Zucchelli G, Gori G, Mele M, Stefanini M, Mazzotti C, Marzadori M, Montebugnoli L, De Sanctis M. Non-carious cervical lesions associated with gingival recessions：a decision-making process. J Periodontol. 2011 Dec；82(12)：1713-24.
57. Santamaria MP, Mathias-Santamaria IF, Ferraz LFF, Casarin RCV, Romito GA, Sallum EA, Pini-Prato GP, Casati MZ. Rethinking the decision-making process to treat gingival recession associated with non-carious cervical lesions. Braz Oral Res. 2021 Sep 24；35(Supp ２)：e096.

第 2 章

症例編

　科学的根拠以上に，実はNCCLの臨床的根拠は不足している．発生から進行の過程を経時的に記録して原因を考察した症例報告は，極めて少ない．とくに，教科書を書き換える新説であったアブフラクションに関しては，筆者が知る限り存在しない．

　本章では，アブフラクションを臨床的に実証することを目的として筆者が集めたNCCLの臨床例を通して，NCCLの病因論を考察する．アブフラクションの強い信奉者であった筆者が，考え方をほぼ180°変えざるを得なかった臨床的根拠を提示する．

> 第2章 症例編

2 症例編

1. 症例で読み解くNCCLの病因

1) はじめに

　前章でNCCLに対する対応をまとめたが，本章では臨床例を通してその病因論を検証する．NCCLに対する適切な対応を取るためには，もちろんhow toは重要であるが，それ以上になぜ歯頸部の歯質が減ったのかを把握することが不可欠である．

　NCCLは摩耗・酸蝕・アブフラクションを三大原因とする多因子性疾患と考えられている．酸蝕に関しては成書を含めて情報が多く，その臨床的特徴はよく整理されている．外因性および内因性の酸蝕の典型像はともに，NCCLの典型像と対照的である（第1章3 図19）．酸蝕の影響が強くなると歯頸部以外の歯質喪失が大きくなり，NCCLの典型像からは離れていく．そのため，歯頸部歯質が選択的に喪失するというNCCLの臨床的特徴が成り立つためには，酸蝕の影響は一定の範囲内に収まっている必要がある．酸蝕の教科書でNCCLが典型的な酸蝕例として取り上げられていないことが，それを裏付ける．

　摩耗だけがNCCLを実験的に再現できていることは前述の通りである．一方，アブフラクションに関する科学的根拠はいまだ不足しており，学術的には「未実証の仮説」とみなされている[1〜4]．しかし，NCCLにアブフラクションと臨床診断が下されることは少なくない．本章では臨床例を通して，NCCLの成り立ちについて検証を行う．

　アブフラクションの臨床診断に関する問題点は，以下の通りである．

1) ある一時点の臨床的特徴に基づいて診断が下されることが多い．
2) 前向きに経過を追って進行過程を記録した報告がない．

　提唱当時のアブフラクション仮説は科学的根拠が脆弱な専門家の意見であったため（第3章1-1）の①〜③），確立された診断基準はなかった．診断基準がなければ，初見で診断を下すことはできない．われわれが初診の患者に対してう蝕や歯周病の診断ができるのは，過去から積み上げられアップデートされてきた診断基準があるからである．アブフラクションにはそのような積み上げはなく，「くさび状であること」や「咬耗があること」はアブフラクションの診断基準とはならない．アブフラクション仮説が提唱された論文では，「ブラッシングでできるとは考えにくい」という理由で以下のようなNCCLがアブフラクションとして提示された[5〜7]．

1. 歯肉縁下のNCCL
2. エナメル質に進展／限局したNCCL
3. 充填やフルクラウンのマージン下に発生したNCCL
4. （歯ブラシが届きにくい）舌口蓋側／隣接面のNCCL
5. 1歯に限局した／とびとびのNCCL（健全な隣在歯に挟まれたNCCL）
6. CEJよりも歯冠側に位置した半月状のNCCL
7. （破折に至るような）極めて深いNCCL
8. 1本の歯に2つのNCCLがオーバーラップした場合

　しかし，「ブラッシングが原因とは考えにくい」ことは「力が原因である」こととは本来無関係であり，前者を後者の証明と考えるのは論理の飛躍である．そのため，それぞれを個別に検証する必要があった．残念ながら，アブフラクション仮説の提唱者たちは，NCCLがある歯に他の歯よりも強い力が加わったことを検証せずにアブフラクションと決めつけていた．「ブラッシングが原因とは考えにくい」も，しっかり

■ アブフラクション仮説を実証するために理想的な症例報告

図1 アブフラクションの確実な根拠として，筆者は本図に示すような症例をずっと探してきた．従来の病因論とは異なる革新的な仮説であったアブフラクションを臨床的に実証するためには，このような記録が必要であった．しかし，これまでに報告されてきたアブフラクション症例の臨床的な根拠は，すでに発生したNCCLの一時点における口腔内写真に終始している．

- 発生前の記録がある
- 発生・進行期間を前向きでフォローしている
- 咬合の変化を契機にNCCLが発生・進行
- 咬合への介入でNCCLの進行が停止
- NCCLがある歯に他の歯よりも強い力が加わっている
- 酸蝕・摩耗の影響が少ないことを確認している

と検証された形跡はない．そしてその当時の筆者を含め多くの人が無批判にこれらの主張に同調し，アブフラクションという新規の仮説を証明された事実であるかのように扱ってしまった．

確実な診断基準がなければ一時点の情報のみでは正確な診断を下すことはできないため，作用した要因とNCCLの発生／進行の関係を前向きで追跡して検証する必要がある．NCCLが発生する前から記録があり，ある要因の変化を契機にNCCLが発生して，その要因に介入することで停止したような症例があれば望ましい．図1に，アブフラクションを実証するために理想的な症例報告が満たすべき条件を示す．提唱された当時には科学的な根拠がほとんどなかったアブフラクションは，このような前向きの経過観察によって少なくとも臨床的に検証されるべきだった．図1の「咬合」と「力」の部分を「摩耗」もしくは「酸」に置き換えれば，「摩耗」と「酸蝕」の確実な臨床的根拠となる．

筆者は，アブフラクション肯定論者であった時代に以下の2つの疑問を抱いていた

1）フォロー中の患者で新たに"アブフラクション"が発生することを目にしない．
2）明らかに強い力が加わっていた歯に"アブフラクション"の発生を見ない．

これらのような症例の記録が取れれば，かなり強力なアブフラクションの臨床的根拠になると考えて探したが，結局遭遇することはなかった．開業医と比較して担当患者の絶対数が少なく，所属が補綴科・高齢者歯科で補綴歯・欠損歯が多い患者層で

あったことがその理由と解釈していた．

開業した際，より多くの患者をより綿密にフォローできるようになるため，このようなNCCL症例に遭遇することを期待していた．自院に通院中の患者に発生したNCCLを追跡すれば，発生過程で作用した要因と進行のスピードを特定できて，介入の効果も確認できるはずである．開業以来数は多くないものの通院期間中に発生したNCCLを経験したため，このような症例を供覧し考察を加える．また，他の歯よりも強い力が作用して力学的トラブルが起きた歯に，NCCLが発生したかも検証する．

Grippoらが「ブラッシングで起きるとは考えにくいからアブフラクション」としたタイプのNCCL症例も取り上げて，本来であれば30年前に行われるべきであったアブフラクション仮説の臨床的検証を試みる．

2）経過からみるNCCL

①発生前から経過が追えているNCCL

症例1

症例概要

1．初診時年齢59歳・女性
2．初診年月：2011年12月
3．NCCLの進行期：2011〜2013年

初診時の正面観を図2aに示す．4|頬側歯頸部の変化を，経時的に示す．初診時には4|頬側は歯肉

> 第2章 症例編

■ 症例1

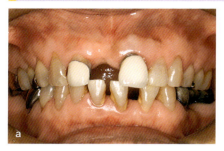
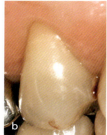
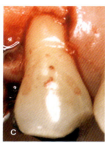
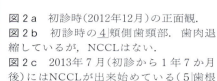

図2a 初診時（2012年12月）の正面観．
図2b 初診時の 4| 頬側歯頸部．歯肉退縮しているが，NCCLはない．
図2c 2013年7月（初診から1年7か月後）にはNCCLが出来始めている（|5 歯根端切除時に撮影）．

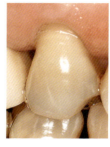
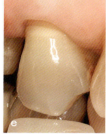
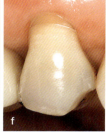
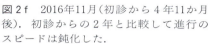

図2d 2013年12月，cから5か月後（初診から2年後）には明確なくさび状のNCCLとなった．

図2e 2014年7月（初診から3年7か月後）．
図2f 2016年11月（初診から4年11か月後）．初診からの2年と比較して進行のスピードは鈍化した．

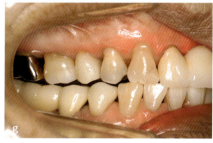
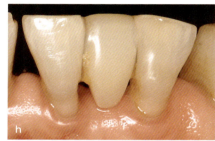

図2g 一見咬耗しているよう見える 4| 頬側咬頭近心斜面は，側方運動時には即時に離開し，ガイドになっていない．
図2h 欠損歯はないが下顎前歯部に1歯分のスペースがあり，テンポラリーのつもりで隣在歯に接着した人工歯は，2014年から一度も脱離していない．

退縮して象牙質が露出しているが，この時点ではNCCLは存在していない（図2b）．歯周基本治療・歯内療法・修復／補綴治療を開始した．初診から1年7か月後にはNCCLが発生していたが，まだ明確なくさび状の形態ではなかった（図2c：|5 の歯根端切除術の術中写真）．そこから5か月で明確なくさび状のNCCLへと進行した（図2d）．当院ではこの当時は摩耗がNCCLの原因であることの認識が低かったため，歯周基本治療期間にブラッシングに熱心になったことで，もともとの摩耗を助長するブラッシング習慣（市販の歯磨剤を併用した強い圧での水平的ブラッシング）が強化されてしまった．

咬合に関しては，⑦6|5 ブリッジの再治療を行ったが， 4| と |4 の咬合関係には手を加えていない．その後摩耗がNCCLに与える影響を認識するようになり，ブラッシング習慣を改善（ブラシング方法と圧の適正化，研磨剤を含む歯磨剤の使用中止）して修復を行わず経過観察したところ，進行のスピードは鈍化した（図2e, f）．ブラッシング習慣の変化を契機にNCCLが発生・進行し，ブラッシング習慣への介入で進行が鈍化したことから，このNCCLの主原因は摩耗と考えている．

4| 頬側咬頭近心斜面は一見咬耗しているように見えるが，側方運動は 3 2| がガイドとなっており， 4| は即座に離開する（図2g）．過去に咬合接触していた時期があった可能性はあるが，当院初診時以降は下顎をどのように動かしても偏心位で 4| は咬合接触しない．2014年に下顎臼歯部に咬合面を含め焼き付けポーセレンを前装したブリッジを装着したが，今日まで前装部のチッピングは起きていない．また，下顎前歯部に1歯分のスペースが空いており，2014年にテンポラリーのつもりで人工歯を隣在歯に接着性レジンで接着したが，今日まで一度も脱離していない（図2h）．2014年からナイトガードを使用して

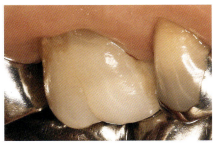
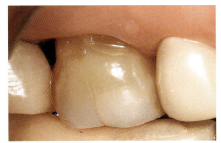
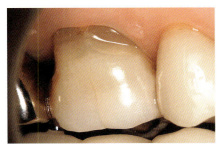

図2i　2011年12月，6|頰側NCCLの経過を示す．初診時に近心頰側に小さなNCCLがあった．

図2j　2013年12月，4|と同様に初診からの2年間で明らかに進行した．

図2k　2017年11月，その後の約7年では歯肉退縮は進行したが，象牙質の喪失はそれ以前の2年と比較すると少ない．

■ 症例2

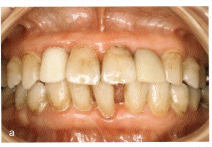
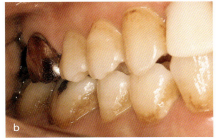
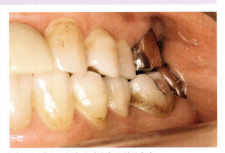

図3a〜c　初診時（2009年12月）正面観（a），初診時（2009年12月）右側方面観（b），初診時（2009年12月）左側方面観（c）．

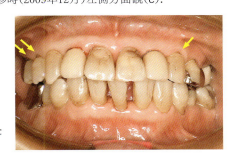

図3d　2021年5月，初診から11年6か月後の正面観．5 4|3 にNCCLが発生した（黄色の矢印）．

もらっているが，ナイトガードには明らかな咬耗は生じていない．以上より，4|NCCLの発生にはアブフラクションは関与していないと考えている．

4|は失活歯であるため，NCCL部での応力集中を緩和する目的で2016年11月にコンポジットレジンで修復した．その後現在までNCCLの再発ならびに充塡の脱離はない．6|には初診時にすでに小さなNCCLがあり，4|と同様の経緯をたどった（図2i〜k）．6|は生活歯であるため修復を行わずに経過観察を行っている．2013年から2020年にかけての7年で歯肉退縮とNCCLは若干進行したものの，最初の2年間に比べて変化は小さい．6|の経過からも，当患者のNCCLは摩耗が主原因であったと考えられる．

エナメル質表面の状態から，酸蝕の影響はほぼないと考えられる．

症例2

症例概要

1．初診時年齢66歳・女性
2．初診年月：2009年12月
3．NCCLが急速に進行した時期
　　|3 ：2011〜2012年
　　5 4| ：2012〜2015年

初診時の状態を図3a〜cに示す．初診時には歯肉退縮とNCCLともになかったが，定期受診中に発生した5 4|3のNCCLについて検証する（図3d）．

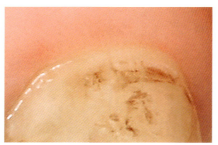

図3e ｜3唇側歯頸部の経時的変化を示す．初診時（2009月12日）には肉眼的に歯肉退縮は確認できず，NCCLもない．

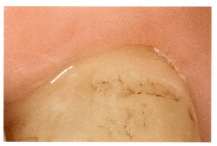

図3f 2011年9月（初診から1年9か月後）．初診から歯肉退縮が進み，小さなNCCLが発生した．

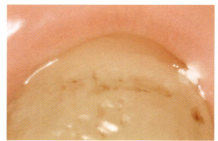

図3g 2012年4月（初診から2年4か月後）．明らかなくさび状のNCCLに進行した．NCCLと歯肉溝内に歯磨剤の顆粒が残存している（参考文献8より許可を得て転載）．

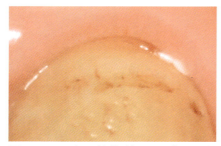

図3h 2012年10月（初診から2年10か月後）．またNCCLと歯肉溝内に歯磨剤の顆粒が残存している．

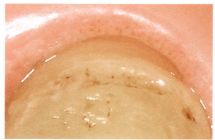

図3i 2013年3月（初診から3年3か月後）．この間大きな変化はなかった．

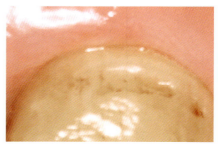

図3j 2014年5月（初診から4年5か月後）．歯肉がクリーピングして縁下のNCCLとなった（参考文献8より許可を得て転載）．

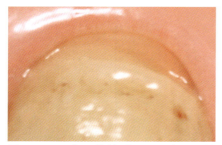

図3k 2014年11月（初診から4年11か月後）．半年後には再び歯肉退縮し，縁上のNCCLに戻った（参考文献8より許可を得て転載）．

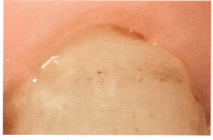

図3l 2017年1月（初診から7年1か月後）．再度クリーピングが起きて半分縁上半分縁下のNCCLとなった．

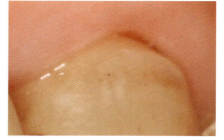

図3m 2019年10月（初診から9年11か月後）．半分縁上半分縁下の状態が継続している．

約13年の経過で，7｜，｜7，｜6の口蓋根が喪失し，762｜24567，6｜5に歯冠補綴を行った．

｜3の経過を図3e～pに示す．初診から1年9か月後には小さなNCCLが生じており（図3f），2年4か月後には明らかなくさび状のNCCLに進行していた（図3g）．そこから3年3か月後までは大きな変化はなかった（図3h～i）．2年4か月後と2年10か月後の写真では，NCCL遠心と歯肉溝の一部に歯磨剤の顆粒が残っていた（図3g, h）．4年5か月後には歯肉がクリーピングしてNCCLが歯肉縁下に隠れてしまったが（図3j），その6か月後には再度退縮して縁上のNCCLに戻った（図3k）．その後しばらくは変化がなかったが，7年1か月後には再度クリーピングが起きて，NCCLの歯肉側半分が歯肉縁下に位置するようになり（図3l），その後もその状態が維持されていた（図3m～o）．13年6か月後には歯肉側マージンは歯肉縁下に依然として位置しているものの，歯肉退縮は進行しNCCLは深くなったように見える（図3p）．切縁の咬耗は初診時にすでに存在しており（図3q），13年6か月の経過のなか

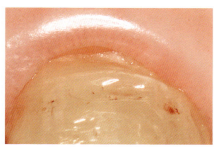

図3n　2020年6月（初診から10年6か月後）．若干歯肉退縮が進行したが，歯肉側半分は歯肉縁下に位置している（参考文献8より許可を得て転載）．

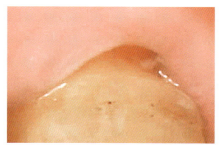

図3o　2021年8月（初診から11年8か月後）．歯肉退縮が若干進行した．

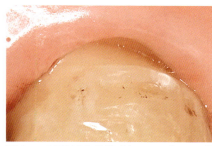

図3p　2023年6月（初診から13年6か月後）．NCCLは深くなっているようだが，半分縁上，半分縁下の状態が維持されている．

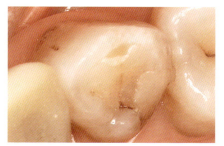

図3q　初診時（2009年12月）の切縁と口蓋側面には，すでに相当量の咬耗が観察される．

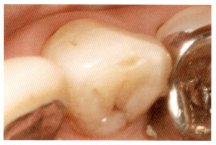

図3r　2012年4月（初診から2年4か月後）．NCCLは進行したが，咬耗には変化は見られない．

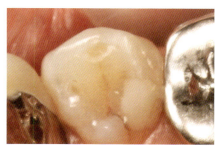

図3s　2014年5月（初診から4年5か月後）．咬耗には明らかな変化はなかった．

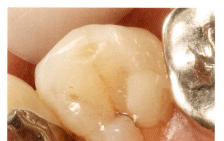

図3t　2014年11月（初診から4年11か月後）．咬耗には明らかな変化はなかった．

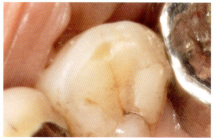

図3u　2017年1月（初診から7年1か月後）．咬耗には明らかな変化はなかった．

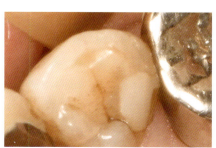

図3v　2023年6月（13年6か月後）．初診時からの切縁と口蓋側面の変化は，唇側歯頸部と比較して小さい．

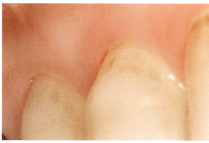

図3w　2009年12月（初診時）．5̲4̲|には肉眼的に歯肉退縮ならびにNCCLは確認できない．

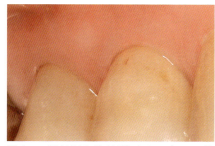

図3x　2011年9月（初診から1年9か月後）．明確ではないが，小さなNCCLが発生したように見える．

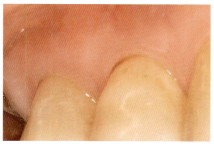

図3y　2012年4月（初診から2年4か月後）．4̲|にはっきりとNCCLが確認できるようになったが，同時期の|3と比較すると小さい．

でほとんど変化がなかった（図3r～v）．つまり，切縁と歯頸部の歯質喪失はシンクロしていなかった．

5̲4̲|の経過を図3w～eeに示す．初診から1年9か月後には小さなNCCLがあるように見えるが，明確ではない（図3x）．2年4か月後では4̲|にNCCLが確認できるようになったが（図3y），同時期の|3に

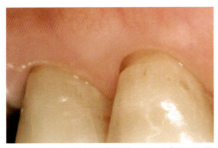

図3z 2013年11月（初診から3年11か月後）．4⏌のNCCLは明らかに拡大し，5⏌のNCCLも明確になった．

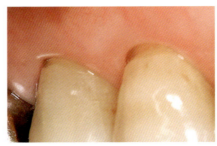

図3aa 2014年5月（初診から4年5か月後）．4⏌には大きな変化はないが，5⏌のNCCLは明らかに拡大した．

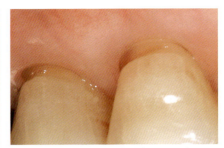

図3bb 2015年7月（初診から5年7か月後）．5 4⏌両方のNCCLに進行が見られた．

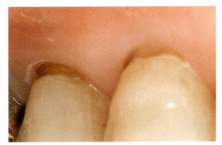

図3cc 2018年9月（初診から8年9か月後）．NCCLに明らかな進行は見られない．

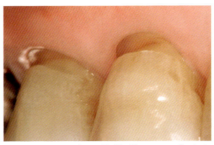

図3dd 2021年6月（初診から11年6か月後）．歯肉退縮の進行と根尖方向への拡大が見られる．

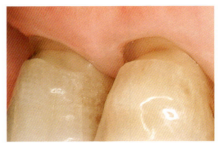

図3ee 2023年9月（初診から13年9か月後）．歯肉退縮とNCCLは若干進行した．

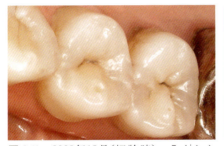

図3ff 2009年12月（初診時）．5 4⏌ともに舌側咬頭に小さな咬耗が観察される．

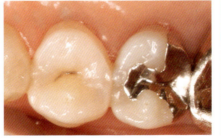

図3gg 2014年5月（初診から4年5か月後）．初診時と比較して，咬合面には明らかな変化はない．

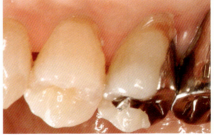

図3hh 2015年7月（初診から5年7か月後）．咬合面には変化はない．

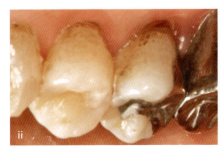

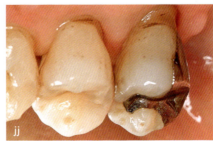

図3ii 2018年9月（初診から8年9か月後）．咬合面にも変化はない．
図3jj 2023年9月（初診から13年9か月後）．初診時から咬合面にはほとんど変化がない．

比べると小さい．3年11か月後では4⏌のNCCLはさらに拡大し，5⏌のNCCLも明確になった（図3z）．4年5か月後には4⏌のNCCLには明らかな変化はないが，5⏌のNCCLは拡大した（図3aa）．5年7か月時点では5 4⏌ともに拡大したが（図3bb），それから8年9か月までは大きな変化はなかった（図3cc）．しかし，その後の約3年間では再度進行したように見えるが（図3dd），次の約2年間ではまた変化が小さくなった（図3ee）．この期間を通した咬合面の変化は非常に小さく，歯頸部の変化とシンクロしていない（図3ff〜jj）．5 4⏌では⏋3のような歯肉のクリーピングは観察されなかった．前向きで長期間観察してみると，5 4 3⏌ともにNCCLは一定のスピードで進行し続けるわけではなく，歯周炎のように進行期と

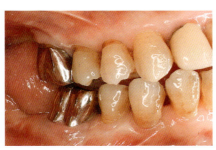
図3 kk 右側方運動のガイドを担っている3｜，｜4にはNCCLは発生しなかった．

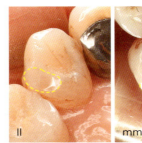
図3 ll, mm ガイド面には明確な咬耗ができていた．

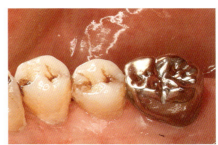
図3 nn 5 4 3｜舌側にはNCCLはなく，NCCLがある5 4｜頬側と対照的に厚くプラークが堆積している（口腔内写真はOHIと歯面清掃前に撮影している）．

停止期があるようである．

　初診から2017年11月まで定期的に受診されており，この間はNCCLの進行期・停止期を問わず5 4｜3にフレミタスや咬合痛といった咬合性外傷を疑わせる徴候はなかった．7 6 2｜2 4 5 6 7，｜5の歯冠補綴を行ったものの，咬合関係は変えないようにして治療を進めた．

　その後受診が途絶え，2018年9月に｜7のクラウン脱離で再受診となった．歯根破折のため2018年11月に｜7を抜歯した．その後，2020年2月に｜6口蓋根を分割抜歯，同年8月に｜7を抜歯して，残存歯数と咬合支持部位が減少した．2020年にフレミタスが生じたため5 4｜の咬合調整を行った．2018年以降は咬合状態に変化が生じたものの，NCCLの進行はそれ以前のほうが大きかった．

　5 4｜3のNCCLが明らかに進行したのは当院がNCCLの原因としてブラッシングを重視していなかった時期で，認識を変えて対策を講じるようになって以降は進行が鈍化している．そのため，5 4｜3のNCCLは当院初診後のブラッシング習慣の変化（プラークコントロールが不良で，『磨け磨け』のブラッシング指導になりがちで，研磨剤入りの歯磨剤の使用を制限していなかった）により生じ，ブラッシング指導内容の変化によって進行が鈍化したと考えている．

　プラークコントロールが改善せず受診時にはプラークが残っていることが多いが，経過の写真からNCCL部はおおむねプラークが除去されていることがわかる．残存歯質表面の状態ならびに食習慣に関するインタビューから，酸蝕の影響は少ないと考えている．

　初診時から下顎前歯は1本（おそらく｜1）が欠損しており，右側側方運動時のガイドは3｜と｜4が担っている（図3 kk）．3｜と｜4にはガイドになっている部位に，明確な咬耗が確認できている（図3 ll, mm）．ガイドとして機能している3｜と｜4にはNCCLは発生していない．

　一方，NCCLが発生した5 4｜の頬側咬頭は偏心運動時に離開しており（図3 kk），それは舌側咬頭と比較して咬耗が少ないことからも裏付けられる（図3 jj）．NCCLが発生した歯・歯面は，咬合状態からアブフラクションが起きるリスクが高いと考えられる部位とは異なっている．｜5頬側に小さなNCCLが発生しているが，｜4にはないことも咬合状態とNCCLの関連がないことを支持する．5 4 3｜舌側にはNCCLはなく，NCCLがある部位と対照的に厚くプラークが堆積していることが多い（図3 nn）．NCCLの発生と進行を経時的に観察した結果，少なくとも本患者においては咬合とNCCLの間に因果関係があるとは考えにくいという結論に至る．

　経時的に見ていくと歯肉縁の高さは不変ではなく，ある一時点においてNCCLが歯肉縁下に位置していることがアブフラクションの根拠とはならないことがわかる．歯肉縁下のNCCLについては，より詳しく後述する．

　口腔内写真を用いた目視による評価であるため，正確な定量化はできていないことは改善すべき点である．今後は，口腔内スキャナーを用いた定量化と経時的な比較が開業医レベルでも可能になることが期待される．

第2章 症例編

■ 症例3

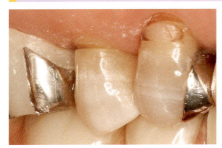

図4a　⑤|頬側にNCCLがある（2012年9月）．

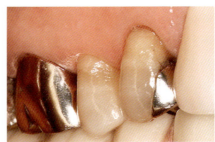

図4b　NCCLをコンポジットレジンで修復して1か月後の状態（2013年5月）．

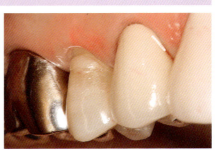

図4c　充填から2年2か月後にはコンポジットレジンの歯肉側に新たなNCCLが発生していた（2015年6月）．

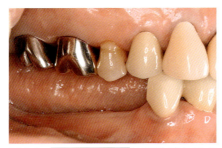

図4d　7̄6̄5̄|4̄5̄6̄7̄は初診時にはすでに欠損しており，部分床義歯が装着されていた．

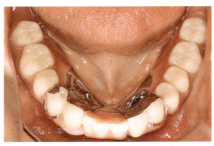

図4e　2012年7月に新製した義歯．初発と再発のNCCLはいずれも義歯と対合している時期に発生した．この間，強い咬合力が原因と考えられる義歯のトラブルは起きていない．

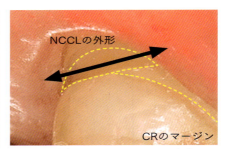

図4f　再発したNCCLとコンポジットレジンの位置関係を示すクローズアップ像．頬側中央部では応力が高くなる接着界面とNCCL歯冠側マージンは一致しているが，隣接面に向かうに従い両者は離れていく．NCCLの外形は，歯ブラシの経路（黒の矢印）と一致している．

症例3

症例概要

1．初診時年齢63歳・女性
2．初診年月：2009年12月
3．NCCLが急速に進行した時期：2013〜2015年

⑤|頬側のNCCLを2013年4月にコンポジットレジンで修復した（図4a, b）．初診時の写真がないが，2010年11月の写真に明確なNCCLは写っておらず，2012年9月には充填時と同様の状態になっていたことから，この間に発生進行したと考えられる．充填から2年2か月後には，コンポジットレジンの歯肉側に新たなNCCLが発生していた（図4c）．7̄6̄5̄|4̄5̄6̄7̄は初診時にはすでに欠損しており，部分床義歯が装着されていた（図4d, e：2012年7月に新製した義歯）．

NCCLが再発した期間に対合する義歯の床下粘膜に痛みが生じて調整した記録はなく，|4̄に強い咬合力が作用してアブフラクションが起きたとは考えにくい．症例1，2と同じく当院の摩耗に対する認識が甘かった時代に，研磨剤配合歯磨剤を併用してブラッシングが熱心になり過ぎてしまった結果と考えている．水平的ストロークでブラッシング圧が強いブラッシング習慣であった．

修復を行った歯では，力学的特性が異なる歯質とコンポジットレジンが接する接着界面で応力が高くなる．もしアブフラクションが原因であれば，応力が他よりも高くなる部位で歯質が喪失していくことが予測される．図4fは再発したNCCLとコンポジットレジンの位置関係を示すクローズアップ写真である．頬側中央部ではNCCL歯冠側マージンとコンポジットレジンの歯肉側マージンは一致しているが，隣接面に向かうに従い両者は離れていく．この形態は高い応力の部位を追いかけていった結果ではなく，水平的な歯ブラシの動きの経路と考えたほう

図4g 2021年4月の状態．強いブラッシング圧と大きな水平的ストロークは完全に改善できていないため，6|に歯肉退縮が生じて新たなNCCLが発生した．
図4h 2023年8月の状態．4|新旧修復のマージンに沿って，3つのNCCLが観察される．

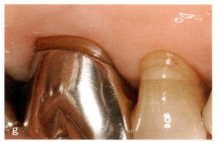
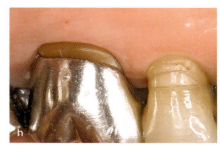

■ 症例4

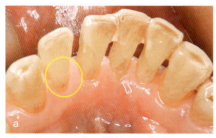
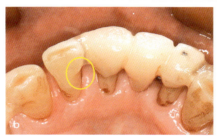
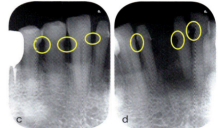

図5a, b 2014年に隣接面に発生したNCCL（a：2013年11月，b：2014年11月）．

図5c, d デンタルエックス線写真で複数歯の隣接面歯根象牙質に半円状の歯質欠損が見られる．

が妥当であろう．

図4gに2021年4月における6 5|頬側歯頸部のクローズアップ像を示す．歯肉退縮が進行し6|に新たなNCCLが発生した．6|のNCCL内面には複数の水平的な溝が確認できる．これらの水平的な溝は応力が原因であると主張する人たちがいるが[9]，確実な根拠はない．5|にはNCCLは再発していないが，歯肉退縮が進行してコンポジットレジンの歯肉側に根面が露出してきた．

図4hに2023年8月の状態を示す．2012年当時のような急激な進行ではないものの，4|旧修復の歯冠側と新修復の歯肉側に新たな歯質欠損が生じている．ブラッシング習慣は完全に是正できていないこと（強いブラッシング圧，大きな水平的ストローク，研磨剤配合歯磨剤に戻してしまう）が原因と考えている．骨隆起部に義歯が当たり痛みを訴えることはあったが，強い咬合力に起因すると考えられる義歯のトラブルはなかった．2021年に6|のNCCL内面に見られた水平的な溝は，2023年には摩滅したような形でほぼ消退していた．もし本当に力が原因でこれらの溝ができたのであれば，咬合荷重によって溝の最深部に応力が集中するため，溝がより深くなるように進行すると考えられる

時系列で見ていくと，象牙質の摩耗を考慮せずにOHIを行いブラッシングに熱心になっていた時期に急速に進行し，その後ブラッシング習慣への介入で進行が鈍化したものの，摩耗を助長するブラッシング習慣を完全に是正できていないため緩徐な進行を許しているという経過になる．そのため，本症例におけるNCCLの主たる原因は摩耗であると考えている．

症例4

症例概要

1．初診時年齢66歳・男性
2．初診年月：2013年3月
3．NCCLの進行期：2014年

2014年に複数歯の隣接面にNCCLが発生し，およそ1年で急速に進行した（図5a, b）．デンタルエックス線写真でも，複数歯の隣接面歯根象牙質に半円状の歯質欠損が見られる（図5c）．発症の契機は歯間ブラシの不適切な使用であった．NCCLが発生し

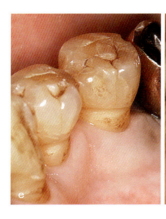
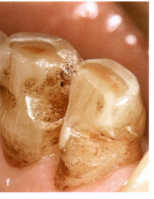

図5e 歯間ブラシが接する部位で歯質が喪失している．
図5f 歯間ブラシのワイヤーが接触するとエナメル質も喪失する．2018年時点ではNCCL表面にステインが沈着しており，進行が停止している．

■ 症例5

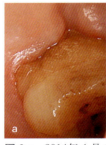
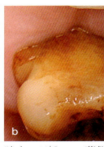
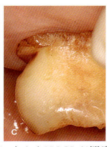
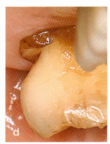

図6a 2014年4月の時点では|8の口蓋側に小さなNCCLが観察された．この部位がはっきり写っているこれ以前の写真がないため，正確な発生時期は不明．
図6b 2017年12月の時点では明らかに進行しており，くさび状のNCCLとなっていた．
図6c 2021年2月時点ではさらに進行していた．隣接面と口蓋側面の歯面沈着物の差に注目．
図6d 2023年9月の状態．2021年2月からは大きな変化はない．

た時期に担当歯科衛生士が選択したサイズ（SSS）ではなく，自己判断でLに変更していた．異常に消費が早く，必要以上に歯面に押し付けて使用していたことが購入歴から推測された．実際，歯間ブラシが接する部位で歯質が喪失している（図5e）．根気強くOHIを行い，歯間ブラシを適正に使用するようになると進行は止まった．

歯磨剤中の研磨剤で摩耗するのは基本的に象牙質であるが，歯間ブラシのワイヤーが強く接触するとエナメル質も大きく摩耗することが本症例から示される（図5f）．NCCL表面にステインが沈着しており，進行が停止したことが伺える（図5f）．歯間ブラシは有用な清掃器具であるが，使い方を間違えると重篤な歯質喪失を起こしてしまうことに注意する必要がある．

②進行過程の記録があるNCCL

症例5

症例概要
1．初診時年齢66歳・男性
2．初診年月：2012年5月
3．NCCLの進行期：当院通院中（とくに2014～2021年間の変化が大きかった）

2014年4月に|8口蓋側にあった小さなNCCLが，2021年2月までに明確なくさび状のNCCLに進行した（図6a～c）．2021年から2023年の間は進行が鈍化した（図6d）．初診時から対合歯が欠損しており（図6e），大きく挺出しているため抜歯の適応と考えられるが，患者が抜歯を希望しなかったため消極的に保存している．咬合力が加わらない状況で進行しているため，アブフラクションが原因とは考えられない．隣接面と口蓋側面における歯面沈着物の差か

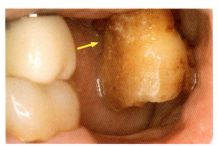

図6e 初診時から|8 の対合歯はなく，口蓋側のNCCL（黄色の矢印）は咬合力が加わらない状況下で大きなくさび状へと進行した．

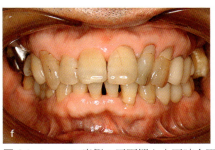
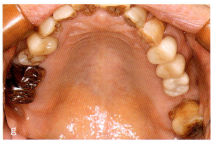
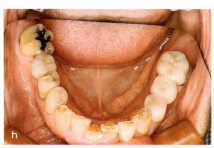

図6f〜h この症例の正面観と上下咬合面観．|3 4 5 のNCCLに関しては，⑦狭くて深いNCCLで考察する．

ら（図6b〜e），智歯の口蓋側であるが歯ブラシが当たっていることが確認できる．図6f〜hに正面観と咬合面観を示す．この患者はブラッシング習慣に問題があり，他の部位にも摩耗が原因と考えられるNCCLを発生させている（本章3）の⑦「狭くて深いNCCL」に続く）．歯科衛生士が粘り強くOHIを継続したため，近年はブラッシング習慣の改善が見られ，その結果が2021〜2023年の進行鈍化と考えている．

症例6

症例概要
1．初診時年齢57歳・女性
2．初診年月：2012年2月
3．NCCLの進行期：当院受診前，通院が途切れていた期間（2014〜2018年）

初診時の正面観と右側方面観を示す（図7a,b）．|6 5 4 頬側で歯肉退縮して，軽度のNCCLが見られた．7|7 は根尖に及ぶ骨吸収があったため，抜去した．初診時にすでに欠損していた7 6|に関しては，患者本人が補綴の必要性を感じておらず，顎機能異常もなかったため，補綴介入を行わず短縮歯列とした．2013年と2014年の経過を示す（図7c〜f）．歯周基本治療の結果歯肉退縮が起きたが，|6 5 4 のNCCLには明らかな進行は見られなかった．7|抜歯後，|6 は遠心へ自然移動した．2014年3月で受診が途絶えてしまい，再受診されたのは2018年1月であった．

受診がなかった約4年間で|6 5 4 のNCCLは大きく進行した（図7g〜i）．|6 の対合歯が欠損しているため，症例5と同様にアブフラクションの関与が否定される．通常通りブラッシングを行ってもらい記録した動画のキャプチャー画像を図7j〜lに示す．ブラッシング圧は強く大きな水平的ストロークで，ちょうどNCCL部位を横切るようにブラッシングを行っていた．NCCLの位置と形態が|6 と同様に歯ブラシの軌跡と一致しているため，咬合している|5 4 はアブフラクションで|6 と原因が違うと考えるよりも，3本ともに摩耗で進行したと考えるほうが合理的であろう．対合歯がない|6 でより大きく進行したため，この症例では咬合荷重が歯質喪失を促進しなかったと考えられる．

|4 5 6 頬側のクラウンマージン歯肉側にもNCCLが発生していた（図7m,n）．|6 は根充材が露出するほど進行していた．左側メタルクラウン表面には無数の水平的な傷がついており（図7o,p），1|硬質レジン前装部はもともとの形態が失われている（図7q〜t）．このような人工物の変化は酸蝕やアブフラクションでは説明困難であり，全顎的に摩耗の影

> 第2章 症例編

■ 症例6

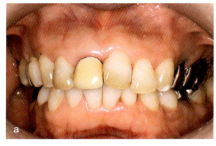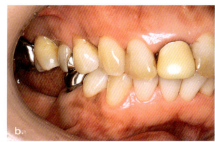

図7a, b　2012年2月，初診時の正面観と右側側方面観．

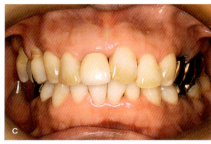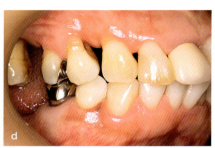

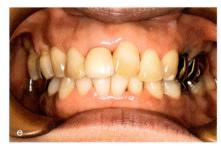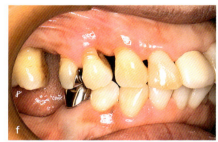

図7c〜f　2013年7月（初診から1年5か月後）と，2014年3月（2年1か月後）の正面観と右側側方面観．歯周基本治療の結果，初診時と比較して歯肉退縮が進行したが，6 5 4|のNCCLには明らかな進行はなかった．7|抜歯後，6|は遠心へ移動した．

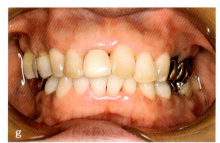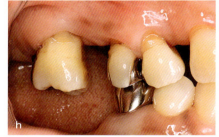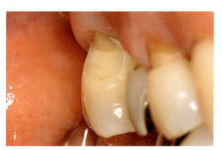

図7g〜i　2018年2月，再初診時の正面観（g），右側側方面観（h），6|NCCLのクローズアップ像（i）．約3年10か月来院が途絶えた間に，6 5 4|のNCCLは大きく進行した．6|NCCL歯冠側壁は歯肉側壁よりも長く，欠損の最深部は歯肉側寄りに位置している．下顎右側大臼歯欠損は短縮歯列として対応したため，NCCLが進行した期間に6|へ咬合力は作用していない．

響が出ている．そのため，左側も摩耗が主たる原因でクラウンマージン歯肉側にNCCLが発生したと考えられる．

③強い力が加わった歯の歯頸部の変化

　現在のテクノロジーでは，個々の歯に加わった力を定量化することは不可能である．感圧シートや感圧センサーを応用したME機器を用いれば，噛み締め時に出すことができる最大咬合力や，ある下顎位における歯列内の咬合力のバランスはわかるものの，咀嚼時／嚥下時／ブラキシズム時に個々の歯に加わる力を特定できない．

　しかし，外傷的な咬合力が加わった場合，歯周組織や歯にはその痕跡が残る．したがって，正確な定量化はできないものの，それらの臨床所見から強い

1. 症例で読み解くNCCLの病因

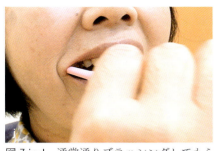
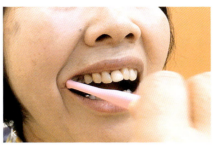
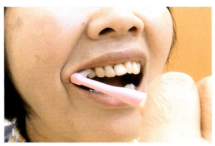

図7 j～l　通常通りブラッシングしてもらい撮影した動画のキャプチャー像．6 NCCLの形態と一致した歯ブラシの向きである．

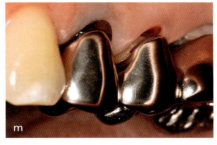
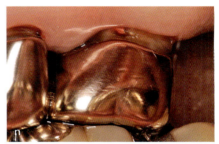

図7 m, n　4 5 6 クラウン頬側マージンの歯肉側にもNCCLが発生した．6 で露出した根充材はNCCLの形態と同様に凹んでおり，象牙質と一緒に削れたと考えられる．

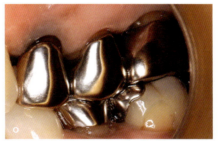
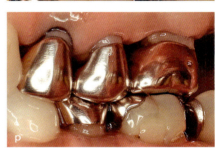

図7 o, p　約7年の経過で，メタルクラウンの表面に無数の水平的な傷がついた．

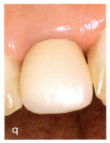
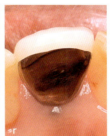
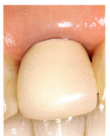
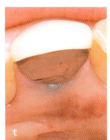

図7 q～t　1 の硬質レジン前装冠の前装部は，装着直後（q, r）と比較すると約5年でもとの形態が失われた（s, t）．

力が加わっている，またはいたことを推測できる．そのため，歯に強い力が加わっていることは，現実的には外傷力の存在を示唆する所見[3]（図8）から判断せざるをえない．

　このパートでは，上記基準と経過から歯列内の他の歯よりも明らかに強い力が加わった歯における歯頸部の変化を検証する．アブフラクション仮説が正しければ，強い力が加わっている歯には図8に示す徴候に加えてNCCLが発生して然るべきである．

症例7

1．初診時年齢75歳・男性
2．初診年月：2013年5月
3．NCCLの進行期：当院受診前

　初診時にすでに7 6|6 7，7 を除くすべての歯の頬側歯頸部にNCCLが存在していた（図9 a～c）．7 のNCCLは他の歯と比較すると，非常に小さかった．①の症例1～4とは異なり，これらのNCCLは初診時にすでに存在していたため，発生・進行に関与した要因は後ろ向きでの検証となる．咬耗が進行して

> 第2章 症例編

■ 咬合性外傷の徴候

- フレミタス
- 歯の動揺
- 咬合の不調和
- 咬耗（ファセット）
- 歯の病的移動
- 歯の破折
- 温度に対する知覚過敏
- 咀嚼時の不快感／痛み
- 歯根膜腔の拡大
- 歯根吸収
- セメント質剥離

図8　AAP（米国歯周病学会）とEFP（ヨーロッパ歯周病連盟）がリストアップした咬合性外傷の徴候（文献3より引用改変）．

■ 症例7

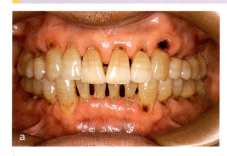
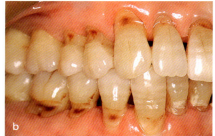
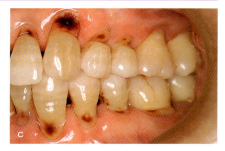
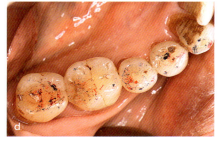

図9 a〜c　初診から3か月後（2013年8月）の正面観と左右側方面観．7 6|6 7，|7を除くすべての歯の頬側歯頸部にNCCLが存在していた．|7のNCCLは他のNCCLと比較して非常に小さかった．
図9 d　下顎右側臼歯部の咬合面観．咬耗が進行しバランスドオクルージョンとなっており，|7は偏心運動時にも咬合接触していた．

おり，大臼歯部はバランスドオクルージョンになっていた（図9 d）．下顎は3級の梃子になっているため，力点である下顎挙上筋群に近い後方歯ほど強い力を受けることになる．以上の2点から，大臼歯には前方歯群よりも強い力が作用していたことが推測される．

唇頬側と異なり，舌口蓋側にはNCCLはなかった（図9 e〜h）．|6と|7舌側咬頭に破折が見られるため（図9 e, f），舌口蓋側歯頸部にも強い力が加わっていたことが推測される．左側へのグラインディングを行った場合に各歯の唇頬側歯頸部に発生する応力は，おおむね図9 iのような状態になると考えられる．上顎には圧縮応力が，下顎には引っ張り応力が発生し，力の大きさは後方に向かうほど大きくなる．引っ張り応力のほうが為害性は高いと考えられているが（とくにエナメル質に対して），力の大きさならびに種類とNCCLの有無ならびに大きさは関連がない．

もっとも強い引っ張り応力が発生すると考えられる|7頬側はアブフラクションのリスクが最大となる部位であるが，NCCLは発生していない．一方，もっとも大きなNCCLがある|3唇側に作用する応力は，為害性が低い圧縮応力である．この症例におけるNCCLの部位と重篤度を，力学的に説明しようとしても整合性が取れない．そして，喪失している歯質の大部分はCEJより根尖側の象牙質である．

この症例に関して「バイトがきついからアブフラクションだろう」との指摘を受けたことがあるが，NCCLがある歯と歯面だけ見るとそう思えるかもしれない．しかし，NCCLがない歯と歯面まで視野を

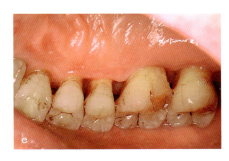
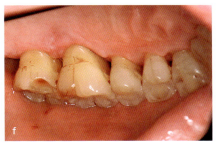
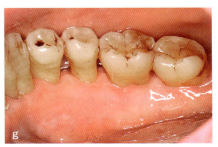
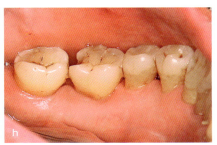

図9e〜h　唇頬側とは異なり，舌口蓋側にはNCCLはなかった．6⏉と⏉7舌側咬頭に破折が見られ，舌口蓋側歯頸部にも唇頬側に近い咬合力が作用していたと考えられる．

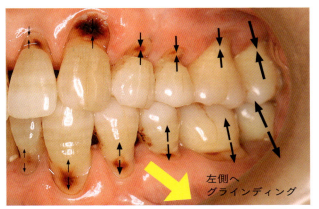

図9i　左側へグラインディングを行った場合に唇頬側歯頸部に発生すると考えられる応力の種類と相対的な大きさ．この咬合状態では，上顎には圧縮応力が下顎には引っ張り応力が発生し，応力の絶対値は後方歯ほど大きくなる．力の大きさならびに種類とNCCLの有無ならびに大きさは関連がない．有害な引っ張り応力がもっとも大きくなると考えられる⏉7にはNCCLがなく，NCCLが顕著な3 4 5⏉に作用するのは圧縮応力で，その絶対値は大臼歯部よりも小さい．喪失している歯質の大部分は象牙質である．

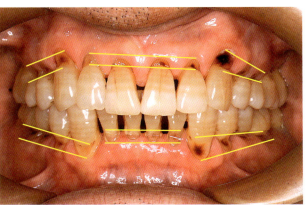

図9j　NCCLは連続した形態を呈し，ブロック毎に同じ高さに位置している．

広げると，そこにNCCLが発生しなかった理由を力学的に説明することは困難である．

　この症例のNCCLは連続した形態を呈し，ブロック毎に同じ高さに位置している（図9j）．本患者のブラッシング習慣（研磨剤配合歯磨剤を用いたブラッシング圧の強い水平的ストローク）からも，摩耗が主原因のNCCLであったと考えている．7 6⏉6 7，⏉7にNCCLが見られない理由を力学的観点から説明できず，習慣的にブラッシングのストロークが5⏉5と⏉6までで止まることが多かったと考えたほうが合理的である．下顎右側でもっとも強い力を受けてきたはずの⏉7のNCCLが，その近心に位置する歯よりもはるかに小さいことも，同じ理由で説明可能である．

　NCCLは非う蝕性であるが，とくに⏉3で顕著なように脱灰が続発する場合がある．この所見と摩耗を主原因とすることは一見矛盾するように感じられるかもしれない．しかし，摩耗でNCCLが発生するためには，つねにプラークフリーの状態が維持されている必要はない．摩耗は不可逆的かつ累積的なプロセスであるため，極論になるが週に1度だけ集中的

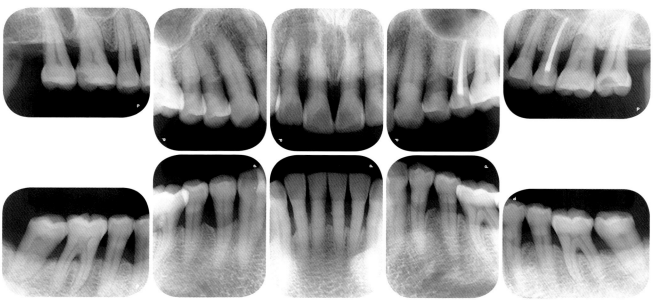

図9k 2017年1月撮影の全顎デンタルエックス線写真．う蝕による修復はなく，失活歯1本で8028を迎えることができた．|5 が失活した理由は，NCCL部からの歯髄感染と考えられる．

に摩耗を起こすような条件でブラッシングする習慣（それ以外の時間はプラークが蓄積し放題であっても）でも発生し得る．実際，本患者はプラークコントロールが不安定で，NCCL部がプラークフリーの日もあれば，プラークが堆積した日もあった．

う蝕も象牙質におよぶクラックもない|5 に根尖性歯周炎が発生し，深いNCCLから歯髄感染が起きたと考えられた．そのため，浅い|3,|6 を除き，すべてのNCCLをコンポジットレジンで充填した．SPTを行い良好に経過して，2016年12月には8028を達成した．2017年1月時点の全顎デンタルエックス線写真を図9kに示す．しかし，2017年5月頃から|7 に咬合時の違和感を訴えるようになった．動揺が大きくなり，7/7 にフレミタスが生じた．図8の項目の約半数が該当するようになった．咬合調整と暫間固定で対処したが，症状の完全消退には至らなかった．

その後約9か月来院が途絶えていたが，2018年9月に「右下奥歯が噛むと痛い」ことを主訴に再受診された．|7 近心に根尖に及ぶポケットが形成されて，デンタルエックス線写真で近心に垂直性骨吸収が確認された（図9l）．|7 の動揺度が2に増加しており，失活して舌側に瘻孔が形成されていた（図9m）．咬合痛がなくなるまで咬合調整を行ったところ，咬合面のエナメル質がなくなった．露出した象牙質面には近遠心的にクラックが観察された（図9n）．|7 6| 間のコンタクトは開いており図8の病的移動も該当するようになった．7/7 には他の歯よりも強い力が加わっていたことが推測される．

2014年6月と2018年10月（咬合面削合後）の|7 頬側歯頸部の比較を示す（図9o, p）．|7 の小さなNCCLには，外傷的な力が加わっていたと考えられる期間の後でも明らかな変化はなかった．|7 と同じ力を受けていた対合歯|7 の歯頸部にはNCCLは発生していない．もしアブフラクション仮説が正しいのであれば，|7 と|7 の歯頸部歯質に変化が生じて然るべきである．|7 は歯内歯周病変になっていたため，まず歯内療法から行った．

現在から振り返ると，NCCLを除けばほぼ健全歯の8028達成者であったため保存にこだわり無駄な抵抗をしていた感があるが，咬合接触を除去して自然移動を促し，近心の垂直性骨吸収の改善を試みた．歯冠がなくなるほど削合して，大きく遠心歯冠側へ移動したにもかかわらず改善は得られなかった（図9q〜t）．保存を断念して抜去したところ，近心舌側で根尖からの垂直性歯根破折（Vertical root fracture：以下，VRF）が起きていたことが判明した

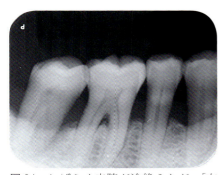
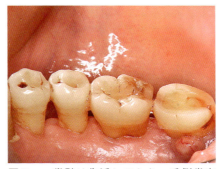
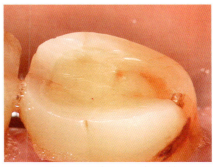

図9l しばらく来院が途絶えたが,「右下奥歯が噛むと痛い」ことを主訴に再受診した際のデンタルエックス線写真. 7̄ 近心に垂直性の透過像があり,歯槽硬線が消失している(2018年9月.初診から5年4か月後).

図9m 歯髄は失活しており,舌側歯肉縁近くに瘻孔が形成された.咬合痛とフレミタスがなくなるまで咬合調整を行った結果,咬合面のエナメル質がなくなってしまった.

図9n 咬合面で露出した象牙質には近遠心方向にクラックが走行しており,これが歯髄感染の経路となったと考えられる.未修復の生活歯が破折したことから,7̄ には他の歯よりも強い咬合力が作用していたと考えられる.

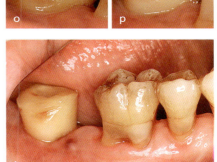

図9o, p 7̄ に咬合時の違和感が出る前(o:2014年6月)と咬合調整後(p:2018年10月)の頰側歯頸部の比較.この期間生活歯が破折するほどの強い咬合力が作用したにもかかわらず,7̄ のNCCLには変化はなかった.また,同じ咬合力を受けてきた対合する 7̄ にもNCCLは発生していない.

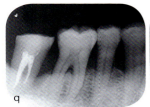
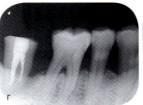
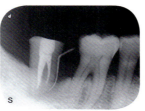

図9q〜t ほぼ健全歯列で8028を達成したため,保存にこだわり垂直性骨吸収の改善を狙って自然移動を試みた.大きく遠心傾斜と挺出し,歯冠がなくなるほど削合を繰り返したが改善は得られなかった.

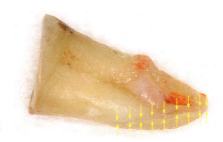

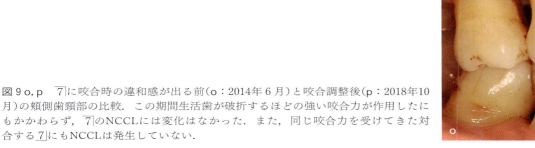

図9u 保存を断念して抜去したところ,近心舌側で根尖からの垂直性歯根破折が起きていた.

(図9u).電気的根管長測定器を用いて作業長を決定したものの,近心根の根管充填が大幅にアンダーでクラックのあたりで止まっていることから,根管治療を開始した時点ですでにVRFは起きていたと考えられる.近心の歯周ポケットは根尖におよんでいたため,VRF部から上行性に歯髄感染が起きた可能性も考えられる.咬合性外傷の徴候にさらにVRFも加わることになり(図9v),7̄ には絶対的にも相対的にも強い力が作用していたことは確実である.

抜歯後の左右臼歯部側方面観を示す(図9w, x). 7̄ と同じ力を受けてきた 7 ならびに最後方臼歯として歯列内でより強い力を負担してきた 7̄|7 にも,こ

> 第2章 症例編

- フレミタス
- 歯の動揺
- 咬合の不調和
- 咬耗（ファセット）
- 歯の病的移動
- 歯の破折
- 温度に対する知覚過敏
- 咀嚼時の不快感／痛み
- 歯根膜腔の拡大
- 歯根吸収
- セメント質剥離

図9 v　赤字の部分が $\overline{7|}$ で観察された咬合性外傷の徴候．咬合性外傷の徴候の大半の項目が当てはまり，絶対的にも相対的にも強い咬合力が作用していたと考えられる．

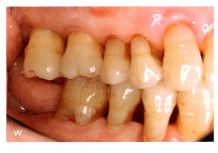 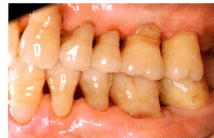

図9 w, x　$\overline{7|}$ 抜歯後の左右臼歯部側方面観．$\overline{7|}$ と同じ力を受けてきた $\overline{|7}$ ならびに最後方臼歯として歯列内でより強い力を負担してきた $\frac{|7}{|7}$ にも，初診時から6年以上前向きで観察してNCCLの発生は認められなかった．また，最後方の咬合支持歯となった $\frac{6}{6|}$ にも，歯頸部歯質の変化は起きなかった．

症例8

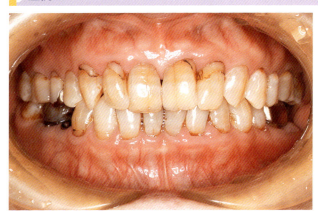

図10a　初診時（2016年10月）の正面観．大半の歯の唇頬側にNCCLもしくは前医で行われた充填があった．

の時点で初診時から6年以上経過していたが，前向きで観察してNCCLの発生は認められなかった．また，$\overline{7|}$ の咬合面を削合後に最後方の咬合支持歯となり荷重負担が増えた $\frac{6}{6|}$ にも，歯頸部の変化は起きなかった．

　初診時に存在していたNCCLの考察と，通院期間中に作用した外傷的な咬合力の影響を前向きに観察した結果から，アブフラクションを肯定する根拠を得ることはできなかった．酸蝕に関する習慣で特記事項はなく，酸蝕の典型的歯質喪失パターンを示しておらず，酸蝕のこれらのNCCLへの関与は小さいと考えている．

症例8

1．初診時年齢77歳・女性
2．初診年月：2016年10月
3．NCCLの進行期：当院受診前

　初診時の正面観で見える歯の大半には，唇頬側にNCCLもしくは前医で行われた充填があった（図10a）．舌口蓋側にはNCCLは認められなかった．右側臼歯部の頬舌面観とデンタルエックス線写真も示す（図10b〜d）．最後方の咬合支持歯である $\frac{7|}{7|}$ の頬側歯頸部にはNCCLはない．$\overline{7|}$ 咬合面には広く象牙質が露出したwearがあり，そこに $\underline{|7}$ の咬頭がはまり込むように咬合していた．他の歯の状態も考慮する

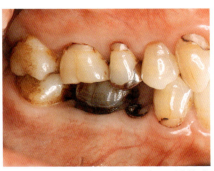
図10b 右側臼歯部頬側面観．最後方の咬合支持歯である $\frac{7}{7}$ の頬側歯頸部にNCCLはない．

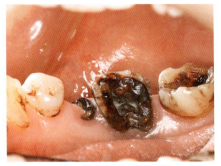
図10c 下顎右側臼歯部舌側面観．

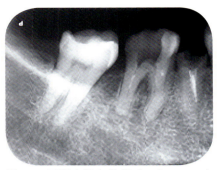
図10d 下顎右側臼歯部デンタルエックス線写真．

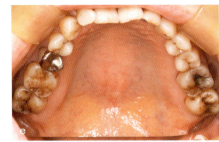
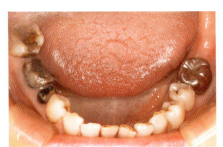
図10e, f 上下顎咬合面観．後方歯ほど咬耗が強い傾向が見られる．

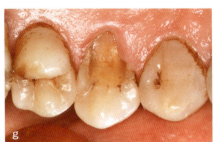
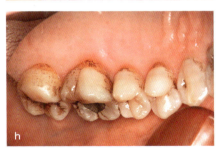
図10g 最初に歯冠破折が起きた $\underline{4|}$（2018年9月）（参考文献8より許可を得て転載）．

図10h 歯冠破折が起きる7か月前の状態．強い力が加わっていたはずの $\underline{4|}$ 口蓋側歯頸部に歯質喪失はない（参考文献8より許可を得て転載）．

とこのwearの主体は酸蝕ではなく咬耗で，長年にわたり強い力が作用し続けてきたことが推測される．咬合面観では後方歯ほど咬耗が進行しており（図10e, f），オープンバイトの咬耗パターンに類似した状態であった（第1章2参照）． $\overline{|6}$ はVRFを起こしており，抜歯の適応であった．

この症例では，初診から3年7か月の間に3本の生活歯（ $\underline{4|}\,\underline{|4}\,\underline{|5}$ ）の歯冠破折，1本の生活歯（ $\overline{|7}$ ）の歯冠・歯根破折，1本の失活歯（ $\underline{|5}$ ）の歯根破折が起きた．発生時期は， $\underline{4|}$ が2018年9月， $\overline{|7}$ が2019年1月， $\underline{|4}$ が2020年2月， $\underline{|5}$ が2020年5月であった．最初に破折した $\underline{4|}$ と，破折する前の口腔内写真を示す（図10g, h）．年齢を考慮すると，小臼歯の咬耗は軽度である．未修復の生活歯で咬頭破折が起きたことから，口蓋側咬頭に強い力が作用したと考えられる．

しかし，破折が起きる直近の口腔内写真で確認すると， $\underline{|4}$ 口蓋側歯頸部には歯質の喪失は確認できない（図10h）．

$\overline{|7}$ に咬合痛が出たため精査したところ，歯冠部にクラックが入っており失活していた（図10i）．髄腔開拡を行ったところ，破折は髄床底に及び歯根は分離していた（図10j）．生活歯が髄床底を含めて破折したということは，大きな力が加わっていた証拠と考えてよいだろう． $\overline{|7}$ と $\overline{7|}$ は最後方の咬合支持歯で咬耗がもっとも重篤であり，歯列のなかで一番大きな力が加わっていたと推測される．骨吸収と動揺がないため，アブフラクションが発生する条件が症例7の $\overline{|7}$ よりもそろっていたはずである（註：アブフラクションは動揺歯では起きにくいと考えられている[7]）．しかし，抜去した $\overline{|7}$ の歯頸部を拡大してみて

> 第2章　症例編

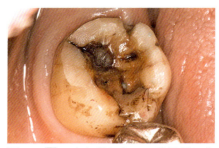

図10i　7┐に咬合痛が出て，歯冠部にクラックが観察され歯髄は失活していた（2019年1月）．

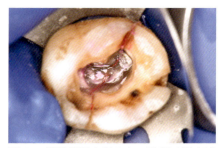

図10j　髄腔開拡を行うと，破折は髄床底に及び歯根は分離していた．

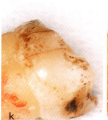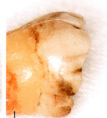

図10k, l　抜去した7┐の歯頸部にはNCCLの徴候は見られなかった．抜去歯の頬側（k）と舌側（l）．

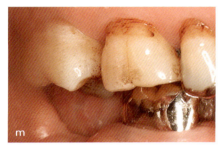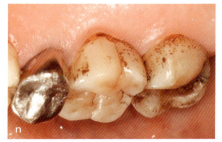

図10m, n　7┐と同じ咬合力を受けていた┌7にも歯頸部には歯質喪失はなかった．

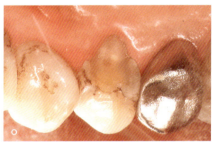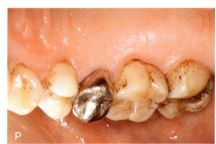

図10o　2020年2月に┌4の舌側咬頭が破折してきた．
図10p　┌4と同様に，破折の直近の口腔内写真では口蓋側歯頸部にNCCLは発生していなかった（2019年7月）（参考文献8より許可を得て転載）．

も，わずかな歯質欠損も確認できなかった（図10k, l）．7┐と同じ力を受けていた対合の┌7歯頸部にも，歯質欠損は見られない（図10m, n）．

　失活歯1本だけの破折であればアクシデント的な要素があるかもしれないが，このように立て続けに生活歯が破折した場合は日常的に強い力が加わる背景があったはずである．小柄な高齢女性で，見た目からは咬合力が強い印象は受けない．問診では極端に硬いものを好む食習慣は確認できず，義歯に関する痛みは装着直後以外はなかった．そのため，機能時には強い力が作用していないと考えられた．また，7┐を除き咬耗は軽度であったため，小臼歯部ではブラキシズムの影響は強くなかったと推測される．本患者は強い腰痛もちで，わずかな体勢の変化でも痛みが生じるため，デンタルチェアの背板は倒せなかった．日常生活においても痛みを感じることが多く，その際に反射的に食いしばることで歯に強い負荷が加わったのではないかと推測している．上顎小臼歯の舌側咬頭の破折はいずれも歯髄腔には及ばず，生活歯のまま歯冠補綴で対応できた．┌4と同様に，┌4の破折が起きた直近の口腔内写真では，破折した咬頭直下の歯頸部にNCCLは発生していなかった（図10o, p）．

　2021年11月に6┐クラウンの脱離を主訴に1年ぶりに来院した．6┐は歯根破折を起こしていた．これで大臼歯部の咬合支持が消失し，前方残存歯への咬合力負担は初診時に比べて増えている．しかし，初診時に存在したNCCLとNCCLに対して行われたと思われる充填に目立った変化は起きていない（図10q）．

　強い力に起因すると考えられるイベントが頻発した患者であるが，それらに対応してNCCLの発生ならびに既存NCCLの進行は起きなかった．症例7に

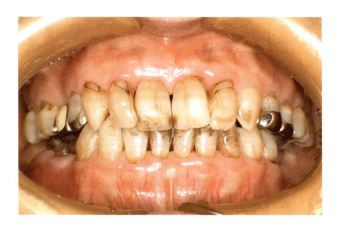

図10q ６|クラウンが脱離を主訴として，1年ぶりに受診した（2021年11月）．これで大臼歯部の咬合支持がすべて喪失したことになる．初診時と比べて前方歯群の咬合力負担は増えたはずだが，既存のNCCLが進行したり新たなNCCLが発生したりすることはなかった．

症例9

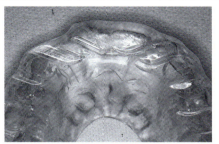
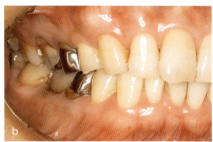
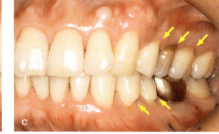

図11a　強い夜間ブラキシズムがある患者のナイトガードに生じた咬耗．

図11b, c　初診時の左右側方面観．左側にのみNCCLが観察される（黄色の矢印）．

引き続き，強い力とNCCLの関連を見出すことはできなかった．

症例9
1．初診時年齢51歳・女性
2．初診年月：2011年11月
3．NCCLの進行期：当院受診前

　当院でもっとも強烈な睡眠時ブラキシズムを示す患者の一人である．ナイトガードには装着して数か月で轍のような咬耗が発生し，破損のためこれまで何個も作り直している．ナイトガード上に見られる咬耗は左右ほぼ同様に側方限界運動路の軌跡を描いており，前方運動の痕跡はない（図11a）．この傾向は2014年に初めてナイトガードを装着してから変わりがない．初診時にはNCCLは左側にのみ（|４５６，|４５）見られた（図11b, c）．上記のナイトガードの咬耗から，この患者は左右同様にブラキシズムを行っていたと推測される．咬耗の程度も左右同等である

ことからも（図11d, e），この推測は妥当であると考えられる．左右側の歯は同等の力を受けていたと考えられるため，NCCLの左右差をアブフラクションで説明するのは困難である．

　多くの研究から示されるように（第1章8），咬合面と歯頸部の歯質喪失は独立した現象であることを裏付ける症例と考えている．ナイトガードは咬耗を抑制するがブラキシズム自体を止めることはできないため，本患者の歯には少なくとも夜間に強い力が作用し続けてきた．しかし，現在まで新たなNCCLは発生しておらず，この経過もアブフラクション仮説にとって不都合な事実である．|４５６，|４５のNCCL・強い咬耗・睡眠時ブラキシズムといった断片的な情報のみでアブフラクションと判断する人が多い症例かもしれない．しかし，NCCLがない右側を含めた咬合の全体像ならびに長期経過を診ると力以外の要因を考慮すべきであろう．

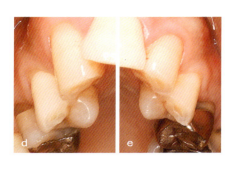

図11d, e 上顎左右犬歯・小臼歯部の咬耗には左右差はない．

■ 症例10

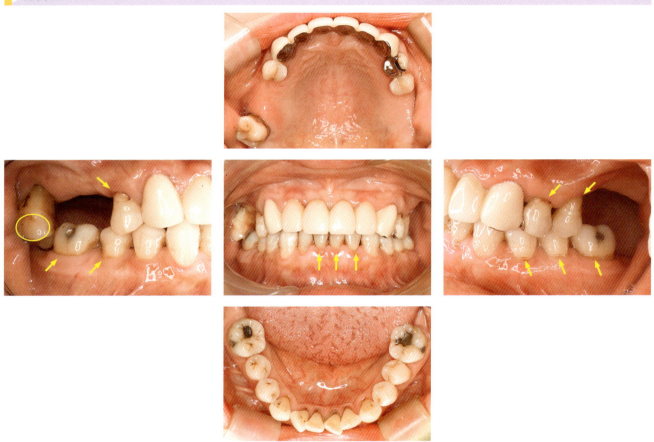

図12a 初診時の正面観（2020年3月）．|4，6 5|，1|1 2 4 5 6 にNCCLと4|5 にNCCLに対してと思われる充填が認められた．対合歯が欠損しており，挺出している 7| に注目．

症例10

1．初診時年齢67歳・女性
2．初診年月：2020年3月
3．NCCLの進行期：なし

　症例7～9とは異なり経過が短い患者で，強い力が作用したであろう期間をリアルタイムでフォローしていない後ろ向きの検証である．初診時に|4，6 5|，1|1 2 4 5 6 にNCCLと 4|5 にNCCLに対し てと思われる充填が認められた（図12a，黄色の矢印）．

　ここで注目すべきは 7| である（黄色の丸）．対合歯の 7| は欠損しているが，中心位に誘導すると 6| と早期接触し，そこから下顎が前方にスライドして咬頭嵌合位に至る（図12b，c）． 7| には，そのスライドに相当した明確なファセットができている．患者も， 7| と 6| が最初にぶつかることを自覚していた．初診時にはすでに 7| には根尖に及ぶ骨吸収があり（図

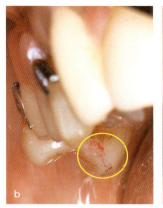
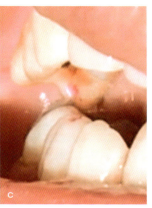

図12b, c ７|舌側咬頭近心に明らかなファセットがあり，中心位に誘導するとこの部位で６|と早期接触する．そこから咬み込むと，下顎が前方にスライドして咬頭嵌合位に至る．

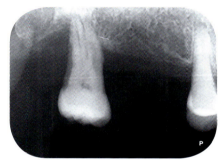

図12d 初診時における７|のデンタルエックス線写真．根尖に及ぶ骨吸収がある．

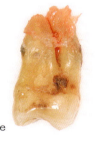
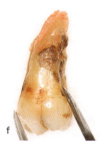
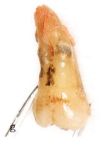
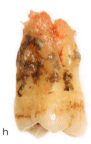

図12e〜h 抜去した７|．いずれの歯面でも歯頸部歯質は喪失していない．左から近心面(e)，口蓋側面(f)，頬側面(g)，遠心面(h)．

12d)，大きく挺出して保存不可な状態であった．

　咬合性外傷がこの骨吸収にどれだけ関与したかは意見が分かれる点であり，後ろ向きの推測では結論が出ない．しかし，現在の状態に至るまでの間に７|には決して小さくはない荷重が作用してきたことには異論はないだろう．それにもかかわらず，抜去した７|を精査しても，歯頸部歯質の欠損は確認できなかった（図12e〜h）．

　一方，７|と早期接触していた６|には，NCCLが発生していた．しかし，その位置は早期接触部位（遠心辺縁隆線）から予測される応力集中部位とは異なっている．大臼歯欠損に対して補綴的介入は行われておらず，残存歯数が多い左側で咀嚼することが多かったとのことである．｜６は咬頭嵌合位では咬合接触はないが，挺出していることもあり前方・右側方運動時に｜５と接触する（図12i）．｜４５は咬頭嵌合位で接触し，グループファンクションのガイドにもなっており，｜６の咬合接触状態および咬合力が作用する方向とは大きく異なる．しかし，｜４５６には一直線上に連続した相似形のNCCLが発生している（図12j）．もし力がNCCLの原因であるならば，｜４５と｜６のNCCLは位置・形態ともに大きく異なって然るべきであるが，現実はそうなってはいない．

第二大臼歯にNCCLが少ない理由

　顎関節（支点），閉口筋群（力点），歯列（作用点）の

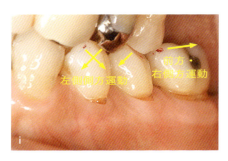
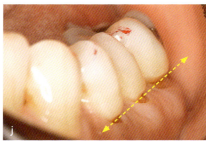

図12i ⌊6は咬頭嵌合位では咬合接触はないが，挺出しているため前方・右側方運動時に⌊5と接触する．
図12j ⌊4 5は咬頭嵌合位で接触し，グループファンクションのガイドにもなっている．⌊6と咬合接触状態は大きく異なる．しかし，⌊4 5 6には一直線上に連続した相似形のNCCLが発生している．

■ 第二大臼歯にNCCLが少ない理由

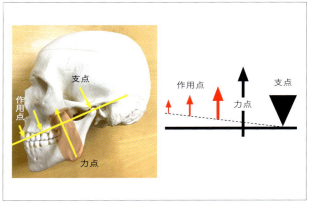

図13a 下顎は「顎関節を支点，筋の付着部位が力点，歯が作用点」の3級の梃子になっている．

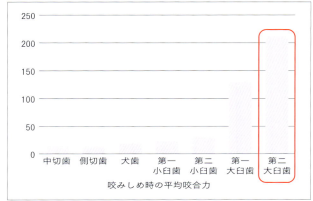

図13b 咬みしめ時の歯列内の咬合力分布．後方歯ほど大きな力が加わる（参考文献9より引用改変）．

位置関係から，下顎は3級の梃子となっている（図13a）．そのため，咬頭嵌合位での咬みしめでは力点に近い遠心の歯ほど強い力が加わる（図13b）[10]．偏心位ではガイド様式に左右されるが，バランスドオクルージョンになっていれば，やはり最後方臼歯がもっとも強い力を受けることになる．

ところが，疫学研究から第二大臼歯にはNCCLが少ないことが報告されている[11〜14]．第二大臼歯は咬合性外傷の影響を受けやすい歯と認識されているにもかかわらず，NCCLの発生が少ないことはアブフラクション仮説にとって不都合な事実である．実際，症例7〜10においても，強い力が作用していたはずの第二大臼歯にNCCLはなかった．

発生過程の記録はないが，第二大臼歯にNCCLがない症例を供覧して考察する．図13cは⌊4 5 6に連続的かつ相似形のNCCLがあるが，⌊7にはないケースである．対合歯列に欠損歯はない．図13dも同様に⌊6 5 4に連続的かつ相似形のNCCLがあるが，⌊7にはない．初診時の右側方面観では⌊7には歯石が沈着しており，⌊7と⌊6から近心の歯で歯ブラシの当たり方に大きな違いがあったことが示唆される（図13e）．

図13f, gは図13dのケースをさらに極端にしたような状態で，⌊7|7には大量の歯石が沈着している．図13f, gの対合は総義歯であり（図13h），これらのNCCLへのアブフラクションの関与はないと考えられる．歯ブラシの往復運動が第一大臼歯遠心で止まることが多いため，第二大臼歯にはNCCLが少ないと考えるほうが合理的であろう．

外傷力を受けている最後方臼歯にのみNCCLがあり，その前方歯にはないという逆の分布パターンに遭遇した経験は筆者にはない．もしアブフラクショ

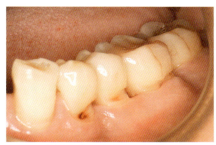

図13c ｢456に連続的かつ相似形のNCCLがあるが，｢7にはないケース．

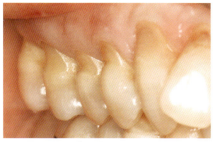

図13d 654｜に連続的かつ相似形のNCCLがあるが，7｜にはないケース．

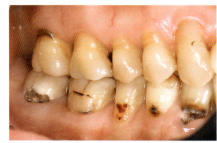

図13e 初診時の右側方面観．7｜には歯石が沈着しており，7｜の手前で歯ブラシが止まることが多かったことが推測される．

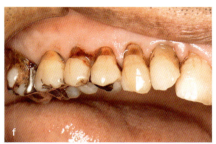

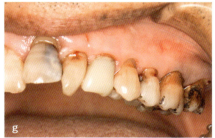

図13f, g 65432｜12456にNCCLが発生しているが，7｜7には大量の歯石が沈着しているケース．

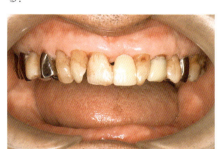

図13h 下顎は無歯顎で総義歯が装着されている．

ン仮説が正しいのであれば，咬合性外傷を起こした第二大臼歯により頻繁にNCCLが見られて然るべきではないだろうか？　しかし，現実は異なっている．

3）アブフラクションと信じられているタイプのNCCLの検証

①舌・口蓋側のNCCL

唇頬側に比べて発生頻度は大幅に低いものの，舌口蓋側にもNCCLが発生することがある．Grippoはは歯ブラシが届きにくいため舌口蓋側のNCCLはアブフラクションであると提唱[6,7]，それが広く信じられている．しかし，「摩耗で説明しにくい」ことを「力が原因」の証明と考えることは論理の飛躍であり，それぞれを個別に検証する必要がある．筆者のNCCL臨床写真コレクションには，上顎前歯口蓋側を除くすべてのブロックに舌口蓋側のNCCL症例があり，それらの一部を供覧する（図14a〜g）．

上下，歯種を問わず，これらのNCCLには図14hで示した共通の特徴がある．筆者が記録を取った舌口蓋側のNCCLは例外なくこれらの特徴を有している．この形態にはどのような意味があるか，臨床例で考察する．

症例11

1．初診時年齢60歳・男性
2．初診年月：2013年10月
3．NCCLの進行期：2011〜2015年で進行が速かった．

6｜口蓋側NCCLの経過がある症例を供覧する．初診から1年後には小さなNCCLが観察された（図15a）．2年6か月後には明らかに進行していた（図15b）．撮影方向が異なるため正確な比較は困難ではあるが，4年4か月後にはさらに進行したように見える（図15c）．それ以降は進行しているが，変化量は小さくなった（図15d〜f）．

両側の下顎臼歯部は初診時から欠損し（図15g），義歯が装着されており，咬合関係が進行速度の変化に影響したとは考えにくい．むしろ症例1〜3と同様に，当院のブラッシングへの対応の変化時期と一致している．前方および口蓋側から見ると，上

> 第2章 症例編

■ 舌口蓋側のNCCL

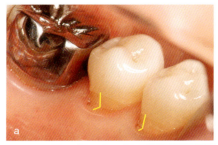
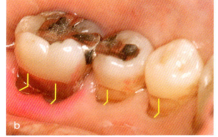
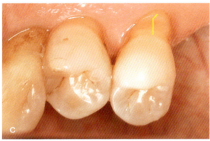
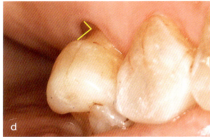
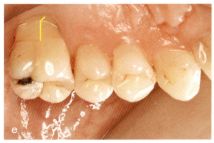
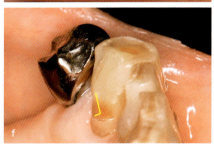
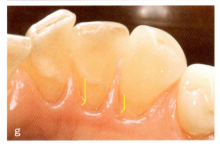

図14a ⎣4 5舌側にNCCLがある．a〜gまでのNCCLの歯冠側壁と歯肉側壁の関係を黄色の線で示す．
図14b ⎣4 5 6舌側にNCCLがある．
図14c 5⎦口蓋側にNCCLがある．
図14d 4⎦口蓋側にNCCLがある．
図14e 6⎦口蓋側にNCCLがある．
図14f ⎣3舌側にNCCLがある．
図14g ⎣3 2舌側にNCCLがある．

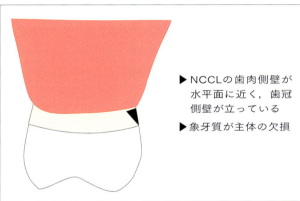

▶ NCCLの歯肉側壁が水平面に近く，歯冠側壁が立っている
▶ 象牙質が主体の欠損

図14h 上下・歯種を問わず，舌口蓋側のNCCLに共通した特徴．歯肉側壁が水平面に近く，歯冠側壁が立っている．CEJ根尖側の象牙質欠損がNCCLの主体である．

■ 症例11

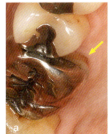
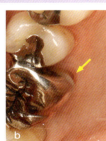
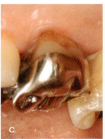
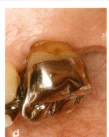
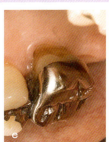
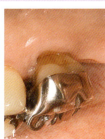

図15a〜f 初診から1年後（2011年10月）に，6⎦口蓋側に小さなNCCLが観察された（a）．初診から2年6か月後（2013年4月）には，明らかに進行していた（b）．4年5か月後（2015年3月）にはさらに進行した（c）．d以降は進行が鈍化した（d〜f）．

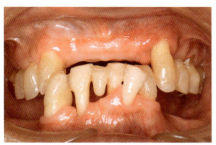
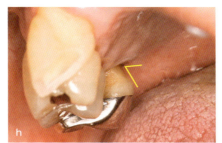
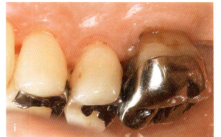

図15g　下顎臼歯部は初診時にはすでに欠損しており，義歯が装着されていた．上記NCCLの変化はすべて対合歯が義歯の状況下で起きた．

図15h, i　6̲口蓋側NCCLの前方観と口蓋側観．図14hに示した形態的特徴を有している．

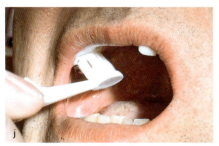
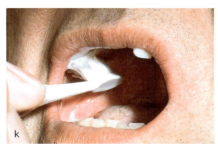
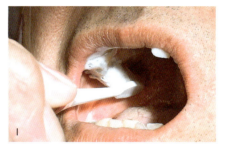

図15j〜l　患者に通常通りのブラッシングをしてもらって撮影した動画のキャプチャー画像．6̲NCCLの形態と一致した歯ブラシの動かし方をしている．チェアサイドで歯磨剤を付けずに磨いているにもかかわらず発泡してくることに注目．日常的に歯磨剤を大量に付けてブラッシングしているため，歯ブラシに歯磨剤が残っていたと推測される．

記の形態的特徴を有している（図15h, i），通常通りにチェアサイドでブラッシングしてもらって撮影した動画のキャプチャー画像から，この形態に一致した歯ブラシの動かし方をしていることがわかる（図15j〜l）．

5̲4̲にも小さなNCCLがあるが，6̲との大きさの違いは象牙質の露出量の違いである．上顎大臼歯口蓋根は口蓋側への張り出しが強く，骨のハウジングから逸脱することがあり，小臼歯よりも著しい退縮を示すことがある（例：図14e）．チェアサイドで歯磨剤を付けていないにもかかわらず，ブラッシングしていると発泡してくることから，日常的に歯磨剤を大量に付けてブラッシングしていることが推測される．

症例12

1．初診時年齢78歳・男性
2．初診年月：2011年12月
3．NCCLの進行期：当院受診以降

　初診から5年後の正面観と下顎咬合面観を示す（図16a, b）．2̲3̲舌側にNCCLが認められる（図16c）．初診時には下顎前歯部舌側はプラークと歯石で覆われているため，NCCLの有無／程度を判別できない（図16d, e）．初診から1年7か月後（2013年7月）では，2016年のような明確なNCCLは観察できない（図16f, g）．初診から3年6か月後（2015年6月）では，2016年に近い状態になっていた（図16h, i）．3̲と3̲が唯一の咬合支持部位であった．対合歯の状態が異なるが，2̲3̲には同様のNCCLが発生した（2̲3̲唇側歯頸部の充填はう蝕による）．4̲にはNCCLは発生しなかった．

　ブラッシングの関与を疑い，普段通りに下顎左側舌側をブラッシングするように指示して撮影した動画のキャプチャー画像では，NCCLの形態とぴったり一致する角度でブラッシングを行っていたことがわかる（図16j, k）．隣接する4̲にNCCLがないのは歯根象牙質がほとんど露出していないためと考えられる．歯間乳頭にNCCL最深部と連続した水平的な痕が付いている（図16lの黄色の矢印）．

> 第 2 章　症例編

■ 症例12

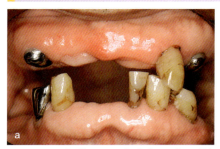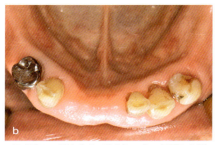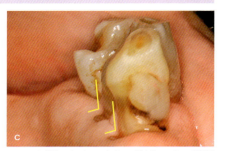

図16a〜c　初診から5年後（2016年12月）の正面観と下顎咬合面観（a, b）．|2 3舌側にNCCLが認められる（c）．前述の舌口蓋側NCCLに共通した形態的特徴を有している（黄色の線）．

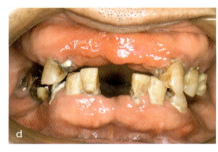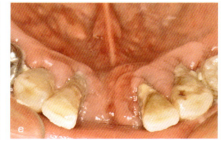

図16d, e　初診時（2011年12月）の正面観と下顎前歯部咬合面観．下顎前歯部舌側はプラークと歯石で覆われており，NCCLの有無は確認できない．

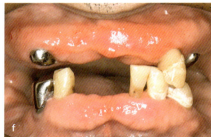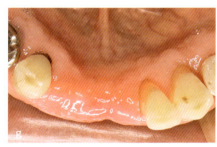

図16f, g　初診から1年7か月後（2013年7月）では，2016年ほど明確なNCCLにはなっていない．

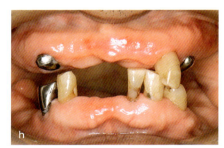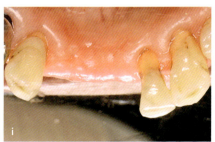

図16h, i　初診から3年6か月後（2015年6月）では，2016年に近い状態になっていた．

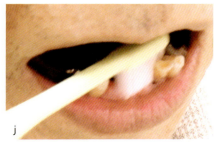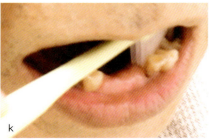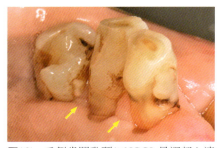

図16j, k　いつも通りに下顎左側前歯部舌側をブラッシングしてもらって撮影した動画のキャプチャー像．NCCLの形態とぴったり一致する角度でブラッシングを行っていた．

図16l　舌側歯間乳頭にNCCL最深部と連続した痕が付いている（黄色の矢印）．

■ 症例13

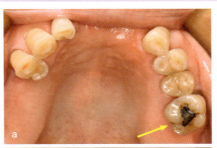
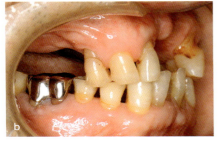
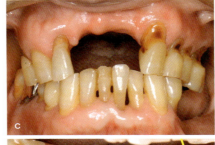
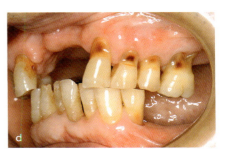
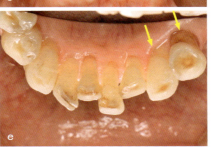

図17a〜e　上顎咬合面観(a)，右側側方面観(b)，正面観(c)，左側側方面観(d)，下顎前歯部咬合面観(e)．6┘の口蓋側と└3 4の舌側にNCCLがある（黄色の矢印）．この症例は初診時にすでにNCCLが存在しており，発生ならびに進行過程の記録はない．

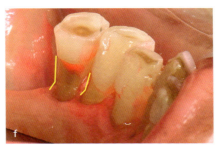
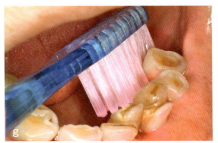

図17f　舌側NCCL部のクローズアップ．これまでに示した舌口蓋側のNCCLと共通した形態的特徴を示す．
図17g　NCCLをブラッシングする際には，欠損形態にぴったりと合った角度で歯ブラシを動かしていた（ブラッシング中の歯ブラシの角度を再現するようにして撮影）．

症例13

1．初診時年齢74歳・男性
2．初診年月：2019年9月
3．NCCLの進行期：当院受診以前

　当院初診時にすでにNCCLが発生しており，後ろ向きの分析になるため確実性は症例11，12よりも低くなる．└3 4舌側に明確なNCCLがあり，└1 2舌側の歯根象牙質が平坦になっている（図17a〜e）．咬頭嵌合位では└3 4は上顎天然歯と，└1 2は義歯と咬合している．NCCL部のクローズアップを図17fに示

す．染め出し直後の状態で，└4の歯冠側マージン付近を除きNCCL内面のプラークは除去されている．NCCL部を普段通りにブラッシングしてもらうと，欠損形態にぴったり合った角度で歯ブラシを当てて動かしていた（図17g：ブラッシング中の歯ブラシの角度を再現して撮影）．上顎左側頬側のNCCLに注目すると，対合歯が欠損して挺出している6┘にも，咬合している└3 4 5と連続し相似形のNCCLが発生している（図17h）．初診時にはすでに義歯が装着されており，6┘の正確な喪失時期は特定できなかった．し

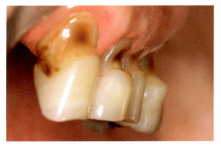
図17h 対合歯が欠損して挺出している$\overline{6}$にも，咬合している$\overline{3\ 4\ 5}$と連続し相似形のNCCLが発生している．

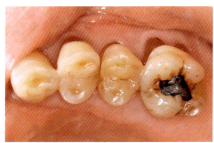
図17i $\overline{3\ 4\ 5}$との咬耗の差から，$\overline{6}$が欠損してから長期間経過していることが推測される．

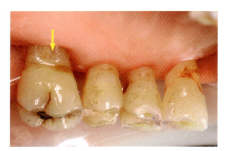
図17j $\overline{4\ 5}$は頬舌側咬頭が同様に減っているにもかかわらず口蓋側にはNCCLがなく，咬合していない$\overline{6}$にのみNCCLがある（黄色の矢印）．

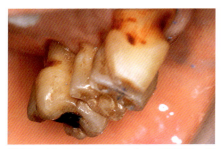
図17k $\overline{6}$は頬舌径が大きく口蓋側に突出しており，NCCLは歯ブラシが当たりやすい部位に発生している．

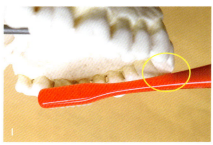
図17l, m 咬合面と平行に歯ブラシを入れると，柄が前歯に当たって毛先が舌口蓋側歯頸部に当たらない．

かし，$\overline{6}$の挺出度と$\overline{3\ 4\ 5}$との咬耗の差から，$\overline{6}$が欠損してから長期間経過していると推測される（図17h, i）．それにもかかわらず$\overline{3\ 4\ 5\ 6}$頬側に連続した相似形のNCCLが発生しているため，咬合が原因でないことが推測される．

$\overline{4\ 5}$は頬舌側咬頭が同様に減っているにもかかわらず口蓋側にはNCCLがなく，咬合していない$\overline{6}$にのみ口蓋側にNCCLがあるということも，咬合の関与を否定する所見である（図17j, k）．正面から$\overline{3\ 4\ 5\ 6}$唇頬側のNCCLを見ると，CEJと歯肉縁に挟まれた摩耗しやすい象牙質部分にできた"轍"と考えることがが妥当な形態をしている（図17h）．

対合歯が欠損した状態で進行した症例5の$\overline{8}$の口蓋側のNCCLと同様に，症例11〜13の舌口蓋側のNCCLも経過や咬合状態を考慮すると，咬合の関与は低い．舌口蓋側に位置しているだけでアブフラクションと決めつけるのは，短絡的かつ思考停止である．舌口蓋側は確かに唇頬側に比べると歯ブラシのアクセスは制限されるが，上記症例で示したように決して歯ブラシが届かない部位ではない．アクセスを困難にしている原因は，前歯の存在である．咬合

平面と平行に歯ブラシを入れると柄が前歯に当たって毛先は舌口蓋側歯頸部に当たらない（図17l, m）．しかし，毛先を歯肉縁に向ければ，歯頸部に当たるようになる（図17n〜q）．そして，この角度を保ちながら，歯頸部に毛先が当たったままで水平的に歯ブラシを移動させることは可能である（図17r〜u）．

この歯ブラシの角度と動かし方は，まさに症例11と12のブラッシング方法そのものである．図14a〜gの舌口蓋側NCCLも，この歯ブラシの軌跡と一致した形態であり，喪失しているのはCEJ根尖側の耐摩耗性の低い象牙質である．NCCLには図17v, wに示すような形態のバリエーションが考えられるが，筆者は舌口蓋側でこれらの形態に遭遇したことはなく，論文や書籍に報告された舌口蓋側のNCCLにも筆者が知る限りこれらの形態のものはない．前述のように前歯が邪魔になるため，舌口蓋側ではこれらの形態になるような角度で歯ブラシを当てることはできない．

一方，唇頬側では歯ブラシの角度を制限する障害がないため，すべてのバリエーションが存在する（図17x）．つまり，唇頬側に比べて舌口蓋側では，

1. 症例で読み解くNCCLの病因

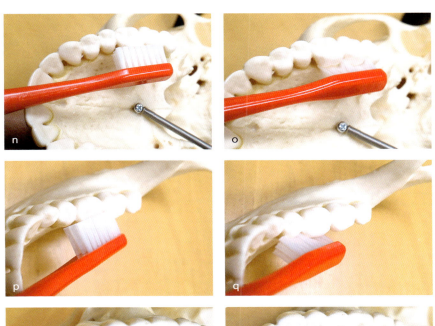

図17n〜q　毛先を歯肉縁に向ければ、歯頸部に当たるようになる。n, o：上顎口蓋側，p, q：下顎舌側．

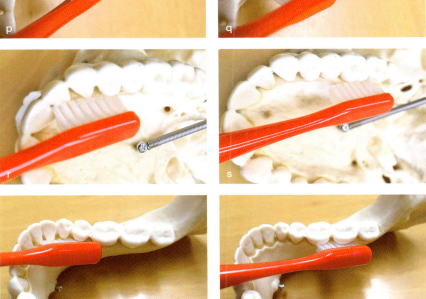

図17r〜u　この角度を保つことができれば，歯頸部に毛先が当たったままで水平的なブラッシングは可能である。r, s：上顎口蓋側，t, u：下顎舌側．

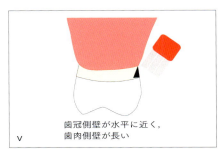
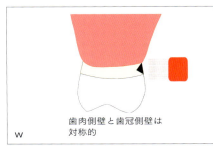

図17v, w　舌口蓋側では遭遇しない形態のNCCL．前歯の存在が障害となり，舌口蓋側ではこれらの形態になるような歯ブラシの当て方はできない．

歯頸部象牙質の摩耗が起きえる歯ブラシの動かし方が限定されている（図17n〜qの角度と図17r〜uの動かし方）．そのようなブラッシング習慣を有する少数の集団において，さらに歯磨剤の選択やブラッシング圧，歯根象牙質の露出といった条件が揃った場合にのみ，舌口蓋側のNCCLが発生すると考えられる．これが，唇頬側に比べて舌口蓋側のNCCLが極端に少ない理由であろう．

「舌口蓋側を歯が削れるほどの強い力で磨けるはずがない」という反論を耳にすることがあるが，摩

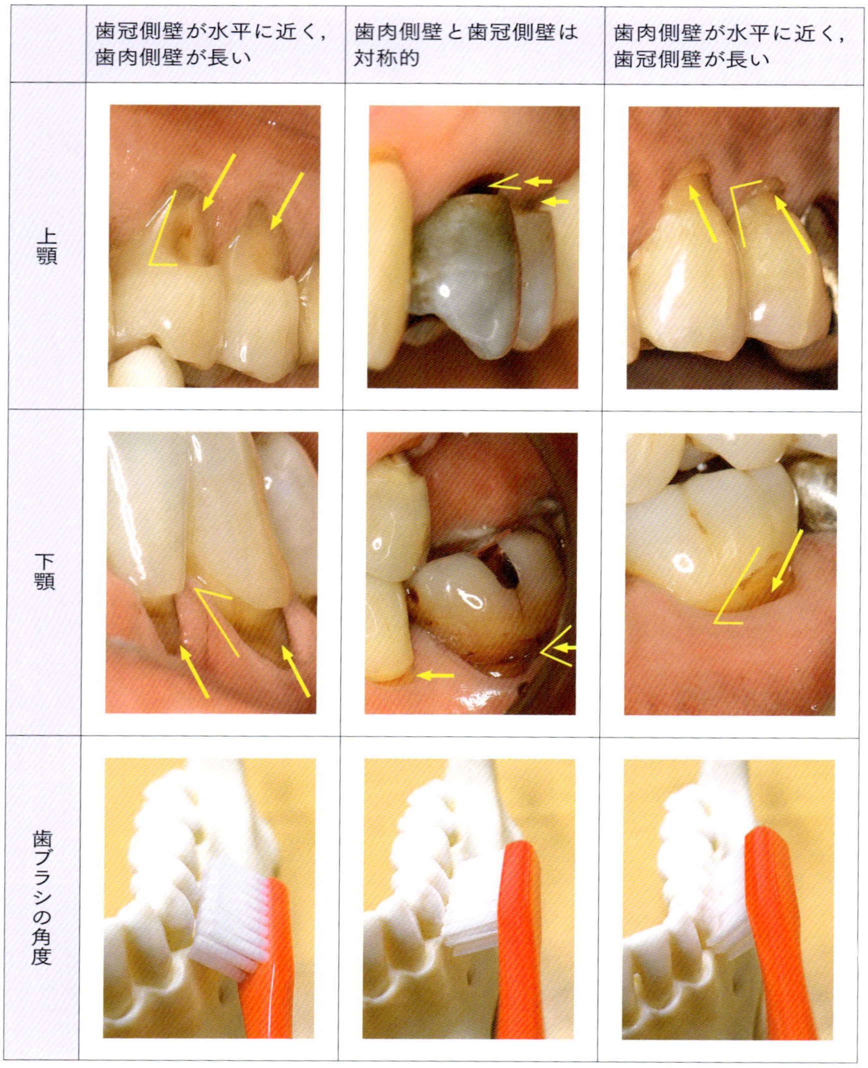

> 第2章 症例編

	歯冠側壁が水平に近く，歯肉側壁が長い	歯肉側壁と歯冠側壁は対称的	歯肉側壁が水平に近く，歯冠側壁が長い
上顎			
下顎			
歯ブラシの角度			

図17x 前歯が障害とならない唇頬側では，すべてのバリエーションに遭遇する．

耗によるNCCLの再現研究では100〜200gのブラッシング圧でも人工のNCCLが発生していることから[15〜17]，かならずしも過大なブラッシング圧が必要なわけではない．

ここまで摩耗に関する検証を行ってきたが，アブフラクションであること，もしくはアブフラクションでないことも検証する必要がある．歯頸部歯質のどこに，どのような応力が発生するかは，咬合接触点の位置と咬合力の方向によって決まる（図17y, z）．そして，引っ張り応力が圧縮応力よりも歯質に対する為害性が高いと考えられている．そのため，アブフラクションの位置は咬合状態によって決まると提唱されてきた[5]．それが正しければ，ごく少数派の舌口蓋側NCCLが発生した歯の咬合状態は，咬合の典型像から逸脱していることが予測される．

通常発生する部位の反対側にアブフラクションができるためには，その歯に典型像から頬舌反転した位置と方向に力が作用する必要がある．もし唇頬側にNCCLがある歯と舌口蓋側にNCCLがある歯で咬合状態に差がないのであれば，咬合がNCCLの発生に与える影響は小さく，力以外に主原因を求める方が合理的であろう．残念ながら，アブフラクションとして報告された舌口蓋側のNCCLに関して，本当に舌口蓋側歯頸部に応力が集中する咬合状態であったのかが検証されたことはない．つまり，「NCCLがある部位に他よりも高い応力が発生する咬合状態である」という直接的な根拠なしに，「歯ブラシが当たりにくい部位だから」という間接的かつ主観的な

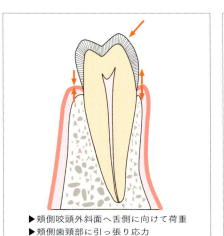

図17y 頬側咬頭外斜面へ舌側に向けて荷重が加わる場合は，頬側歯頸部に引っ張り応力，舌側歯頸部に圧縮応力が発生する．

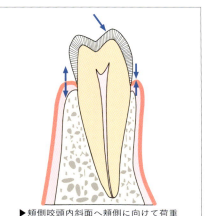

図17z 頬側咬頭内斜面へ頬側に向けて荷重が加わる場合は，頬側歯頸部に圧縮応力，舌側歯頸部に引っ張り応力が発生する．

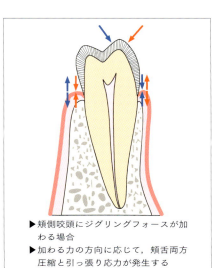

図17aa 頬側咬頭にジグリングフォースが加わる場合は，加わる力の方向に応じて引っ張り応力と圧縮応力が交互に発生し，作用した応力の総和は頬舌側で同等になる．力がNCCLの原因であれば，このような咬合状態下では唇頬・舌口蓋側両方にNCCLが発生するはずである．

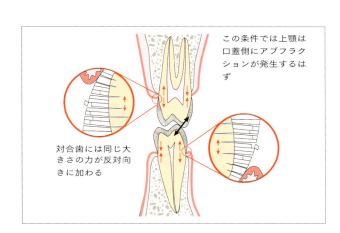

図17bb LeeとEakleの引っ張り応力説に従えば，上顎のNCCL好発部位は口蓋側になるはずである（参考文献5より引用改変）．

根拠だけで舌口蓋側のNCCLはアブフラクションとされてきたことになる．咬合荷重下における歯の応力分布がほとんどわかっていなかった1990年代では許容されたかもしれないが，歯の応力解析研究が進んだ現代ではより厳密に検証する必要がある．

ジグリングフォースが加わるような場合は頬舌側歯頸部の応力は同等になるため（図17aa），アブフラクションは唇頬側両方に発生することが予測される．LeeとEakleの引っ張り応力説では下顎歯のみにフォーカスしているが，対合歯は同じ力を逆向きに受けるため，上顎歯で起きることも考慮する必要がある（図17bb）．この咬合状態では上顎で引っ張り応力が発生するのは口蓋側であり，上顎では口蓋側がアブフラクションの好発部位となる．しかし，現実は上顎でも唇頬側のNCCLが圧倒的多数派である．正常咬合の範疇で，上下顎ともに唇頬側に引っ張り応力が発生する状況を筆者は思いつくことができない．力学的観点からは，NCCLが舌口蓋側に非常に少ない理由を説明することが困難である．

図14a～gで示した舌口蓋側にNCCLがある症例の全顎的な咬合状態を提示する（図17cc～bc：黄色の丸が舌口蓋側にNCCLがある歯）．逆被蓋になっていれ

> 第2章　症例編

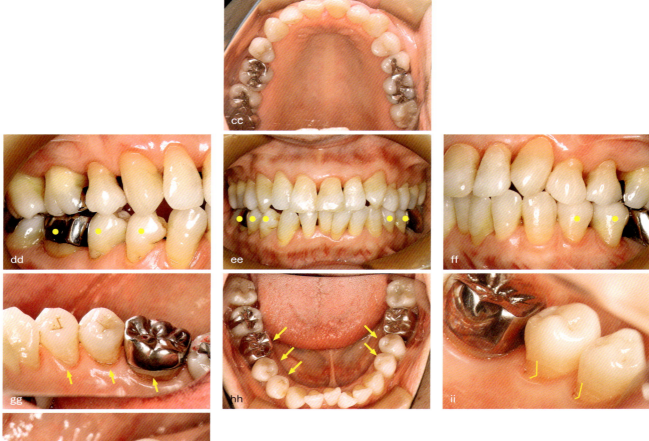

図17cc〜jj　図14aで示した症例(ii)の全体像．同様に舌側にNCCLがある⑤④と④⑤の咬合状態は大きく異なる．左側は1歯対2歯の関係で緊密に咬頭嵌合しているが，上顎小臼歯が1歯欠損している右側は1歯対1歯の関係で咬頭どうしが点状に接触しているだけである．とくに④と③は犬歯どうしのような咬合状態で，④舌側にアブフラクションができるような応力分布とはならない．

ば応力分布が頬舌逆転するかもしれないが，少なくともここで挙げた舌口蓋側にNCCLがある歯は正常被蓋のものだけである．そして，舌口蓋側にNCCLがある歯に固有の咬合状態のパターンを見出すことはできない．

たとえば，図17cc〜jj症例では舌側にNCCLがある⑤④と④⑤の咬合状態は大きく異なる．左側小臼歯は1歯対2歯の関係で緊密に咬頭嵌合している．一方，上顎小臼歯が1歯欠損している右側は1歯対1歯の関係で，左側のように緊密な咬頭嵌合をしておらず，とくに④は③と犬歯どうしのような関係となっている．⑤④の頬側に充填されたNCCLがあるが，ジグリングフォースが作用する咬合接触関係で

はない．舌口蓋側にNCCLがある歯は，対合歯が欠損している場合もある（図17rr〜zz, 17ab〜ah, 17ap〜au）．

症例11，12のように発生・進行過程の記録がないため，推測に頼る部分が大きくなる点に注意が必要であるが，歯列全体を俯瞰して「なぜそこに舌口蓋側のNCCLがあるのか？」という疑問に対して，咬合状態から説明することは困難である．症例11〜13で示したように，NCCL部に直接作用する要因を想定したほうがずっと合理的である．

ブラッシング習慣は個人差が大きく，時にわれわれの既成概念を超える場合がある．舌口蓋側は歯ブラシが当たらないと決め付けず，普段通りにNCCL

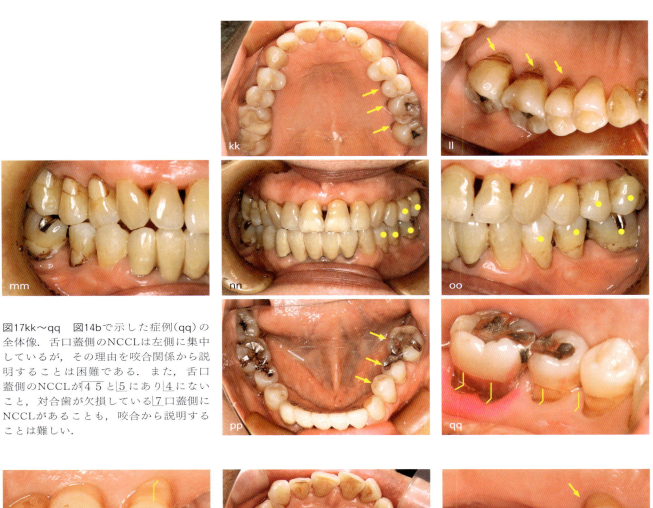

図17kk〜qq 図14bで示した症例(qq)の全体像．舌口蓋側のNCCLは左側に集中しているが，その理由を咬合関係から説明することは困難である．また，舌口蓋側のNCCLが4̄ 5̄と5̲にあり4̲にないこと，対合歯が欠損している7̲口蓋側にNCCLがあることも，咬合から説明することは難しい．

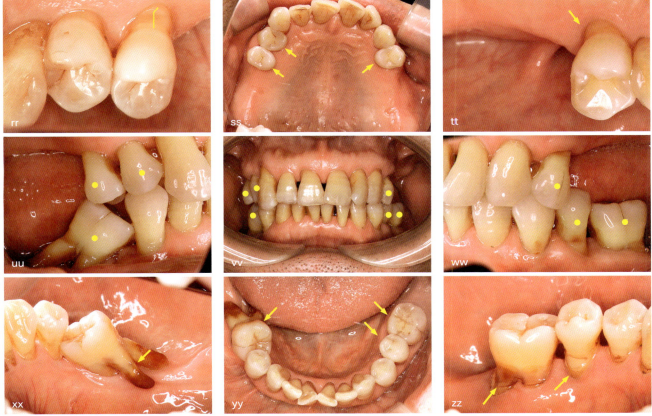

図17rr〜zz 図14cで示した症例(rr)の全体像．5̲，7̲，5̄ 6̄の対合歯がいつ喪失したかは不明で，7̲舌側のNCCLは近心傾斜する前にできたと推測される．舌口蓋側にNCCLがある歯の咬合状態に共通項を見出すことはできない．

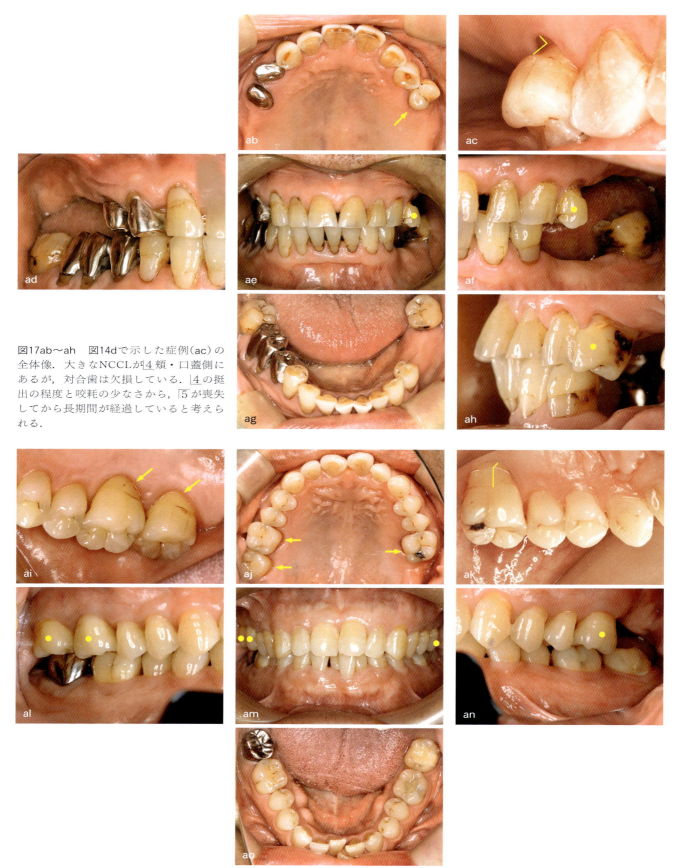

図17ab〜ah　図14dで示した症例(ac)の全体像．大きなNCCLが|4 頬・口蓋側にあるが，対合歯は欠損している．|4 の挺出の程度と咬耗の少なさから，|5 が喪失してから長期間が経過していると考えられる．

図17ai〜ao　図14eで示した症例(ak)の全体像．口蓋側にNCCLがあり，7 6|6 は臨床的正常咬合像からの大きな逸脱はなく，典型像とは異なる部位に応力集中を起こす咬合状態とは考えにくい．NCCLがある部位は歯肉退縮が顕著な部位である．歯のサイズが大きく口蓋側に歯根が張り出した上顎大臼歯口蓋側は，歯根が骨のハウジングから突出しやすい部位である．

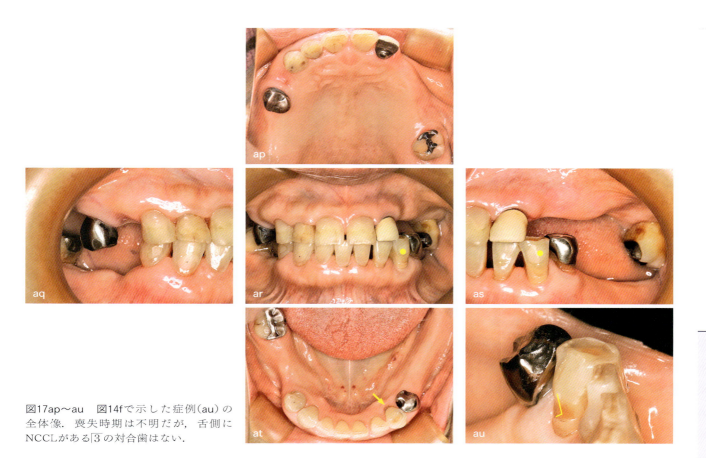

図17ap〜au 図14fで示した症例(au)の全体像. 喪失時期は不明だが, 舌側にNCCLがある「3の対合歯はない.

図17av〜bc 図14gで示した症例(az)の全体像. 1|1舌側で歯肉退縮とCEJ部でのエナメル質の剥離は見られるが, 隣在歯のような歯根象牙質上にはNCCLは発生していない. まれな舌側NCCLの発生につながるような特別な咬合接触状態は見られない.

■ 歯肉縁下のNCCL

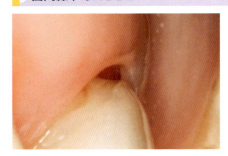

図18a　歯肉縁下に及ぶNCCL．

部のブラッシングをしてもらうと，症例11〜13のようにNCCLの形態と歯ブラシの当て方や動かし方が一致することは珍しくない．NCCLの発生と進行を予防できる可能性をみすみす放棄することになるため，よく調べもせず「ブラッシングでできるわけがない」と決めつけるべきではない．

もちろん，これらの結論の根拠は10に満たない症例の静的な咬合状態であり，決定的なものではないことは認識している．しかし，1990年代では，このレベルの症例報告すら1つもなしに「舌口蓋側のNCCLはアブフラクション」と決めつけられていたのである．現代においては「舌口蓋側＝アブフラクション」という決めつけを排除して，本当に舌口蓋側歯頸部に強い応力を発生させる咬合状態なのかを含めて，包括的に原因を考える必要がある．

②歯肉縁下のNCCL

発生頻度は少ないが，一部もしくは全部が歯肉縁下に位置したNCCLが存在する（図18a）．歯ブラシが届かないだろうという理由で，歯肉縁下のNCCLは舌口蓋側のNCCLとならんでアブフラクションの典型例と考えられている[6, 7, 18]．しかし，舌口蓋側のNCCLがそうであったように「ブラッシングが原因とは考えにくい」イコール「力が原因である」ではないため，縁下のNCCLが発生するメカニズムを詳しく検証する必要がある．

歯肉縁上や縁下のNCCLは，NCCLの絶対的位置だけではなく歯肉縁との相対的位置関係によって決まる（図18b）．NCCLがCEJ直下に位置したとしても，歯肉退縮がなければ歯肉縁下のNCCLとなる．一方，

NCCLが大きく根尖側に進行したとしても，歯肉退縮がそれを上回れば歯肉縁下のNCCLとはならない．そのため，歯肉縁下のNCCLが成立するためには，歯肉退縮が起きない，もしくは歯肉退縮がNCCLの歯肉側への進行よりも遅い必要がある．

もう1つの可能性として，NCCLが発生した後に，歯肉がクリーピングしてNCCLを覆って歯肉縁下のNCCLとなる場合もある（症例2，図3 j, l）．この経過を見ると，一時点においてNCCLが歯肉縁下に位置することのみでアブフラクションと判断することの危うさが理解できるだろう．

まず，NCCLの根尖側への進行について考える．摩耗によって実験的に再現されたNCCLは，一般的にCEJ直下の象牙質から発生し根尖側へ拡大していく．耐摩耗性が低い象牙質が選択的に喪失するため，このような進行方向になる．「歯肉縁下には歯ブラシが届かない」と決めつけられることが多いが，歯ブラシの毛先は歯肉縁下に十分到達する．さらに，象牙質の摩耗は歯磨剤中の研磨剤が介在することでおこる摩耗（三体摩耗）であるため，かならずしも歯ブラシが歯肉縁下の歯質に強く擦れる必要はない．ある種の歯磨剤に含まれる顆粒が歯肉溝内に残留していることがあり（図18c〜e），歯肉縁下はかならずしもアンタッチャブルな領域ではない．

酸蝕と摩耗により歯肉縁下に進行したと考えられるerosive tooth wear症例を示す（図18f）．酸蝕の特徴であるエナメル質の広範な喪失が見られる一方で，歯肉縁に沿って健全歯質が残っていない点が酸蝕の典型像と異なる．研磨剤配合歯磨剤を用いてバス法で長年ブラッシングしていたことを確認しており，歯肉縁付近から歯肉縁下に及ぶ歯質喪失は摩耗の影

	歯肉縁上のNCCL	歯肉縁下のNCCL
CEJ直下のNCCL		
根尖側に拡大したNCCL		

図18b　歯肉縁下のNCCLになるか否かはNCCLの絶対的位置だけでなく歯肉縁の相対的位置によって決まる．CEJ直下のNCCLでも，歯肉退縮がない，もしくはクリーピングが起きれば歯肉縁下のNCCLとなりうる．一方，根尖側に拡大したNCCLでも，歯肉退縮が上回ればNCCLは縁上であり続ける．

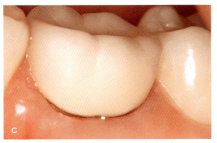
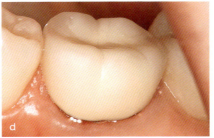
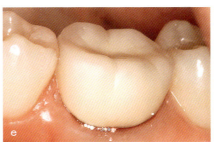

図18c〜e　歯磨剤の顆粒が歯肉縁下に迷入していることはまれではない．歯肉縁下は決してアンタッチャブルな領域ではない．

図18f, g　酸蝕と摩耗により歯肉縁下に進行したと考えられるerosive tooth wear症例．エナメル質が広範囲に喪失しているが，酸蝕のもう1つの特徴である歯肉縁に沿った健全歯質の残存が見られない．歯頸部歯質の喪失は歯肉縁下に及んでいる．酸性飲食物の摂取に加えて，研磨剤配合歯磨剤を用いてバス法で長年ブラッシングしていた．

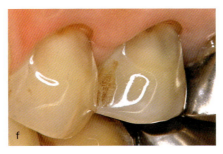
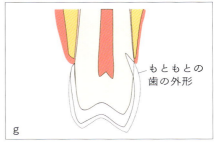

響が強いと考えられる．

　|4 5の断面は図18gのようになっており，最深部は歯肉側マージンよりも根尖側に位置している．この形態はバス法の歯ブラシの向きと一致しており，最深部にはプラークが残存していなかった．初診時にすでにこの状態であったため発生・進行過程の記録はないが，歯肉縁下に歯ブラシと歯磨剤が到達することを示す傍証とはなるであろう．

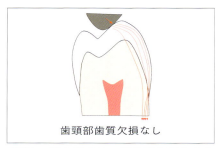
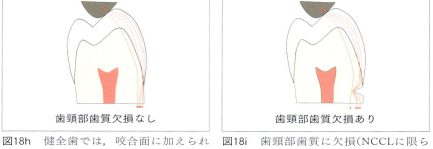
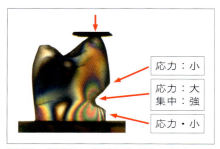

図18h 健全歯では，咬合面に加えられた荷重は主としてエナメル質を介して歯根へと伝達される．CEJは力の媒体がエナメル質から象牙質へ移行する力学的に重要な部位である．

図18i 歯頸部歯質に欠損（NCCLに限らずう蝕も含む）があると，力の流れが変化する．

図18j 歯頸部に歯質欠損がある場合の応力分布（擬似三次元光弾性法）．欠損の最深部に応力が集中する一方で，マージン部の応力は低くなる（参考文献19より許可を得て引用改変）．

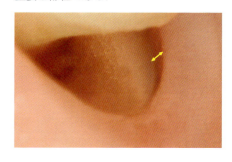

図18k 他の部位よりも発生する応力が低いマージン部で選択的にアブフラクションが起きて，NCCLが根尖側へ拡大すると考えるのは力学的に合理的ではない．

アブフラクションは実証されていないため，どのように進行していくかは不明である．しかし，他よりも高い応力が発生する部位で，アブフラクションが進行すると考えることが妥当であろう．力は硬い部分を通って伝達されることが力学的原則である．健全歯では咬合面に加わった荷重は，歯冠部では主としてエナメル質を通って根尖側に伝わり，CEJ部で歯根象牙質へ伝達される（図18h）．歯頸部に歯質欠損があると，力の流れが変化する（図18i）．欠損最深部に応力が集中する一方で，欠損の歯冠側と歯肉側マージン部にはほとんど応力が発生しなくなる（図18j）[19]．NCCLの周囲でもっとも応力が低い部位である歯肉側マージン部の象牙質が，アブフラクションによって選択的喪失してNCCLが根尖側へ拡大すると考えることは合理的ではない（図18k）．つまり，「舌口蓋側」と同様に，「歯肉縁下」は無条件でNCCLがアブフラクションであることを確定する特徴ではない．

症例14

1．初診時年齢50歳・女性
2．初診年月：2013年7月

3．NCCLの進行期：2013〜2019年

図18aで示した症例である．初診時（図19a）と5年11か月後（図19b）の比較を示す．初診時には小さかった 3|1 のNCCLは，2019年には明確なNCCLに進行していた．初診時に明確なNCCLがあった 1| は2014年7月にコンポジットレジンで修復したが，2019年にはその歯肉側に新たなNCCLが発生していた．市販歯磨剤を使用して強圧で水平的なブラッシングを行っていたこと，咬合接触がない 3| のNCCLが進行したことから，これらのNCCLの主原因は摩耗と考えている．問題のあるブラッシング習慣のわりには歯肉退縮は少なく，これが歯肉縁下のNCCLとなった主たる原因と考えられる．

他部位の治療目的で撮影したCBCTで検証すると，上顎前歯部の唇側中央部には骨壁が確認された（図19c）．肉眼的に軟組織も厚いフェノタイプと判断できる．このため，歯肉縁下に歯ブラシの毛先が入り込むような角度でブラッシングしているにもかかわらず，歯肉が退縮せずにNCCLのみが根尖側へ拡大して歯肉縁下のNCCLとなったと考えられる．何度もOHIを繰り返したが，ブラッシング習慣は変わらず 1|1 のNCCLは進行が止まらなかったため（図

1. 症例で読み解くNCCLの病因

■ 症例14

図19a　図18aで示した縁下NCCL症例の初診時正面観（2013年7月）．

図19b　初診から5年11か月後（2019年6月）の正面観．初診時に明確なNCCLがあった1|は2014年4月に修復したが，その歯肉側に新たなNCCLが発生していた．初診時には小さかった3|1 4のNCCLも進行した．3|4には咬合接触はない．

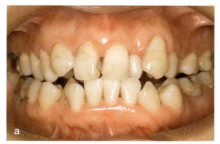
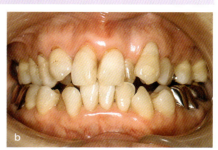

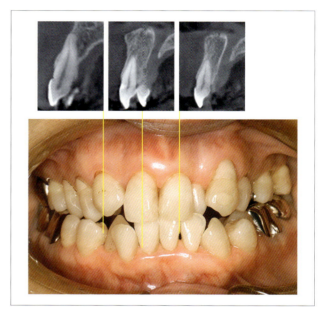

図19c　歯肉のフェノタイプは厚い．CBCT像で唇側中央部に骨壁が観察され，骨のフェノタイプも厚い．

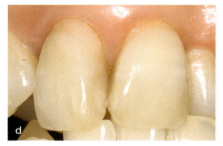
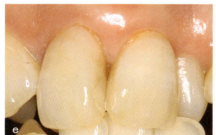
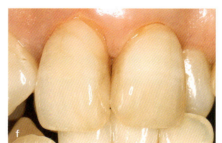

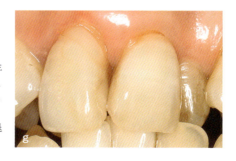

図19d〜g　1|1の経過（d：2015年7月，e：2017年9月，f：2018年7月，g：2019年6月）．OHIを繰り返したがブラッシング習慣は変わらず，NCCLの進行を止めることはできなかった．1|1でNCCL自体には大きな差はないが，1|は歯肉退縮にともない縁上のNCCLとなっており，|1は歯肉退縮が少なく縁下のNCCLになっている．2015年7月時点では1|1の歯肉縁は同じ高さであったが，経過とともに1|の歯肉退縮が進行した．

19d〜g），2019年7月に修復を行った．

当患者のブラッシング方法を再現するように歯ブラシを当てると，毛先がNCCL部に入り込むことがわかる（図19h）．注目すべきは1|1で，硬組織欠損は同様であるが，歯肉退縮の差によって1|は縁上の|1は縁下のNCCLとなっていることである．1|1の

> 第2章 症例編

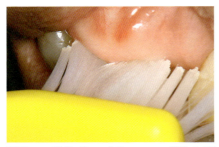

図19h 当患者のブラッシング法を再現し、歯ブラシを当てて撮影(実際のブラッシング時は撮影していない)．毛先がNCCL部に入り込むことは可能である．

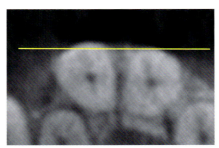

図19i 1|1歯頸部におけるCTアキシアル画像．1|歯根のほうが唇側に出ている．

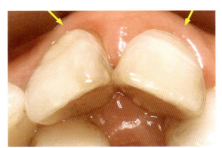

図19j 1|1の咬合面観．1|に比較して、|1唇側歯肉が厚いことがわかる．

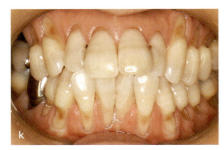

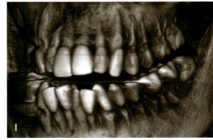

図19k, l 本症例とは対照的な歯肉退縮の大きい症例．軟組織のフェノタイプは薄く(k)、CBCTボリュームレンダリング像から、唇頬側で歯根が骨のハウジングから逸脱していることがわかる(l)．そのため、歯肉退縮がNCCLの根尖側への進行を上回っている．

咬合状態に差はなく、ブラッシングも同様に行われていたため、歯肉退縮の差を生んだのは硬軟組織フェノタイプの違いと考えられる．

1|の歯根は|1よりも歯頸部で若干唇側に出ており(図19i)、|1と比べて唇側歯肉も薄いため(図19j)、1|はより歯肉退縮が起きやすかったと推測される．経過・習慣・解剖学的条件を考慮すれば、|1がアブフラクションだから歯肉縁下なのではなく、歯肉退縮が起きにくい条件だったため縁下となったと考えるほうが妥当であろう．

この症例とは対照的な歯肉退縮が大きな症例を示す(図19k)．軟組織のフェノタイプは薄く、CBCTボリュームレンダリング像から唇頬側で歯根が骨のハウジングから逸脱していることがわかる(図19l)．そのため、NCCLはかなり根尖側まで拡大しているにもかかわらず、唇頬側の歯肉はそれ以上に大きく退縮して縁上のNCCLとなっている．つまり、硬軟組織のフェノタイプが薄いと、NCCLを発生させるような外傷的なブラッシング習慣がある場合には歯肉が退縮して歯肉縁下のNCCLにはなりえない．

筆者が集めた歯肉縁下NCCLの口腔内写真を見てみると、軟組織が厚いフェノタイプで歯肉退縮は少ない(図19m〜p)．これらのNCCLは歯肉縁のわずか根尖側に位置しており、咬合荷重による応力がピークとなるCEJと骨頂部の中間である．したがって、歯頸部でもっとも応力が高い部位に発生したわけではない．もし縁下NCCLの原因が力であるならば、歯肉縁近くではなく、応力集中部位である骨頂部により近い歯肉溝底部に発生して然るべきである(図19q)．歯肉溝滲出液によって歯肉縁に沿った歯質が守られることが酸蝕の特徴であるため、歯肉縁下のNCCLに対する酸蝕の関与はほぼないと考えている．

少なくとも筆者が記録を有する縁下のNCCLはいずれも歯肉縁近くで止まっており、歯肉縁下う蝕のように修復に際して歯冠長延長術が必要になった経験はない．通常は圧排糸を用いた歯肉圧排で歯肉側マージンを露出させることが可能で、深くとも電気メスで辺縁歯肉を切除すれば明示できる範囲であった(図19r, s)．この症例でも軟組織のフェノタイプは厚い．この深さであれば、ブラッシングの影響が及ぶ範囲であると考えられる．

咬合接触状態を確認すると、歯頸部により高い応力を発生させる歯の長軸から離れた咬合接触点があるのは遠心頬側咬頭で、NCCL直上の近心頬側咬

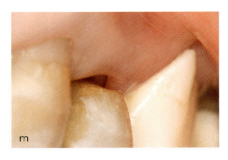
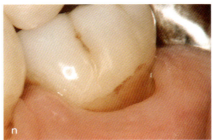
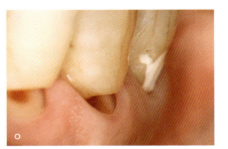
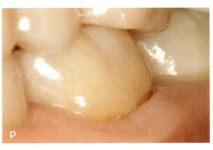

図19m〜p　歯肉縁下のNCCL．いずれの症例でも軟組織のフェノタイプは厚い．

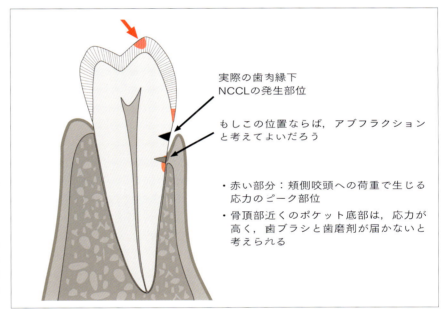

図19q　歯肉縁下のNCCLといっても歯肉縁のわずか下であり，この位置は応力のピーク部位（赤色部分）とは一致していない．もしポケット底部に位置するNCCLがあれば，骨頂部付近の応力集中部位と近接し，歯ブラシも歯磨剤も届かないため，アブフラクションの可能性が高いだろう．しかし，そのようなNCCLは報告がない．

頭には引っ張り応力を発生させる外斜面での咬合接触はない（図19t, u）．NCCLの形態は，舌口蓋側のNCCLと同様の歯ブラシの毛先が根尖側を向いた場合の形態となっていた．論文で報告されている歯肉縁下のNCCLも，インスツルメントや圧排糸で明示できる歯肉縁下の浅い位置のものである[6,7,18]．

　詳細に検討してみると，歯肉縁下のNCCLは歯肉退縮せずに歯根象牙質が喪失した結果であり，NCCLの三大原因のなかでは摩耗がもっとも説明できる可能性が高い．フェノタイプが薄く歯肉退縮が大きな症例では歯肉縁下のNCCLがなかったことからも，歯肉縁下のNCCLが成立するには歯肉退縮しにくい生体側の条件（硬軟組織のフェノタイプが厚い等）が必須と考えている．定義上NCCLは硬組織の欠損であるが，軟組織の状態と変化を一緒に考慮する必要がある．

> 第2章　症例編

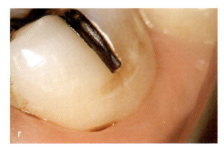 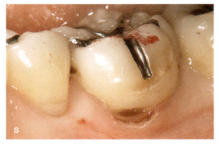

図19r, s　電気メスによる歯肉切除で対応した歯肉縁下のNCCL．視診でう蝕の続発が疑われたため，歯肉切除して直視できるようにしてコンポジットレジン充填を行った．軟組織のフェノタイプは厚い．歯肉縁下のNCCLでも通常は圧排糸による歯肉圧排で対応でき，歯肉切除を行ったのはこの症例だけと記憶している（参考文献8より許可を得て転載）．

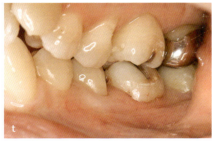 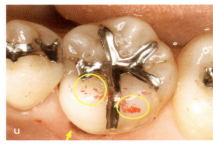

図19t, u　歯頸部により高い応力を発生させる歯の長軸から離れた咬合接触点があるのは遠心頬側咬頭で，NCCL直上の近心頬側咬頭には引っ張り応力を発生させる外斜面での咬合接触はない．

■ 充填・クラウンマージン部のNCCL

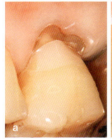 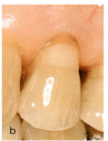 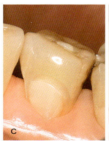 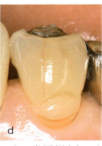 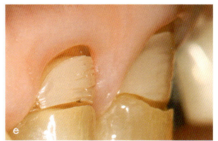

図20a～e　充填のマージン部に発生したNCCL．充填の歯肉側（a, b），歯冠側（c），あるいは両方（d, e）に発生する場合がある．

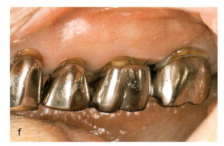 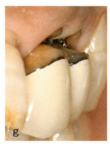 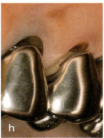 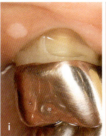 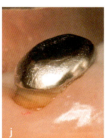

図20f～j　クラウンのマージン部に発生したNCCL．NCCLの歯冠側マージンとクラウンマージンが一致している場合もあれば，離れている場合がある．離れている場合に，両者はエナメル質で隔てられている（fの|7, g, i）．

③ 充填・クラウンマージン部のNCCL

　NCCLは健全歯にのみ発生するわけではなく，修復・歯冠補綴を行った歯にも発生する．修復の場合，歯肉側（象牙質）マージンに沿って発生することが多いが，歯冠側（エナメル質）マージンに沿って発生する場合や歯肉側と歯冠側マージンの両方に発生する場合もある（図20a～e）．クラウンの場合，NCCLの歯冠側マージンとクラウンマージンが一致している場合もあれば，離れている場合がある．離れている場合では，両者はエナメル質で隔てられている（図20f～j）．

　明確な根拠を示していないが，GrippoならびにLeeとEakleはこれらのようなNCCLをアブフラクションとしている[6,7,18]．その影響か，修復あるいはクラウンのマージン部に発生したNCCLをアブフ

■ 症例15

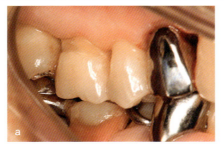
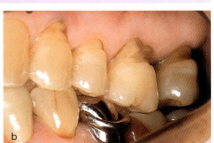

図21a, b　修復前の 6|4 5 6 のNCCL（初診から6か月後）．

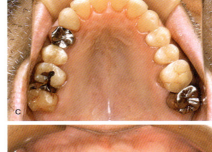
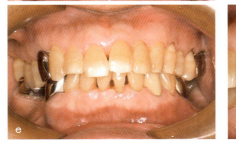
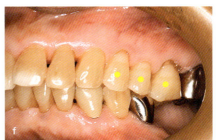
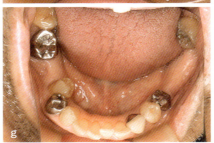
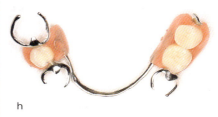

図21c〜h　初診から3年3か月後（2014年3月）の口腔内の状態と使用していた下顎義歯．6|6 7 が欠損しており，NCCLがあった歯（黄色丸）の対合歯は天然歯とパーシャルデンチャーが混在していた．

ラクションと考える人たちが少なからず存在する．まず，発生前から記録がある症例で検証する．

③-1　充填マージン部に発生したNCCL

症例15

1．初診時年齢65歳・男性
2．初診年月：2010年12月
3．NCCLの進行期：①当院受診前，②当院受診後

写真がないため初診時の状態は不明だが，2011年5月に |4 5 6，2011年6月に 6 5| 頬側のNCCL（図21a, b）に対してコンポジットレジン修復を行った．口腔の全体像を図21c〜hに示す．6|6 7 が欠損しており，初診時からパーシャルデンチャーを使用していた．

NCCLがあった歯は天然歯と対合するもの（5|4 5 7），パーシャルデンチャーと咬合するもの（6|），天然歯ならびにパーシャルデンチャーの両方

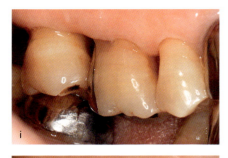
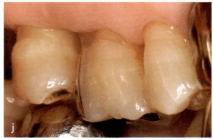
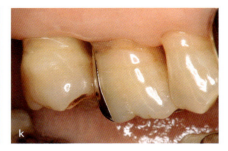
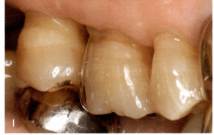
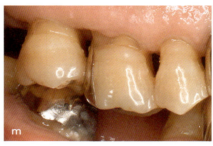

図21i〜m 7 6 5|の経過（i：2015年10月，j：2016年1月，k：2017年4月，l：2018年10月，m：2020年3月）．2015年10月には，6|充填の歯肉側と7|頬側根面に新たなNCCLが発生していた（i）．2016〜17年にかけて進行し（j, k），その後は進行が鈍化した（l, m）．

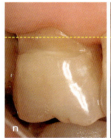
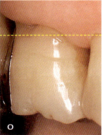
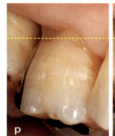
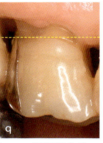
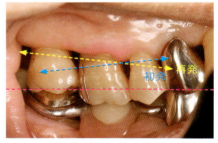

図21n〜q 6|のクローズアップ（n：2011年5月，o：2014年3月，p：2016年2月，q：2020年3月）．初発NCCLの歯肉側マージン（黄色の点線）を基準に高さを揃えた．歯肉退縮にともない露出した根面にNCCLが再発・進行した（o〜q）．NCCLを近遠心に分けていたエナメル突起（p）は消失し，近遠心のNCCLはつながった（q）．

図21r 上顎右側における初発と再発のNCCLの比較．6 5|は隣在歯と比較して挺出している（ピンクの点線）．初発のNCCL（6 5|水色）と再発のNCCL（7 6|黄色）は異なる直線上に位置している．

と咬合するもの（6|）が混在していた．上顎右側臼歯部の経過を示す（図21i〜m）．2015年10月には，6|充填の歯肉側と7|頬側根面に新たなNCCLが発生していた．2016〜17年にかけて進行し，その後は進行が鈍化した．原因因子としては，酸蝕に関する習慣には特記事項は見つけることができなかった．対合の義歯に力に関連する問題は起きていなかった．市販歯磨剤併用で，大きく水平的なストロークの強圧でブラッシングする習慣があり，十分に是正できていない．

6|のクローズアップを図21n〜qに示す．黄色の点線は初発のNCCLの歯肉側マージンを示す．歯肉退縮にともない露出した根面にNCCLが再発・進行した過程が見てとれる．2016年2月まではエナメル突起が残っており（図21p），NCCLを近遠心に分けていた．2017年4月撮影の写真からエナメル突起は消失し，近遠心のNCCLはつながった（図21q）．

図21rに側方面観を示し，初発のNCCLは6 5|で再発時は7 6|となった理由を考察する．7|と6|はそれぞれ天然歯と義歯と正常に咬合し，対合歯が大きく舌側に傾斜した5|は舌側咬頭頂外側でのみ咬合しており，咬合状態は大きく異なる．6 5|は咬合平面（ピンクの点線）から挺出している．初発と再発のNCCLはそれぞれ異なる直線上に並んでおり，NCCLがある歯とない歯の組み合わせが異なっている．

上記のように，これら3歯では力学的条件は大きく異なるため，アブフラクションでこれらのNCCLを説明することは困難である（例：最後方臼歯でもっとも強い荷重を受ける7|に，初診時にはNCCLがなかっ

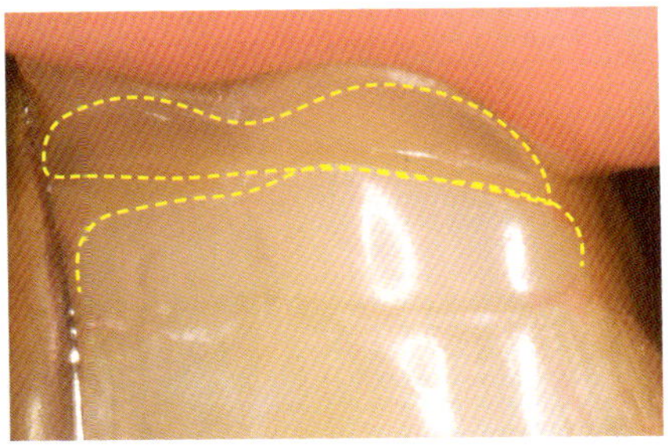

図21s　コンポジットレジンと再発したNCCLの位置関係．近心ではコンポジットレジンの歯肉側マージンと再発NCCLの歯冠側マージンは一致している．一方，遠心ではこれらは離れている．再発したNCCLは荷重下で応力が高くなる接着界面に沿って発生したわけではない．

た）．NCCLをブラッシングの轍と考えると，より合理的な説明が可能である．初発時には歯根露出がほぼなかった7|頬側の歯肉退縮が進んだこと，7|にも当たるように歯ブラシを動かす角度と範囲が変化したことが背景にあると考えられる．初発NCCLの遠心側延長線上に位置するのは7|のエナメル質で，再発NCCLの近心側延長線上に位置するのは5|のエナメル質なので，そこにNCCLができない理由は摩耗であれば説明可能である．

　大臼歯部の歯ブラシを当てる角度の微妙な変化をチェアサイドで確認することは非常に困難なので，状況証拠からの推測であり，直視での確認をしたわけではない．しかし，アブフラクションに原因を求めるよりは，合理的な説明が可能である．|67の垂直的位置に差がない左側では初回のNCCLが|67に連続していることも（図21b），この推測を支持すると考えられる．

　弾性係数が異なる物質が接するコンポジットレジンと歯質の界面には，荷重によって応力が発生する．そのため，修復物の周囲にアブフラクションが発生するのであれば，接着界面に沿って起きることが予測される．

　図21sにコンポジットレジンと再発したNCCLのクローズアップ像を示す．近心ではコンポジットレジンの歯肉側マージンと再発NCCLの歯冠側マージンは一致している．一方で，遠心半分では，これら二者は間に健全象牙質を挟んで離れている．咬合荷重下で応力が高くなるのは充填マージン部（健全歯であればCEJ）と歯槽骨頂部に近接した根面であり，その中間の歯根面にはそれらよりも低い応力しか発生しない．この修復の歯肉側に再発したNCCLは応力の高い位置を追いかけて発生したわけではなく，前述のように摩耗しやすい部位に発生したブラッシングの轍と考えるほうが妥当であろう．修復マージンと新たなNCCLのマージンが一致しないことは，本章症例3（図4f）でも観察されている．

症例16

1．初診時年齢65歳・男性
2．初診年月：2011年10月
3．NCCLの進行期：当院受診前と後

　初診時の状態を図22a〜eに示す．ほぼすべての歯の唇頬側歯頸部に充填が施されており，2 1|1 2は切縁近くまで及んでいる．前医によって行われた充填は，大半で歯肉側マージンがオーバーハングしている．咬合面と切縁では広範囲にエナメル質が喪失し象牙質が透けて見えて，一部では象牙質が露出している．喪失のパターンから酸蝕の関与が疑われ，実際に酸蝕につながる食習慣があった（図22f）．

　ブラッシングは水平的に大きなストロークかつ強圧で，市販の歯磨剤を併用して行っていた（図22f）．オーバーハングしたコンポジットレジンを削合して形態修正し，保存不可な歯を抜歯して，必要な歯冠補綴を行った．

　初診後の経過を図22g〜lに示し，上顎前歯部を中心に経過を見ていく．オーバーハングしたコンポジットレジンを除去したことと，歯肉退縮が起きたことで，唇側で歯根象牙質が露出してきた．露出根面に2013年には新たなNCCLの発生が確認され（図22h），その後徐々に進行していった．2014年12月の着色は，この時期にイソジン含嗽を頻繁に行っていたためである（図22i）．その後も2|2唇側のNCCLは

■ 症例16

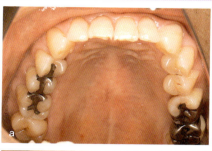
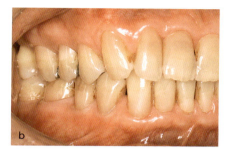
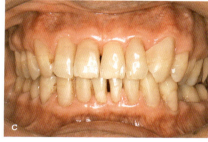
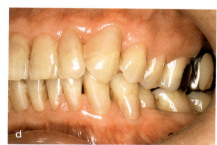
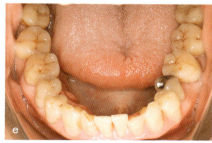

図22a〜e　初診時(2011年10月)における口腔内の状態．広範囲にエナメル質が喪失し，咬合面・切縁の一部で象牙質が露出している．歯質喪失のパターンから，酸蝕の関与が疑われる．ほとんどすべての歯の唇頬側面に充填が施され，大半で歯肉側マージンがオーバーハングしている．

酸蝕関連要因
- 野菜ジュース(200ml／日)，乳酸飲料(1本／日)，栄養ドリンク(3本／週)，飲む酢(以前)，コーヒー，酢の物(3回／週)，梅干し(1個／日)，りんご(1個／日，秋〜3月)，イソジン(2〜3回／日，冬)
- 唾液分泌量低下

摩耗関連要因
- 市販の歯磨剤，強いブラッシング圧，酸性飲料摂取直後にブラッシングをしていた

図22f　本症例で特定された酸蝕と摩耗に関連する要因．

進行した(図22j〜l)．前歯切縁での歯質喪失と唇側でのコンポジットレジンの浮き上がりも観察され，酸蝕の影響が示唆される．

2019年に2|2の充填が立て続けに脱離した．充填の下から，先発のNCCLとerosive tooth wear(酸蝕＋摩耗)によると考えられる歯冠部の広範な歯質欠損が現れた(図22m, n)．これらの充填は当院受診前に行われていたため後ろ向きの推測になるが，3つの歯質欠損は一定のインターバルをおいて異なる時期に発生したと考えられる．

ピンクの点線のNCCLは当院受診後に発生したため，明らかに黄点線・青点線の欠損の後に発生して

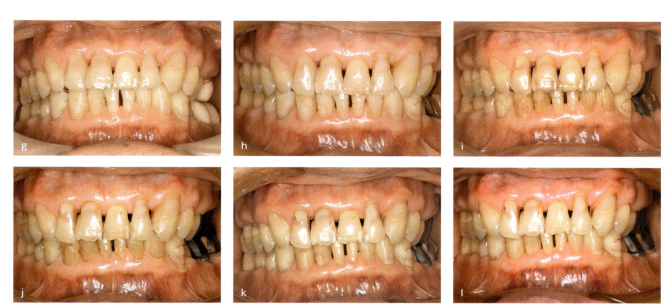

図22g〜l　初診からの経過を，とくに上顎前歯部に注目して追う．オーバーハングしたコンポジットレジンを除去したことと，歯肉退縮が起きたことで，唇側で歯根象牙質が露出してきた（g）．2|の露出根面に2013年12月には新たなNCCLが発生し（h），その後徐々に進行していった．2014年12月の着色はイソジン含嗽（この時期にイソジンを多用していた）によるものである（i）．その後2|以外の上顎前歯にもNCCLが発生し，拡大していった（j：2017年2月，k：2018年6月，l：2019年1月）．

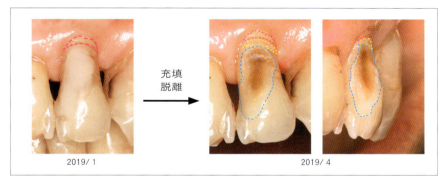

図22m　充填が脱離した前後の2|．発生時期が異なると考えられる独立した3つの歯質欠損が見られる．青点線部が最初に喪失したと考えられ，歯冠部エナメル質が大きく喪失していることから酸蝕の影響が強かったと推測される．この部分が充填された後に歯肉退縮が起きて，歯根象牙質上に摩耗の影響が強いNCCL（黄点線）が発生したと考えられる．この部分まで充填されていたのが，初診時の状態である．ピンクの点線のNCCLは当院受診後に，歯肉退縮に引き続いて発生した．初診以降の経過から，ピンクの点線のNCCLは摩耗が主原因と考えている．

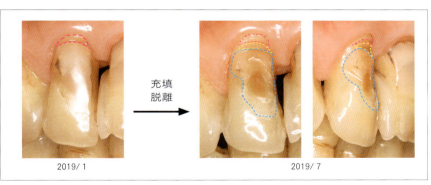

図22n　充填が脱離した前後の|2．2|と同じ状態で，同様の経過をたどったと推測される．修復によって，いったん歯質喪失はリセットされるが，原因因子が変わらなければ新たに露出した歯面での再発は避けられないことが示唆される．

いる．これと同じ経過が黄点線と青点線の欠損間にもあったと推測される．もっとも歯冠側の欠損（青点線）が一番先に発生し，その当時の歯肉縁は青点線歯肉側の高さにあり，いったん青点線の範囲で充填されたと考えられる．修復介入によって歯質喪失が起きていた歯面が原因から隔離されることで，tooth wearの進行は停止する．そして，修復材料の下で修復前の状態が保存される．

> 第2章 症例編

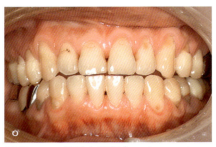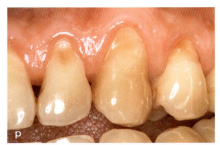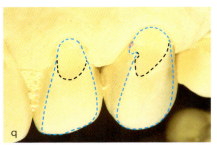

図22o〜q 酸蝕と摩耗(erosive tooth wear)の参考症例．外因性酸蝕と摩耗(市販の研磨剤配合歯磨剤の使用と強圧の水平的ブラッシング)の要因がある47歳男性の参考症例．症例16と異なり，修復が行われたことがない．そのため，歯冠部エナメル質の欠損と歯根象牙質の欠損が移行的につながっている．開咬であるため，アブフラクションの関与は除外できると考えられる．歯質の喪失は歯頸部で象牙質が露出した部分だけでなく，エナメル質全体に及んでいる(黒点線がエナメル質と象牙質の境界)．

酸蝕関連要因
- 野菜ジュース(コップ2杯／日)，栄養ドリンク(1本／日)，飲む酢(200ml／日)，梅干し

摩耗関連要因
- 市販の歯磨剤，歯ブラシがすぐ開く(←強いブラッシング圧)，歯肉の擦過傷が頻発していた

図22r 参考症例で観察された酸蝕と摩耗に関連する要因．

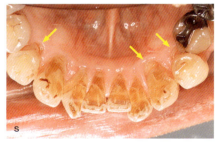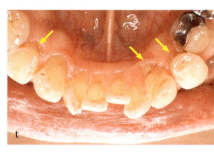

図22s, t 症例16の下顎舌側で観察されたNCCLとその経過(s：2014年12月，t：2022年3月)．①舌・口蓋側のNCCLで示したブラッシングによる摩耗の形態的特徴を有している．少なくとも2014年以降の進行は停止している．

　その後，唇側歯肉が退縮し，露出した根面に新たなNCCL(黄点線)が発生したと推測される．その後，黄点線のNCCLが修復され，それが当院初診時の状態である．そこからピンクの点線のNCCLが発生する過程が，図22g〜lに示されている．

　酸蝕と摩耗の影響が強いerosive tooth wearの参考症例を示す(図22o)．参考症例で見つかった酸蝕と摩耗に関する要因を図22rに示す．症例16との違いは，修復治療を受けずにここまで進行したことである．物理・化学的性質が異なるエナメル質と象牙質の境界で段差がついている(図22qの黒点線)ものの，症例16とは異なり，歯質欠損は一連の流れで起きていると考えられる．もし，症例16でも修復が行われなかったのであれば，3段重ねの歯質欠損とはならずに，参考症例のように連続した形態になっていたと考えられる．

　本章症例7の項で示した咬合性外傷の徴候は認められず，当院受診後に新たにNCCLができた歯とそうでない歯の間に咬合に関して特記すべき差異はない．そのため，少なくとも当院に受診してからできたNCCLに関してアブフラクションを考慮する必要性は低いと考えている．

　発生時期は不明だが，4|3 4 舌側にもNCCLがある(図22s, t)．①舌・口蓋側のNCCLで述べたブラッ

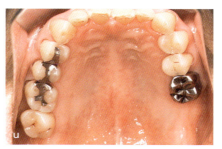
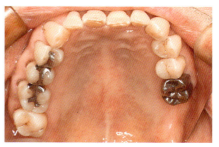
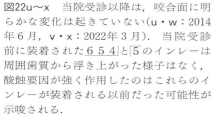
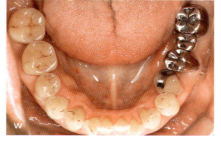
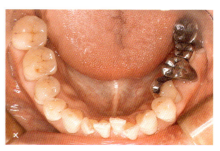
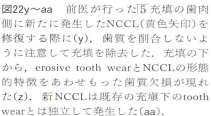
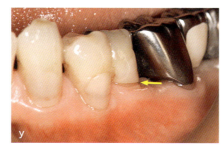
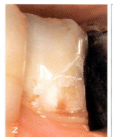
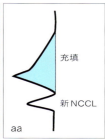

図22u〜x　当院受診以降は，咬合面に明らかな変化は起きていない（u・w：2014年6月，v・x：2022年3月）．当院受診前に装着された6 5 4」と「5のインレーは周囲歯質から浮き上がった様子はなく，酸蝕要因が強く作用したのはこれらのインレーが装着される以前だった可能性が示唆される．

図22y〜aa　前医が行った「5充填の歯肉側に新たに発生したNCCL（黄色矢印）を修復する際に（y），歯質を削合しないように注意して充填を除去した．充填の下から，erosive tooth wearとNCCLの形態的特徴をあわせもった歯質欠損が現れた（z）．新NCCLは既存の充填下のtooth wearとは独立して発生した（aa）．

シングが原因の形態的特徴を有しており，舌側のNCCLに歯ブラシが当たるようにブラッシングしていることを動画撮影して確認している．少なくとも2014年以降は進行が停止しており，ブラッシング圧は弱くして，研磨剤を含まない歯磨剤を中心にしたことがその理由と考えられる．この3歯の舌側歯頸部に応力集中を起こすような咬合状態ではない．

　臼歯部咬合面には咬耗や酸蝕による大きな変化は観察されない（図22u〜x）．上顎前歯部には酸蝕の徴候が見られるものの，当院受診後は酸蝕が歯質喪失に与えた影響は限定的だったと考えられる．当院受診前に装着された6 5 4」と「5のインレーには歯面から大きく浮き上がった感がないことも，この推測を裏付ける．酸蝕の原因となる習慣は，当院を受診する前にすでに変わっていたのかもしれない．

　前医が行った「5充填の歯肉側に新たに生じたNCCLを修復する際（図22y），歯質を削らないように慎重に充填を除去した．2|2と同様に，Erosive tooth wearとNCCLの形態的特徴をあわせもった歯質欠損が現れた（図22z）．断面の模式図（図22aa）に示されたように，新旧の歯質欠損は独立しており，上記の2|2と同様の経過でこの状態に至ったと考えられる．

　上顎小臼歯で修復の歯肉側に新たなNCCLが発生した参考症例を示す（図22bb）．こちらも充填を慎重に除去すると，縦に重なった2つのNCCLが姿を表した（図22cc）．症例16の「5と同様に，新旧のNCCLは独立している（図22dd）．これらの充填を除去した後の形態は，アブフラクションの例として挙げられるタンデム（縦に2つ並んだ）なNCCL[20,21]を思い起こさせる．タンデムなNCCLについては後述する．

　Grippoは修復の周囲に発生したNCCLをアブフラクションだと主張したが[6,7]，明確な根拠は示さなかった．抜去歯の歯頸部にコンポジットレジンを充填し，繰り返し荷重によってどのような変化が起きるかを調べた研究がある[22]．その結果はマージン部

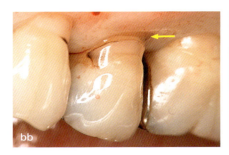
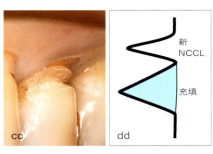

図22bb〜dd　充填の歯肉側に新たなNCCLが発生した参考症例（bb）．歯質を削合しないように注意して充填を除去した状態（cc）．症例16の ⌞5 と同様に，新旧のNCCLは独立している（dd）．充填を除去した後のNCCLが2つ縦に並んだ状態は，アブフラクションの例と言われているタンデムなNCCLを思わせる．

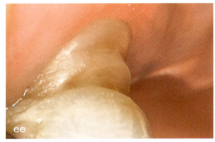
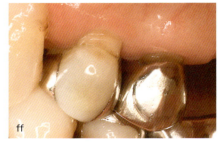
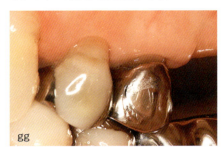
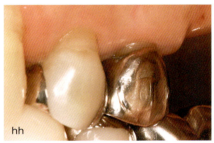
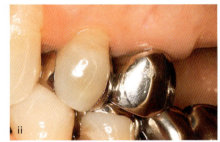
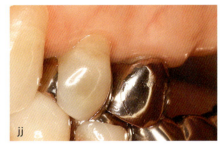
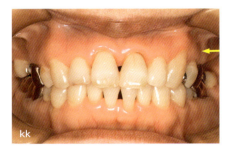

図22ee〜kk　2023年10月時点で， ⌞4 頬側歯根面に2つのNCCLが上下に並んでいる（ee）．1年7か月前（2021年3月）にはすでにほぼ同じ状態だった（ff）．その1年4か月前（2019年11月）では，歯冠側のNCCLは修復された状態だった（gg）．その2年6か月前（2017年5月）では歯肉側のNCCLは ⌞5 のNCCLと同様にまだ明確でなかったが，歯肉退縮は2019年と同等のレベルまで進行していた（hh）．9年8か月前（2014年2月）は ⌞4 5 ともに歯肉退縮はまだ少なく，NCCLも確認できない（ii）．2013年6月が最古の記録であり，充填は前医によって行われていた（jj）．この時点の正面観で ⌞4 頬側骨は非常に薄いか裂開していると考えられ，すでに曲げの支点である骨頂はかなり根尖側であったと推測される．

でのギャップ発生であり，アブフラクションの発生ではなかった．つまり，荷重に対する「炭鉱のカナリア」は異種材料が接する接着界面であり，強い荷重の影響はマージンの剥離，最終的には充填の脱離として顕在化する．実際，Ⅴ級修復は他の形態の修復と比較して脱落が多い．しかし，修復周囲に発生したNCCLはいずれも，力が原因であれば真っ先に影響が出るはずの接着界面とは無関係に発生・進行している（図22aa, dd）．これらの歯には咬合性外傷を疑わせる所見はなく，強い力が作用した客観的な根拠は乏しい．そのため，新NCCL部に直接作用す

る原因（歯肉退縮に続発した摩耗）を考慮したほうが合理的である．

前述したように，タンデムなNCCLはアブフラクションであるとの主張があり，支持骨の変化にともない曲げの支点が移動したことが原因と説明されている[20, 21]．しかし，「舌・口蓋側のNCCL」や「歯肉縁下のNCCL」がアブフラクションと主張されたのと同様に，臨床的根拠は一時点の部分的な口腔内写真しか提示されていない．

そこで，図22eeに示すタンデムなNCCLの経過を過去にさかのぼって検証する． ⌞4 頬側歯根面に2

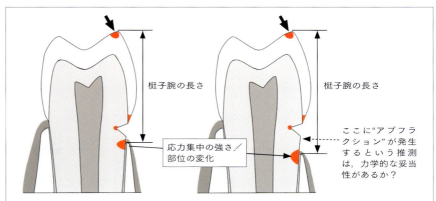

図22ll 支持骨減少にともなう内部応力の変化で，頬側咬頭に荷重した際の応力のピークを赤で示す．骨頂部が根尖側へ移動すると梃子腕が長くなるため，骨頂付近の歯根により高い応力が発生する．しかし，タンデム歯肉側のNCCLができる部位には，応力の大きな変化はない．

つのNCCLが上下に並んでいる．その1年7か月前にはすでにほぼ同じ状態になっていた（図22ff）．さらに1年4か月さかのぼると，歯冠側のNCCLは修復された状態であり（図22gg），この後2021年3月までの間に修復が脱離してタンデムなNCCLとなった．その2年6か月前では，まだ歯肉側のNCCLは|5のNCCLと同様に明確でなく（図22hh），進行過程にあったと考えられる．

一方，歯肉退縮は2019年と同等のレベルまで進行していた．9年8か月前は|4 5ともに歯肉退縮はまだ少なく，NCCLも確認できない（図22ii）．2013年6月が最古の記録であり（図22jj），ここからおよそ6～8年かけて歯肉退縮と新たなNCCLの発生ならびに充填の脱離を経てタンデムなNCCLへと進行した．歯冠側のNCCLは当院初診前に修復されており，発生時期と進行過程は不明である．

歯肉側のNCCLが発生したタイミングで，急激な歯槽骨吸収が起きたとは考えにくい経過である．2013年6月の正面観を見ると，|4頬側骨は非常に薄いか裂開していると考えられ，この時点ですでに曲げの支点はかなり根尖側であった可能性がある（図22kk）．歯肉退縮がNCCL発生に先行しているため，前述の修復マージン部NCCLの症例群と同様に，歯肉退縮によって露出した根面に摩耗が原因でNCCLができたとの解釈が妥当と考えられる．

「曲げの支点（骨頂部）の移動」による，歯の応力分布の変化を考察する（図22ll）．骨頂部が根尖側へ移動すると梃子腕が長くなるため，荷重量が同じだとしても骨頂付近の歯根により高い応力が発生する[23]．しかし，そこはタンデム歯肉側のNCCLができる部位ではない．仮に既存のNCCLがアブフラクションだったとしても，上記の応力分布の変化によって，既存のNCCLが進行を停止し，歯肉側に突然新たなアブフラクションが発生することは説明できない．「タンデムなNCCL＝アブフラクション」説には，力学的な妥当性がない．

この項で提示した症例群から，修復介入によって原発のNCCLがリセットされても，原因となるブラッシング習慣が残っていれば再度露出した根面で同じプロセスが繰り返され，その結果として修復マージン部にNCCLが再発することが示された．そして，そこから修復が脱離するとタンデムなNCCLとなる．根拠となる症例はまだ少なく，すべてのタンデムなNCCLがそうであると主張するつもりはない．しかし，生体力学的に疑わしい「曲げの支点移動説」よりも根拠がそろった仮説である．

③-2 クラウンマージン部に発生したNCCL

Grippoはクラウンマージン部に発生したNCCLもアブフラクションであると主張したが[6,7]，修復マージン部のNCCLと同様に十分な根拠は示されていない．そこで，クラウンマージン部に発生したNCCLを詳しく検証してみる．

症例17

1．初診時年齢79歳・女性
2．初診年月：2003年12月

第2章 症例編

■ 症例17

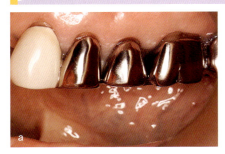
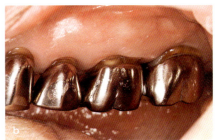
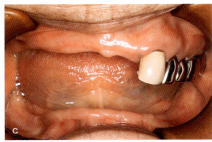
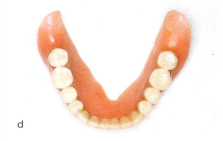

図23a　装着後約5年で頬側クラウンマージンの歯肉側にNCCLが発生した．
図23b　その後2年でNCCLが進行した．|5 7 ではクラウンマージンとNCCLの間にエナメル質が残っており，象牙質が選択的に喪失したことが示される．
図23c, d　下顎は初診時から無歯顎で，総義歯が装着されていた．義歯の痛みには敏感で，痛みが出ると受診し改善すると中断するといった不定期な受診習慣であった．そのため，|3 4 5 6 7 におけるNCCLの発生と進行が，強い咬合力によるとは考えにくい．上顎残存歯の分布に対して下顎歯槽堤吸収の左右差が小さいことからも，力の要因が小さかったと考えられる．

3．NCCLの進行期：来院が途絶えていた期間

2009年9月から10月にかけて，|3 4 5 6 7 にクラウンを装着し，その後上下義歯（7〜1|1〜2，7+7）を新製した．2011年1月で受診が途絶えた．2014年11月に下顎義歯の痛みを主訴に再受診し，その時には|3〜7 頬側クラウンマージン歯肉側にNCCLが発生していた（図23a）．その後2年で，NCCLはさらに進行した（図23b）．|5 7 ではクラウンマージンとNCCLの間にエナメル質が観察され，象牙質が選択的に喪失したことが示される．初診時から下顎は総義歯（図23c, d）で，義歯の痛みには敏感な患者であり，痛みが出ると受診し，改善すると中断するといった不定期な受診習慣であった．

このような経緯のため，この患者のブラッシング習慣の詳細は把握しておらず，他の症例のようには確証をもって摩耗が原因とは結論付けることはできない．しかし，この患者は，強い咬合力が加わると，義歯による痛みが発生しリミッターがかかるため，これらのNCCLをアブフラクションと考えることは合理的ではない．もし，この条件でアブフラクションが起きるのであれば，咬合している歯にはもれなくアブフラクションが発生することになるだろう．

上顎残存歯の分布に対して下顎歯槽堤吸収の左右差が小さいことも（図23c），力の要因が小さかった

間接的証拠と考えられる．この症例も，NCCLの原因は咬合力ではなく，歯質が喪失した部位に直接作用する要因を考慮すべきことを示している．酸蝕ではこのような鋭利なマージンになることは説明できず，|6 のエナメル突起部位のエナメル質が残ることも説明困難である．一直線上に並んでいることから，水平的ブラッシングによってできた「轍」と考えるのが妥当であろう．

症例18

1．初診時年齢30歳・女性
2．初診年月：2013年12月
3．NCCLの進行期：当院受診中

本症例の初診から7年2か月後の正面観と咬合面観を示す（図24a〜c）．5 4 3|唇頬側歯頸部にNCCLがあり，5|ではCAD/CAM冠（2015年8月に装着）マージンの，4|ではコンポジットレジン充填（前医による）マージンの歯肉側に位置している（図24d）．5|CAD/CAM冠装着直後の時点では，4 3|にNCCLはなかった（図24e）．2018年頃から5 4 3|唇頬側中央部で歯肉退縮が見られるようになり，2019年末にはNCCLが確認できるようになっていた．

5|は右側方運動時のガイドには含めないように製作・咬合調整を行った．CAD/CAM冠を導入して間

1. 症例で読み解くNCCLの病因

■ **症例18**

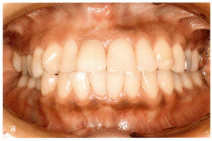
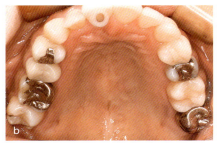
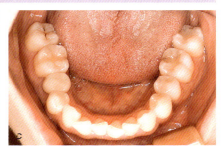

図24a〜c　初診から7年2か月後（2021年2月）の正面観と咬合面観を示す．

図24d　5 4 3|唇頬側歯頸部にNCCLがあり，3|は健全歯で，4|にはCR充填（前医による）が行われ，5|にはCAD/CAM冠が装着（2015年8月）されている．

図24e　5|CAD/CAM冠装着直後の右側側方面観（2015年8月）．4 3|にNCCLはなかった．

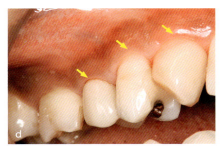
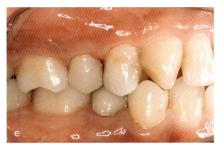

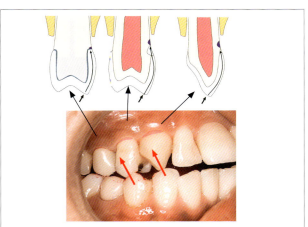

図24f　5 4 3|の3歯は構造・材料的な差異があり，咬合力の伝わり方は異なるはずである．5/5のCAD/CAM冠は右側方運動時のガイドにならないように製作・調整した．それにもかかわらず，3歯とも同様にNCCLが発生している．強圧での水平的ストロークのブラッシング習慣を改善できておらず，市販の研磨剤含有歯磨剤も使用している．

もない時期であり，当時の写真を見返すと形成量が十分でなくクラウンの厚みが不足していた．そのため，強い力に対して5|のCAD/CAM冠は「炭鉱のカナリア」となると予想されるが，脱離や破折せずに8年以上経過した．5 4 3|のいずれにも咬合性外傷の徴候は認められなかったため，新たなNCCLに力の関与はなかったと考えられる．

右側方運動時に加わると考えられる力の方向と，4 3|のNCCLの位置はずれている（図24f）．NCCLの歯冠側マージンはエナメル質（3|），コンポジットレジン（4|），CAD/CAM冠（5|）と構造・材料的な差異があり，（図24f），咬合力の伝わり方は異なるはずである．しかし，3歯とも同様にNCCLが発生しているため，力よりもNCCL部に直接作用して歯質を喪失させる要因を想定したほうが合理的である．

忙しくなると来院が途絶えがちで不定期な受診のため，ストロークが大きく圧が強いブラッシング習慣を十分に改善できていない．研磨剤を含まない歯磨剤への変更を勧めたが，変わらなかった．これらのブラッシング習慣に加え，NCCLはCEJあるいは修復／クラウンのマージンと歯肉縁で挟まれた歯根象牙質に一直線上に並んで発生しており，水平的ブラッシングによる「轍」がもっとも妥当な説明だと考えられる．

■ 症例19

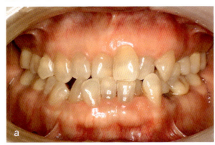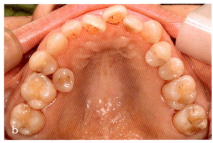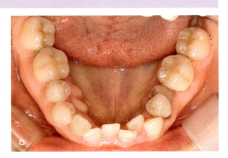

図25a～c　初診時（2020年3月）の正面観と咬合面観.

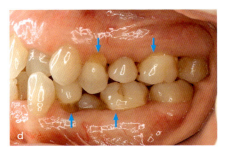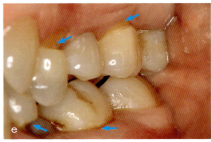

図25d, e　左側臼歯部には上下ともに1歯おきにNCCLが存在していた（青矢印でNCCLの位置を示す）．

④とびとびのNCCL

　Grippoは両隣在歯が健全で1本に限局したNCCLや1歯おきにNCCLが存在する場合は，ブラッシングで説明困難なためアブフラクションであると提唱した[6,7]．確かに酸蝕と摩耗の影響は隣在歯を含めて複数歯に及ぶため，1歯単位で影響が異なる可能性がある咬合はそのようなNCCLの説明に向いているかもしれない．しかし，舌口蓋側のNCCLや歯肉縁下のNCCLと同様に，NCCLがある歯とない歯における咬合接触状態の違いを提示することなく，「ブラッシングではできないだろう」という印象論だけで力が原因と決めつけられた．

　以下に，1歯おきにNCCLがある症例を取り上げ，咬合に関する要因がNCCLの有無を分けているか検証する．

症例19

1．初診時年齢71歳・女性
2．初診年月：2020年3月
3．NCCLの進行期：当院受診前
　図25a～cに初診時の正面観と咬合面観を示す．

左側臼歯部では上下顎ともに1歯おきにNCCLが存在していた（図25d, e）．シリコーンバイトで明示した咬頭嵌合位における咬合接触点を図25fに，咬合紙で印記した咬頭嵌合位と左側側方運動時における咬合接触点を図25gに示す．青色の矢印はNCCLがある位置を示す．しっかりと咬合している最後方臼歯である$\frac{7}{7}$にはNCCLがない．$\frac{6}{6}|$では咬合接触点とNCCLの位置は離れている．また，左側側方運動時のガイドは$\underline{3}|$と$\overline{4}|$によって担われているが（図25h～j），$\overline{4}|$には非常に大きなNCCLがある一方で$\underline{3}|$にはNCCLがない．

　引っ張り応力の為害性を重視するLeeとEakleの理論に従えば$\underline{3}|$口蓋側にNCCLが発生して然るべきであるが（図25j），そうはなっていない．対合歯には反作用で鏡合わせのように同じ大きさの力が反対向きに作用する．咬合が原因であるならば，対合しているペアで同じような変化が起きることが予測される．咬合接触がない$\frac{5}{5}|$にNCCLがないことは，アブフラクションに肯定的な所見と考えられる．しかし，咬合しているペアでは，咬合接触の数ならびに位置とNCCLの間に法則性を見出すことはできない．

　以上は咬頭嵌合位と限界運動における咬合接触に

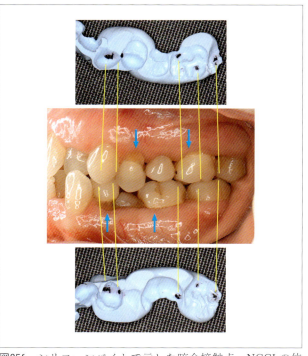

図25f シリコーンバイトで示した咬合接触点．NCCLの位置を青矢印で示す．咬合接触点とNCCLの位置はかならずしも一致していない．

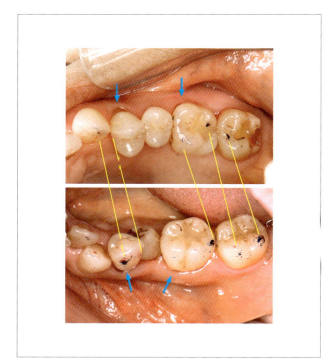

図25g 咬合紙で印記した咬合接触点．NCCLの位置を青矢印で示す．咬合接触点とNCCLの発生部位は正確には対応していない．

図25h〜j 左側側方運動時のガイドは主として ⌊3 と ⌊4 によって担われており明確な咬耗が形成されているが（黄破線），⌊4 には非常に大きなNCCLがある一方で ⌊3 にはNCCLがない．この咬合様式で発生する応力と唇頬側のNCCLの有無はよく一致する．しかし，引っ張り応力が発生する ⌊3 口蓋側にNCCLは発生していない．

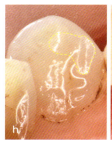
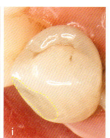
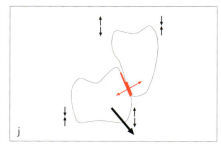

限定した分析であるが，それら以外での顎位における接触を示唆する明確なファセットはない．そのため，ブラキシズム時に想定外の下顎位でNCCLがある歯だけが咬合接触して，大きな咬合力が作用しているという可能性は低い．本症例において，とびとびにNCCLが発生した理由をアブフラクションで合理的に説明することは困難である．

一方，NCCLがある歯に共通しているのは，歯肉退縮して歯根象牙質が露出していることである（図25k）．とくに大きなNCCLがある ⌊4 と 4⌋ は顕著に挺出し，歯根象牙質の露出量も他の歯に比べて非常に大きくなっている（図25l）．一方で，NCCLがない歯には，歯根象牙質の露出がない．とくに ⌊5 と 5⌋ は低位で歯冠が歯肉に埋まったような状態である．

この患者には摩耗を起こしやすいブラッシング習慣（ブラッシング圧が強い大きな水平的ストローク，市販の歯磨剤を使用）があり，歯肉退縮により露出した歯根象牙質が選択的に摩耗した結果と考えると，この症例におけるNCCLの配置を矛盾なく説明できる．エナメル質と象牙質の耐摩耗性には大きな差があるため，歯肉縁上にエナメル質のみが露出している歯では歯質喪失は起きない．NCCLがある歯で喪失しているのは歯根象牙質である．

口蓋側に転位して対合歯とは咬合していない 5⌋ の口蓋側にもNCCLがある（図25m）．抜去した 5⌋ の歯頸部を観察すると，象牙質に限局したくさび状

> 第2章　症例編

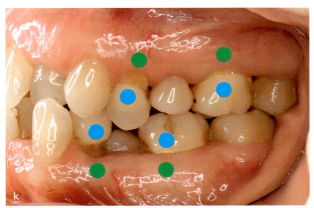
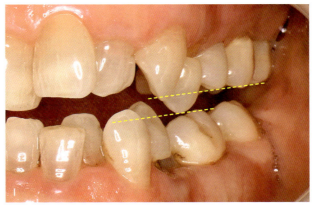

図25k, l　NCCLがある歯は歯肉退縮して象牙質が露出している歯である(k)青丸：NCCLがある歯，緑丸：歯肉退縮して歯根象牙質が露出している歯．とくに大きなNCCLがある|4 と 4|は大きな挺出にともない，歯根象牙質の露出量も他の歯に比べて非常に大きい(l)．

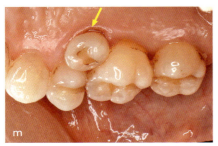
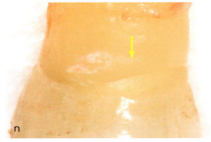
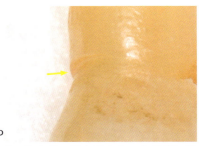

図25m～o　口蓋側に転位して対合歯とは咬合していない|5 の口蓋側にもNCCLがある(m)．抜去歯の拡大像から，象牙質に限局したくさび状のNCCLが確認できる(n, o)．

■ 症例20

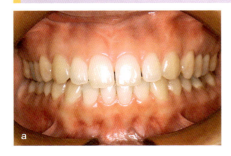
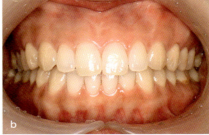

図26a　初診から5か月後(2013年10月)の正面観．
図26b　初診から約8年後(2021年3月)の正面観．

のNCCLが確認できる（図25n, o）．ブラッシング法の記録動画から，口蓋側も強い力でブラッシングをしていることが確認できた．このNCCLの存在はNCCLと咬合接触が無関係であることを示唆し，左側頬側のNCCLの主原因も摩耗であることを裏付ける．

症例20

1．初診時年齢24歳・女性
2．初診年月：2013年5月

3．NCCLの進行期：受診前から現在まで

とびとびのNCCLをもう1症例提示する．初診から5か月後(2013年10月)と約8年後(2021年3月)の正面観を示す（図26a, b）．上顎左側に注目すると，初診に近い時期から|4 6 にNCCLがあり，それ以降に拡大していることが確認できる（図26c, d）．|4 6 の隣在歯である|3 5 7 に，NCCLは確認できない．当院受診前に矯正治療の経験があり，咬合状態には通常の診査で見つかるような明らかな早期接触や咬合干渉はなかった（図26e, f）．上顎左側臼歯部咬

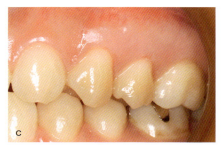
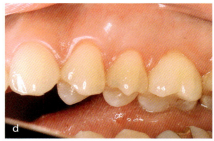

図26c　初診に近い時期（2013年10月）から，|4 6には小さなNCCLがあった．
図26d　その後，|4 6の歯肉退縮は進行してNCCLは拡大した（2018年11月）．

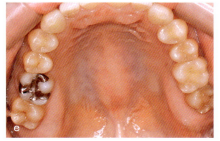
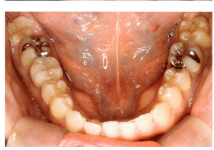

図26e, f　上下顎咬合面観．明らかな早期接触や咬頭干渉はなかった．

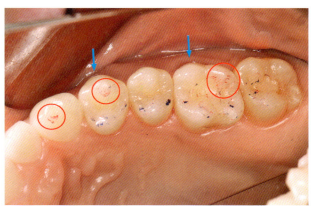

図26g　上顎左側の咬合紙の印記状態（青：咬頭嵌合位，赤：左側側方運動時）．青色の矢印は頬側のNCCLの位置を示す．|4ではファセットとNCCLの位置が一致しているが，|6ではファセットとNCCLは近遠心的にズレている．明確なファセットがある|3には，NCCLはない．

合面のクローズアップを図26gに示す（青色の矢印はNCCLの位置を示す）．咬頭嵌合位の接触は均等であるが，|3 4 6が左側側方運動のガイドになっている．しかし，もっとも大きなファセットはNCCLのない|3に見られ，|6のNCCLは近心頬側に位置しているがガイドになっているのは遠心頬側咬頭である．症例19と同様に，咬合接触とNCCLの関連は厳密ではない．

本患者も圧が強く大きな水平的ストロークでブラッシングを行い，市販の研磨剤配合歯磨剤をたっぷりと使っていた．受診は定期的ではなく来院が途絶える期間が長くなることがあり，適正なブラッシング習慣を維持できてはいない．それが初診以降もNCCLの拡大が続いている原因と考えている．|6は知覚過敏症状があったため，2018年11月にコンポジットレジンで修復を行った．

|4 6にNCCLがあり|3 5 7にNCCLがない理由は，歯肉退縮の差によって歯根象牙質が露出しているか否かにあると考えている（図26h）．NCCLがある|4 6に比べて|3 5唇頬側中央の歯肉縁は歯冠側に位置している．|7の頬側中央の歯肉縁は|4 6と同じ高さであるが，頬側に傾斜しているため歯根象牙質は露出していない．象牙質が露出していなければ，よほど極端なブラッシング習慣でない限り摩耗は顕在化しない．肉眼的には|5にNCCLは認められないが，実は頬側歯肉縁部を探針で探るとCEJに沿って小さく象牙質が欠損していることが触知できる．|5にもNCCLはあるが，歯肉退縮量が極めて小さいため肉眼で観察できる大きさになっていないだけである．

2020年10月時点では，ブラッシング習慣が変わらなければ，将来的に|5の歯肉退縮が進み，明らかなNCCLに進行するだろうと予測していた．この予想

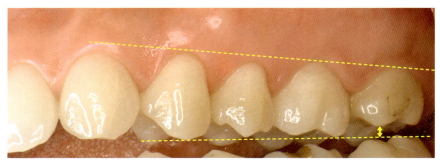
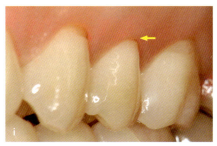
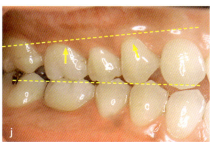

図26h　NCCLがある|4 6|に比べて，|3 5|唇頬側中央の歯肉縁は歯冠側に位置している．|7|は頬側に傾斜しているため頬側中央で歯根象牙質は露出していない．肉眼的には確認できないが，|5|頬側中央には探針で触知できる小さなNCCLがある（2020年10月）．

図26i　1年後には，|5|のNCCLは視認できるようになった（2021年10月）．

図26j　右側方運動時の右側の咬合接触状態．左側と異なり第一小臼歯から第二大臼歯までのグループファンクションとなっている．一方，NCCLの有無と歯肉縁の関係は左側と同様である．|5|頬側歯頸部を探針で探っても，NCCLを触知しない．

は約1年後に現実のものとなり，|5|の歯肉退縮が進んでNCCLが視認できるようになった（図26i）．この間|5|を含め咬合性外傷の徴候は観察されず，研磨剤配合歯磨剤をたっぷりと使った圧の強い水平的なストロークのブラッシング習慣は，変わってはいなかった．

　右側も同様にNCCLがとびとびに発生している．右側方運動時には，左側と異なり第一小臼歯から第二大臼歯までのグループファンクションとなっている（図26j）．一方，NCCLの有無と歯肉縁の関係は左側と同様である．|5|頬側歯頸部を探針で探っても，NCCLを触知しない．咬合接触状態よりも，歯肉退縮がNCCLの有無とよく相関している．「とびとびのNCCL」は「連続したNCCL」に至る過程で，軟組織の状態によりNCCLの発生・進行に差が出ている時期を切り取って見ているだけなのかもしれない．

　アブフラクション仮説が提唱された1990年代では，NCCLに関して歯肉退縮が関連付けられることほとんどはなかった．そのため，当時「とびとびのNCCL」既存の病因論では説明困難な謎の疾患であり，1歯ごとに影響が異なる咬合に答えが求められた．しかし，「舌口蓋側のNCCL」や「歯肉縁下のNCCL」と同様に咬合状態がわからない症例報告しか存在せず，確実に実証されることなく事実化してしまっていた．しかし，ここまでで検証してきたようにNCCLの有無に対応して咬合の問題があるわけではなく，それは症例19と20が示すように「とびとびのNCCL」でも真であった．

　21世紀になり，高い歯周形成外科のスキルをもった歯周病専門医がNCCLの治療に参入してきて，歯肉退縮とNCCLの関係が注目されるようになった．NCCLの主体は象牙質の欠損であり，歯肉退縮は重要なトリガーである．症例19と20のように歯肉退縮にフォーカスすると，見事にとびとびのNCCLと一致する．少なくともこの2症例に関しては，咬合ではとびとびの理由を説明することはできない．

　NCCLは歯肉退縮がある部位に発生し，たまたま歯肉退縮が1歯おきに発生した結果が「とびとびのNCCL」という解釈になる．そして，歯肉退縮という観点からNCCLを見れば，歯肉退縮を誘発し，露出した象牙質を選択的に喪失させることができる摩耗が，NCCLのもっとも重要な原因となる．

■ CEJよりも歯冠側に位置した半月状の歯質欠損

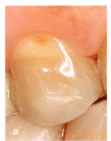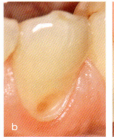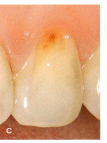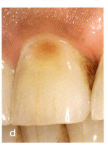

図27a〜d　歯頸側1/3のエナメル質に発生した半月状の歯質欠損.

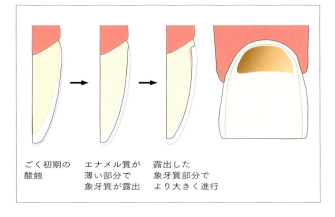

図27e　酸蝕では歯肉縁付近を除き全面的にエナメル質が喪失する．次に，エナメル質が薄い部分から象牙質が露出する．象牙質が露出した部分でより歯質喪失が進行し，半月状の歯質欠損となる．

⑤CEJよりも歯冠側に位置した半月状の歯質欠損

歯頸側1/3のエナメル質に発生する半月状の欠損（図27）は，一般的に酸蝕／erosive tooth wearが原因と考えられている[24,25]．酸蝕では唇頬側エナメル質が全面的に喪失するが，エナメル質の厚みはCEJに向かって薄くなるため，歯頸部から象牙質の露出が始まる．露出した象牙質面では歯質の喪失が加速し，周囲のエナメル質よりも陥凹する．

一方，歯肉縁に近接したエナメル質は歯肉溝滲出液で酸から守られて残るため，全周がエナメル質で囲まれた形態になる（図27e）．歯頸部付近で象牙質が露出しているという点では似ているものの，酸蝕／erosive tooth wearはCEJの歯冠側で，NCCLはCEJの歯肉側と大きな差異がある．しかし，Grippoは理由の詳しい説明なしに，このような状態もアブフラクションであると主張した[6,7]．実際の症例を挙げて検証する．

症例21

1．初診時年齢37歳・女性
2．初診年月：2010年2月
3．歯質欠損の進行期：当院受診前

6 5の頬側CEJの歯冠側にエナメル質の欠損があり，露出した象牙質が陥凹している（図28a）．一般的に酸蝕／erosive tooth wearは広範囲・左右対称的に歯質が喪失するが，この症例では酸蝕の好発部位（前歯部唇口蓋側や上顎臼歯部口蓋側や上下顎臼歯部咬合面）に広く及ぶ歯質の喪失は見られない（図28b, c）．下顎隆起や下顎頬側の骨隆起からアブフラクションと判断する人もいるかもしれない．しかし，6 5に絞って見ていくと，咬合面エナメル質が咬合接触点に限らず全面的に薄くなって象牙質が透けており，インレーがエナメル質から浮き上がり，咬頭頂部にカップ状の歯質欠損があるといった，酸蝕／erosive tooth wearの典型的な所見が認められる（図28d, e）．酸蝕に関して詳細なインタビューを行ったところ，以下のような事実が判明した．

■ 症例21

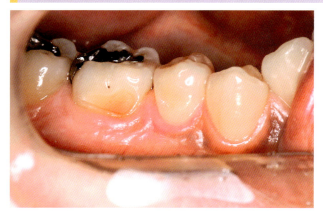

図28a　6 5|の頬側CEJの歯冠側にエナメル質の欠損があり，露出した象牙質が陥凹している（2010年2月）．歯肉縁に沿ってエナメル質が一層残っていることに注目．

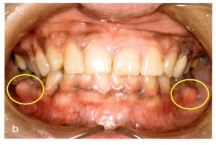
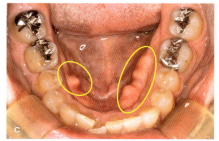

図28b, c　正面観と下顎咬合面観．外因性酸蝕の好発部位である上顎前歯唇側に，明らかな酸蝕の所見は見られない．下顎臼歯部頬側と舌側に骨隆起が見られる（黄色の丸）．

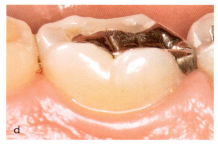
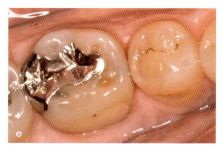

図28d, e　6 5|にフォーカスすると，酸蝕／erosive tooth wearの典型的な所見（咬合面エナメル質の全面的菲薄化，インレーのエナメル質からの浮き上がり，咬頭頂部のカップ状歯質欠損）が見られる．

- 長年1日1個かならず梅干しを食べる習慣がある
- 右側で噛む
- 梅干しをしばらく右側臼歯部に留めて味わい，すぐには飲み込まない

おそらく梅干しを留めていたのは6 5|頬側で（図28f），梅干しと接触した狭い範囲に限局して酸蝕／erosive tooth wearが進行したと考えられる．一般的には酸蝕は左右対称的に広い範囲で起きるが，固体の梅干しは酸性飲料のように口腔内全体に拡散しにくい．そのため，特定の部位に留置するような習慣がある場合は，本症例のように歯質喪失は狭い範囲に限局される．平均像に基づく先入観で視野を狭め，歯質喪失の原因を見逃さないように注意が必要

である．止めた時期は確定できなかったが，梅干しを食べなくなったとのことである．2022年8月時点では，2010年2月に充填したコンポジットレジンは歯質から浮き上がっていない（図28g）．関連する習慣がなくなったことで歯質喪失が止まったことからも，酸蝕が原因であったことは確実である．

本症例の患者が初めて来院した2010年当時は，筆者は酸蝕に対する興味・知識ともになかった時代で，開業直後で慌ただしかったこともあり，情報収集することもなく|6は初診から間もない時期にコンポジットレジンで修復した．上記のように酸蝕を疑い詳細にインタビューをして原因を理解したのは，アブフラクションに対する考え方と変えてtooth wear

図28f 毎日梅干しが接触していたと考えられる位置．特殊な食習慣があると，個性的な歯質の喪失パターンになる場合がある．
図28g ⎣6⏋充填から12年6か月後の状態（2022年8月）．コンポジットレジンは歯質から浮き上がっていない．毎日梅干しを食べる習慣は止めたとのことだった．近心面にう窩ができたため，インレーはやり直した．スケーリング直後に撮影したため，出血が見られる．

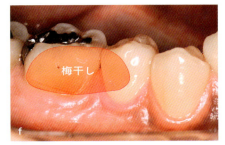
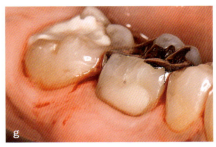

■ 症例22

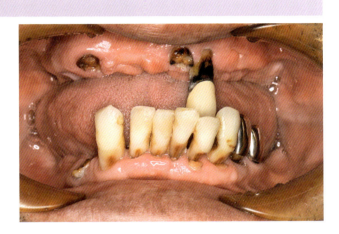

図29a 初診時の正面観（2018年11月）．

を学習した後の2018年に再受診した時である．興味と知識がないと目に入っていても意識に上ってこないため，知らないことは罪だと思い知らされたNCCLである．

⑥大きく深いNCCL

GrippoとMcCoyは，歯髄腔を超えた極めて深いNCCLもアブフラクションであると主張した[6,7,26]．NCCL最深部には咬合荷重で応力が集中するため，応力集中部位で歯質喪失が進行すれば深い欠損となると推測した．また，入口が狭いが深いNCCLは「歯ブラシの毛先が最深部まで届かないだろうからアブフラクション」との見解を聞く場合がある．そのようなNCCL症例を取り上げて，原因を検証する．

症例22

1．初診時年齢51歳・男性
2．初診年月：2018年11月
3．NCCLの進行期：当院受診前

下顎前歯部に歯髄腔を超えて歯の舌側半分まで進行したくさび状のNCCLが存在する（図29a）．欠損歯の正確な喪失時期は特定できなかったが，約5年前から義歯を使用していたとのことであった．初診時に上顎義歯は非常に安定が悪く，下顎前歯に強い荷重を加えることができる状態ではなかった．下顎前歯部のデンタルエックス線写真では，⎣1 2⏋の根尖を超えて骨吸収が進んでいることがわかる（図29b）．

アブフラクションの位置は，側方力による歯の曲げの支点になる骨頂部の高さに影響されると提唱されている[5,18]．しかし，本症例においては骨頂部の位置が大きく異なっているにもかかわらず，NCCLは同一直線上に位置している．後ろ向きの検証であるため，NCCLが発生してから⎣1 2⏋の骨吸収が急速に進行した可能性は否定できない点は留意する必要がある．筆者は摩耗の影響を疑ったため，OHIを行

第2章 症例編

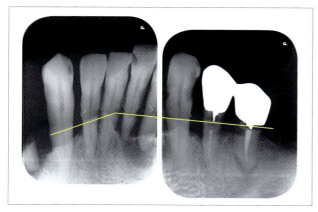

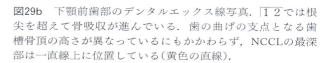

図29b 下顎前歯部のデンタルエックス線写真．`1 2`では根尖を超えて骨吸収が進んでいる．歯の曲げの支点となる歯槽骨頂の高さが異なっているにもかかわらず，NCCLの最深部は一直線上に位置している（黄色の直線）．

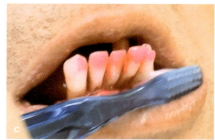
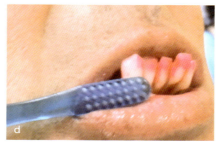

図29c, d 初診の次回にOHIを行う前に撮影したブラッシング動画からのキャプチャー画像．NCCLがある高さで，強圧の水平的ストロークを執拗に繰り返していた．歯冠部には厚くプラークが残っている．

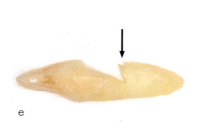
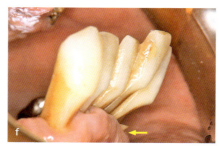

図29e 抜去した`2`．大きなNCCLの歯肉側に新たなNCCLが形成されている（黒色矢印）．

図29f 他の歯よりも唇側への傾斜・移動が大きな`2`は，歯肉退縮も大きい．追加で露出した根面に2つ目のNCCLが発生したと考えられる（黄色矢印）．

う前にいつも通りのブラッシングを行ってもらい動画で記録した．その動画からのキャプチャー画像を示す（図29c, d）．強い圧を加えながら，大きな水平的ストロークを繰り返していた．染め出されたプラークからわかるように歯冠部エナメル質には歯ブラシを当てずに，NCCLがある高さで執拗に往復させていた．歯ブラシの毛先はNCCLの最深部にしっかりと届いており，研磨剤を含む歯磨剤を使用していた．OHIを行ってしまうと患者固有のブラッシング習慣が変わってしまう可能性があるため，摩耗を疑うNCCLがある場合は，極力初診に近い時期にありのままのブラッシング習慣を確認するようにしている．

抜去した`2`を観察すると，大きなNCCLの歯肉側にもうひとつ小さなNCCLが発生していた（図29e）．

この位置にNCCLが発生した時点では骨吸収が高度に進行しており，対合歯列の状態も悪化していたと推測され，アブフラクションとは考えにくい．酸蝕ではこのような明確かつ鋭利な角が出来ることを説明できない．`1 2`は対合歯が残っており反対咬合であるため，唇側傾斜・移動している．とくに`2`は他の歯よりも唇側に位置しており，より歯肉退縮が進行している．最初にNCCLができた後から露出した歯面に歯ブラシと歯磨剤が当たるようになり，2つ目のNCCLができたと推測される（図29f）．

NCCL表面は非常に滑沢で沈着物はない（図29g）が，隣接面には全面的に歯石が沈着している（図29h）．歯質が喪失している部分は，この患者のブラッシング習慣で歯ブラシ（歯磨剤）が当たっている部位である．「深いNCCLの最深部には歯ブラシが

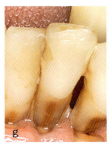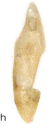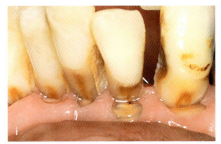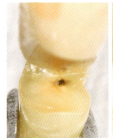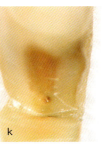

図29g, h 1⏌のNCCL表面は非常に滑沢で沈着物はないが(g)，隣接面には全面的に歯石が沈着している(h)．

図29i～k 2⏌のNCCL最深部には口腔内でも抜去歯でもプラークや歯石の沈着はなく，歯ブラシの毛先が最深部まで到達していたと考えられる．歯間乳頭部には，NCCL最深部と一致した高さに擦過傷が見られる．

届かない」だろうという見解があるが，口腔内で見ても抜去歯で見ても最深部はきれいである(図29i～k)．NCCLの歯肉側壁と歯冠側壁は，これらが合流する最深部の隅角に至るまで鏡面研磨されたように滑沢である(図29j, k)．口腔内でこの部分に歯ブラシが届くことは確認されており(図29c, d)，この形態と表面状態の説明に酸蝕やマイクロクラックをもち出す必要はないし，むしろそれらの要因では説明がより困難である．

症例23

1．初診時年齢65歳・女性
2．初診年月：2022年5月
3．NCCLの進行期：当院受診前

初診時（2022年5月）の正面観を図30aに示す．6 5 4 3|3 4 5，2 1|1⏌唇頬側にNCCLが見られる．下顎臼歯部は20年以上前に喪失し，そのまま放置していたことが，問診から明らかになった．それを裏付けるように，上顎臼歯部が挺出している．NCCL表面にはプラークや沈着物は見られず，現在も進行中であると考えられる．

上顎右側臼歯部のデンタルエックス線写真を図30bに示す．根尖まで骨吸収が進行した6⏌は頬側へ病的に傾斜して，5 4 3|の連続したNCCLの同一直線上から外れてきている(図30c)．6⏌NCCLの歯肉側根面に歯石が沈着しており，病的移動によって6⏌歯頸部が習慣的なブラッシングの経路から歯肉側へ移動したと考えられる．

抜去した6⏌のNCCLを観察すると，内面に沈着物はなく鏡面研磨されたように滑沢である(図30d, e)．一方，隣接面には沈着物が観察され，歯ブラシが当たっている部位と当たっていない部位が明確である．観察期間は短いがNCCL内部はつねにプラークフリーであり，NCCL最深部まで歯ブラシが到達していると考えられる．

|3 4唇頬側ではエナメル質が広範囲に喪失しており，一見erosive tooth wearのように見える(図30f)．そのため，酸蝕に関するインタビューを行ったが，これだけの歯質喪失量に見合った酸蝕に関する要因を見つけることができなかった．唇頬側面にエナメル質の鋭縁が残っていることは(図30f)，酸蝕の典型像と矛盾する．また，歯肉縁に沿って健全歯質が残っていないこと(図30f)，|4ではもともとの咬合面形態が失われていないこと(図30g)も，酸蝕に否定的な所見である．VerrettあるいはAbrahamsenのtooth wearフローチャートに示された摩耗が，歯肉退縮にともなって歯根象牙質に拡大した臨床像と考えられる．

下顎前歯唇側にもNCCLが見られる(図30h)．アブフラクションを信奉していた頃であれば，一目見て臼歯部咬合支持がないことによる前歯部でのオーバーロードが原因のアブフラクションと考えたかもしれない．しかし，ほぼ根尖まで骨吸収が進行し(図30i)，挺出・動揺が大きな2⏋にもNCCLがある．しかも，骨レベルが異なる(曲げの支点が異なる)1|1にも同じ高さに連続した形態のNCCLが存在している．骨支持がなくなった歯に発生したNCCLや，支持骨の高さが異なる歯に同じ高さで発生した

> 第2章　症例編

■ 症例23

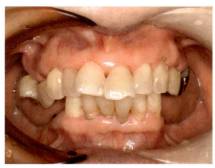

図30a　初診時の正面観（2022年5月）．6543|345，2 1|1唇頬側にNCCLが見られる．下顎臼歯は20年以上前に喪失し，そのまま放置していた．

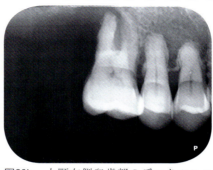

図30b　上顎右側臼歯部のデンタルエックス線写真．6|に根尖を超えた骨吸収像がある．

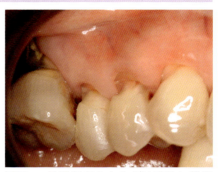

図30c　骨吸収が大きな6|は病的に移動し，543|のNCCLと同一直線上から外れている．

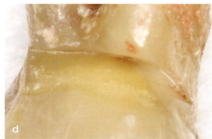

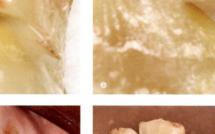

図30d, e　抜去した6|．隣接面は歯冠部にも沈着物がみられるが，頬側歯冠部ならびにNCCL部は沈着物はなく滑沢である．

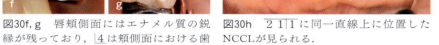

図30f, g　唇頬側面にはエナメル質の鋭縁が残っており，|4は頬側面における歯質喪失の大きさに比較して咬合面には酸蝕の特徴が見られない．

図30h　2 1|1に同一直線上に位置したNCCLが見られる．

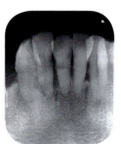

図30i　下顎前歯部のデンタルエックス線写真．|2は根尖まで骨吸収が進行している．

NCCLは，力で説明することは困難である．これらのNCCLでも，最深部はプラークフリーの状態が保たれていた．

⑦狭くて深いNCCL

症例24（症例5と同一人物）
症例概要
1．初診時年齢66歳・男性
2．初診年月：2012年5月
3．NCCLの進行期：

|2 3 当院通院中（とくに2016〜2017年の変化が大きかった）

|4 当院通院中（①2016〜2017年，②2021年3月〜7月）

　症例22，23のNCCLは確かに深いが開口部が大きいため，歯ブラシが最深部に到達することは不可能ではない．しかし，開口部が狭い場合はどうであろうか？（症例5と同一人物で，歯列の全体像は図6f〜hを参照）．前医によって行われた|2 3歯頸部充填のマージン部にギャップが生じていたため（図31a），2013年に歯頸部修復をやり直した．2014年4月時点

■ 症例24

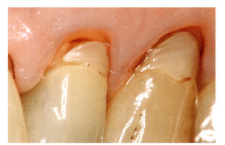

図31a 前医によって行われた|2 3 歯頸部充填のマージン部にギャップが生じていた(2013年11月).

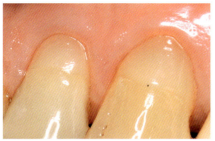

図31b 2013年にやり直した修復は2014年4月時点では問題がなかった.

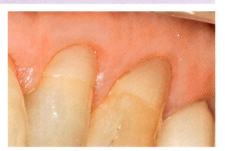

図31c 2015年6月には|2 コンポジットレジン表面に水平的な溝が, |2 3 歯冠側と歯肉側マージン部に小さなギャップが見られるようになった.

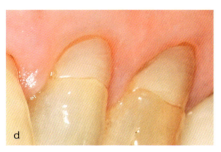

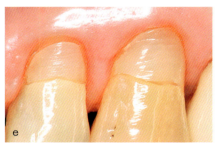

図31d, e 2016年頃からのマージン部の歯質喪失が加速し, 2016年から2017年で大きく進行した. d：2016年9月, e：2017年8月.

では問題なく経過していたが(図31b), 2015年6月には|2 コンポジットレジン表面に水平的な溝と|2 3 歯冠側と歯肉側マージン部にギャップが見られるようになった(図31c). 2016年頃からのマージン部の喪失が加速し, 2016年から2017年で大きく進行した(図31d, e).

この時期の特記事項として, 音波ブラシを使用開始した. 正しい使用方法を何度も指導したが, 手用歯ブラシのように水平的に動かし, 研磨剤入りの市販歯磨剤は継続して使用していた. 2016年10月に右肩の手術を行い, しばらくの間利き手ではない左手でブラッシングを行わざるを得なかった. 右手が使えた時よりさらにブラッシング圧とストロークが大きくなり, この期間にNCCLが一気に進んだ感がある. その後は, スピードが遅くなったものの, 進行が続いた(図31f〜i).

この当時は認識していなかったが, 歯ブラシを習慣的に最初に歯に当てるのは|2 3 部唇側であった(図31j). NCCLのある|8 口蓋側を含めて上顎左側をブラッシングしてから他の部位に移るルーティーンだった. 非常に真面目な性格の方だが, ブラッシング方法はすぐ自己流に戻ってしまい適正なブラッシング習慣が定着しなかった. 当院の患者のなかで, もっともブラッシング習慣の修正が困難な1人であった.

もし知覚過敏症状が出たり, プラークコントロールの障害になった場合は速やかに修復を行う前提で, 再修復を行わずにどのような転帰をたどるか経過観察を行ってきた. 右手が使えるようになって以降は進行のスピードは低下した. 介入しないことで問題が発生していないか, 毎回確認した.

歯質欠損はかなり深くなったため, プラークリテンションファクターとなっていないかを注視した. 肉眼的にも染め出しを行ってもNCCL内部にプラークの付着は確認できず(図31k〜m), 臨床症状もないため経過観察を継続してきた. 自浄作用が働かないこれらの部位がプラークフリーに保たれていることは, NCCLの最深部まで歯ブラシが届いている証拠であろう. 酸蝕によってNCCL内部がプラークフリーに保たれるとは考えにくく, 酸が作用すればエナメル質の鋭いマージン部は溶けて丸まっているはずである. そもそもこれらのNCCLは, 酸蝕による

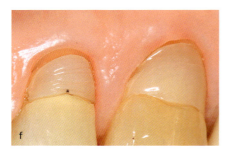
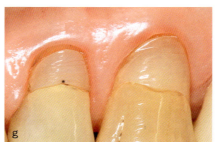
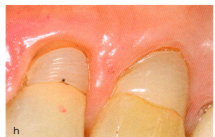
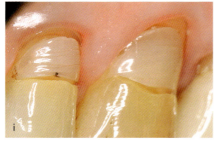

図31f〜i　その後はスピードが遅くなったものの進行が続いた．f：2018年10月，g：2019年2月，h：2020年1月，i：2021年3月．

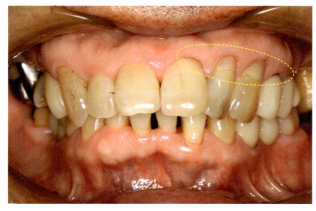

図31j　習慣的に歯ブラシを最初に当てる部位は，|2 3部唇側だった（黄破線の丸）．

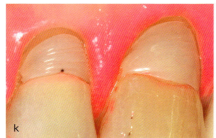
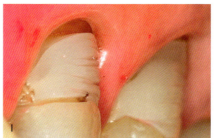
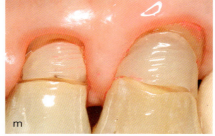

図31k〜m　来院時にNCCLがプラークリテンションファクターになっていないが確認しているが，最深部までプラークフリーに保たれていた．k：2018年6月，l：2020年1月，m：2022年1月．

歯質喪失の基本的特徴である「喪失範囲が深さを上回る」[24]とは，真逆の喪失パターンである．

コンポジットレジンは歯面よりも低位になっており（図31n），これも酸蝕の典型像とは真逆である．また，酸蝕ではコンポジットレジン表面の溝を説明できない．そして，本患者には酸蝕につながるような食習慣は確認されていない．

次にアブフラクションであるが，この期間に|2 3には咬合性外傷を示唆する徴候は観察されなかった．コンポジットレジン表面の溝を「ストライエーションもしくはリューダースライン」と考える人がいるかもしれないが，歯科ではこれらの用語は誤用されており，コンポジットレジン表面の肉眼的な所見に対して用いるのは元々の工学的定義に反する．

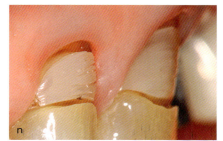
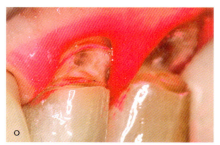

図31n　コンポジットレジンは歯面に対して低位になっており，酸蝕とは反対の特徴を示す．
図31o　再修復が必要になり，歯質を削合しないようにコンポジットレジンを除去した状態．旧NCCLとは独立した形で新NCCLが発生している．

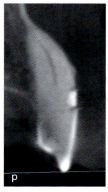
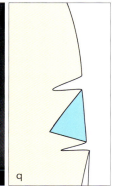

図31p　|2のコンポジットレジン除去前に撮影したCBCTクロスセクショナル像．唇側エナメル質が一様に薄くなっている．
図31q　旧NCCL，コンポジットレジン，新NCCLの位置関係．新NCCLは旧NCCLとコンポジットレジンの接着界面に沿って進行したわけではない．

　臨床症状はなくプラークフリーであるものの，他の部位で印象採得が必要になったことから，コンポジットレジンを除去して再修復を行うこととした．歯質を削らないようにして慎重にコンポジットレジンを除去すると，旧NCCLと完全に独立した形で新NCCLが発生したことが明らかになった（図31o）．これはコンポジットレジン除去前に別件で撮影したCBCTのクロスセクショナル像からも確認できる（図31p）．唇側エナメル質が一様に薄く平坦になっている．

　旧NCCL・コンポジットレジン・新NCCLの位置関係を図31qに示す．応力が高くなる接着界面ではない部分が喪失しており，その部分に歯ブラシと歯磨剤が届いていることからも，摩耗が原因であることを裏付けている．NCCLの歯冠側マージンはエナメル質であるため，摩耗ではこの位置にNCCLができにくいと考えられる．

　脱灰されて軟化したエナメル質は，ブラッシングで容易に喪失する[27]ため，酸蝕の要因があれば修復の歯冠側のエナメル質が喪失することは不思議ではない．本章の図20cとdに示した修復の歯冠側マージン部に発生したNCCLは，酸蝕の関与が大きいと考えられる．

　一方，本症例では酸蝕に関連する要因はほぼない．CT像から歯冠側の新NCCL部のエナメル質が非常に薄いことが確認できる（図31p）．コンポジットレジンに溝ができるほど摩耗の要因が強い症例であるため，薄いエナメル質が喪失し象牙質が露出してNCCLが再発したと考えられる．象牙質に比べて摩耗しにくいエナメル質とコンポジットレジンに囲まれているため，NCCLが象牙質深くまで進行したのに対して高さは狭いままでほぼ変化がなかった．

　クラウンが装着された|4にも摩耗の影響が及んだ．頬側歯冠中央部で歯肉退縮が起こり，クラウン頬側マージン歯肉側にNCCLが発生した（図31r, s）．クラウンマージン部に褐線が見られるようになったため，2017年9月にコンポジットレジンで充填を行った（図31t）．

　2020年12月に行った|5インプラント埋入術後に，頬側で歯肉退縮が起きて歯根象牙質が露出した（図31u）．その後わずか4か月で露出した歯根面に明らかなくさび状のNCCLが発生した（図31v）．コンポジットレジンと歯肉縁に挟まれた象牙質領域が喪失し，鏡面研磨されたような滑らかな表面性状を呈し

> 第2章　症例編

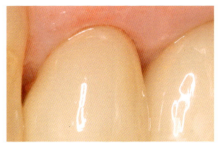

図31r　4┘にオールセラミッククラウンが装着された直後の状態（2015年3月）．

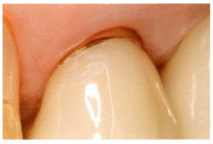

図31s　4┘も頬側中央で歯肉退縮が起き，クラウン頬側マージン歯肉側にNCCLが発生した（2017年8月）．

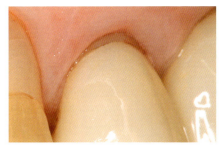

図31t　NCCLをコンポジットレジンで修復し，10か月後の状態（2018年7月）．

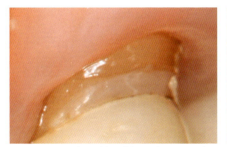

図31u　2020年12月に行った5┘インプラント埋入後に4┘頬側で歯肉退縮が起きて歯根象牙質が露出した（2021年3月）．

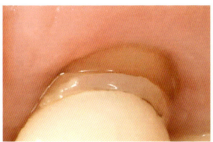

図31v　わずか4カ月で，露出した歯根面に明確なくさび状の形態を呈するNCCLが発生した（2021年7月）．

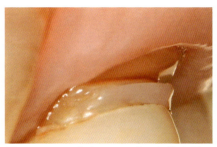

図31w　コンポジットレジンと歯肉縁に挟まれた領域が喪失し，鏡面研磨されたような滑らかな表面性状である（2021年8月）．

た（図31w）．

　4┘にNCCLが再発する前，咬合状態に変化があった（図31x）．2020年4月に5┘をセメント質剥離と歯根破折で抜歯し，同年12月に5┘部にインプラント埋入を行った．2021年2月に5┘インプラントにプロビジョナルレストレーションが装着するまでの期間，5┘部に咬合支持はなく，理論的には4┘に加わる咬合荷重は高くなっていたと考えられる．しかし，NCCLが発生・進行したのは，この期間が過ぎてからである．

　一方，「5┘の歯冠がない時期は右側で咀嚼していただろうから，この期間に4┘に加わった力は逆に小さいのではないか？」，そして「5┘にプロビジョナルレストレーションが装着されたことで左側でも噛めるようになり，左側への荷重が増加しただろう」という推測も成り立つかもしれない．しかし，このストーリーでは「なぜこの4か月で集中的に進行したか」と「対合歯歯頸部には変化がないこと」が説明困難である．

　対合歯のない8┘口蓋側に発生したNCCLを含めて，この患者で咬合に介入することでこの症例のNCCLを予防することはできたであろうか？　筆者はできなかったと考えている．┌123，┌23，5┐のNCCLをコンポジットレジンで修復を行ったが脱離したものはなく（2023年9月時点で11年4か月〜12年10か月経過），力の影響が小さいことの間接的証拠と考えている．メインテナンスで定期受診していただいているにもかかわらず，ブラッシング習慣を是正できていない失敗症例である．結局，歯肉退縮がより進行して，最初の修復前の2013年11月（図31a）と同様の状態になってしまった．

　しかし，今回のNCCL再発から，計らずしも歯肉退縮による歯根象牙質の露出がNCCL発生のトリガーとなることが示された（図31y）．不適切なブラッシング習慣は是正しきれておらず背景要因として存在し続けていたが，歯質喪失として顕在化したのは象牙質が露出したタイミングだった．象牙質の摩耗によるNCCLが発生するためには，象牙質の露出・研磨剤含有歯磨剤の使用・摩耗を助長するブラッシング習慣の3条件が重なることが必要であると確認できた．

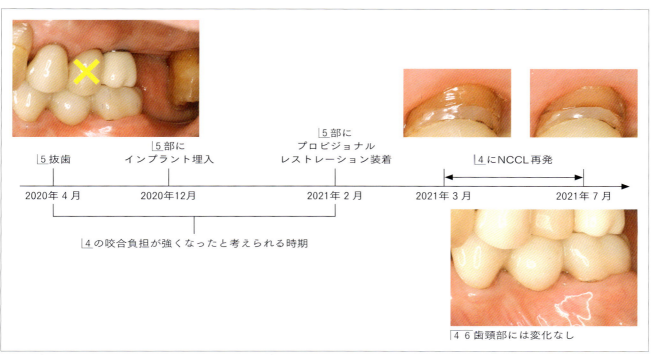

図31x ４|NCCLの再発と左側臼歯部の咬合の変化．|５ はセメント質剥離と歯根破折のため，抜歯となった．|５抜歯から４|にNCCLが再発するまでの時系列を示す．|５抜歯からプロビジョナルレストレーション装着までの間は|５部に咬合支持がなく，４|の咬合負担が強くなったと推測される．４|にNCCLが再発したのはこの時期の後である．対合の④⑤⑥ブリッジ支台歯の歯頸部には何も変化がなかった．

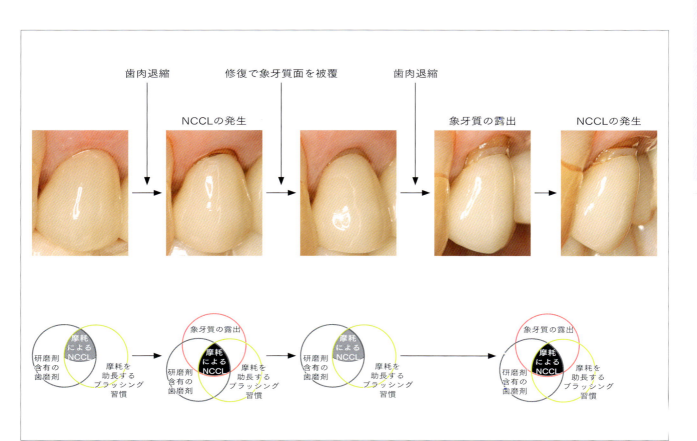

図31y 歯肉退縮とNCCL発生の時系列を示す．象牙質の摩耗を引き起こすブラッシング習慣は是正しきれておらず，背景因子として存在し続けていた．歯肉退縮（象牙質の露出）が起きたタイミングでNCCLが発生しており，この症例では歯肉退縮がトリガーとなっていた．摩耗によるNCCLが発生するためには，これら３つの条件が重なること必要であった．

> 第2章　症例編

■ 1歯に2つのNCCL

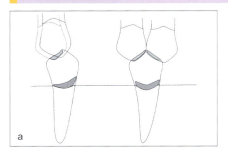
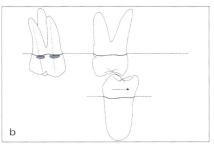

図32a, b　LeeとEakleが提唱した咬合接触点とNCCLの関係．咬合接触点もしくは歯根が2つある場合は，NCCLが二つできると提唱した．NCCLはCEJの歯冠側で起きることを想定している（参考文献5より引用改変）．

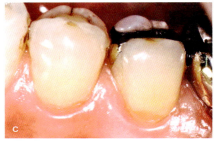
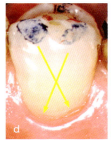

図32c, d　筆者にとって印象的だったNCCL（1996年8月撮影）．「4」にLeeとEakelが提唱したような「咬合接触点に対応した2つのNCCLがオーバーラップした状態」が観察できる．

⑧ 1歯に2つのNCCL

　LeeとEakleは「NCCLの位置と向きは咬合接触点の位置と咬合力の方向によって決まり，複数の咬合力が作用する場合は，NCCLの歯冠側マージンはそれらに対応した向きになる」と提唱した（図32a）[5]．また，「複根歯ではそれぞれの歯根が支点となり引っ張り応力を発生させるため，2つのNCCLが発生する」とも説明した（図32b）[5]．そして，この仮説ではNCCLはCEJの歯冠側で進行すると想定されている．

　筆者にとって非常に印象深かったNCCLを示す（図32c, d）．「4」頬側に近遠心2つのNCCLがオーバーラップし，それぞれが頬側咬頭の咬合接触点に対応しているように見えるNCCLに遭遇した．『これはLeeとEakleの論文で見た，典型的なアブフラクションだ！』とテンションが上がったことを記憶している．当時の筆者にとってアブフラクションの実在を確信させたNCCLの1つである．これ以降1歯に2つのNCCLがある場合はアブフラクションという認識で，とくに疑念をもつことはなかった．

　時は流れアブフラクションを否定的に考えるようになり，1歯に2つのNCCLをどう考えるか再検証する必要が出てきた．集めていた症例写真（図32e～o）を見返してみて，まず1996年に遭遇した図32c, dのNCCLを除けば大臼歯しかないことに気付いた．またLeeとEkaleが小臼歯を例に挙げて説明していたこと（図32a）と，最初に見たケースが小臼歯であったことの印象が強かったため，大臼歯が大多数を占めることに気付くのが遅れた．そして，エナメル突起が近遠心2つのNCCLを分けていることにも気付いた．咬合状態はほとんどがLeeとEakleが提唱した状態にはなっておらず，対合歯が欠損している場合もあった．

　LeeとEakleの図では，CEJから歯冠側に向けてエナメル質が喪失しているように描かれているが，NCCLの歯冠側マージンから咬合面までの距離を見ると歯頸部エナメル質はほぼ喪失していないと考えられる（図32p～r）．エナメル突起がある歯とない歯の対比を図32s, tに示す．エナメル突起によってもともとのCEJの位置を錯覚してしまうと，CEJが歯冠側に移動したと思い込んでしまう可能性がある．

　症例を集めて詳細に検証してみると，図32c, dのNCCLを一目見て受けた衝撃は消え去り，このタイプのNCCLの成り立ちについて大きく考えを変えた．現在では以下のような経過をたどって成立すると考

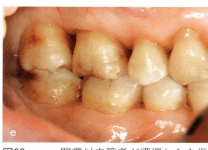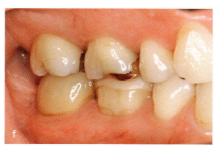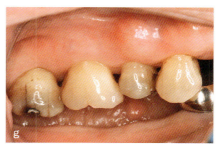

図32e〜g　開業以来筆者が遭遇した1歯に2つNCCLは，ほとんどすべてがエナメル突起で仕切られた大臼歯のものであった．

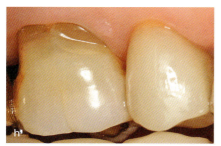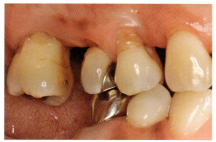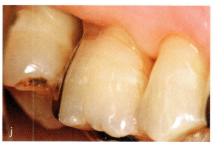

図32h〜j　hは症例1，iは症例6，jは症例15として経過を提示した．それぞれの経過から，アブフラクションではないと考えられる．

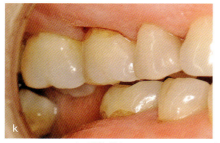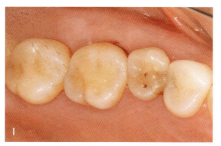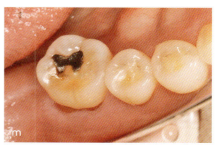

図32k〜m　6⏌と⌈6頬側に2つのNCCLが観察される．6⏌は舌側咬頭内斜面が咬耗しており，図32bのような咬合状態である．しかし，6⏌頬側歯頸部に引っ張り応力が発生するような咬合状態ではなく，頬側咬頭には独立した2つのファセットはない．エナメル突起が両歯に観察される．

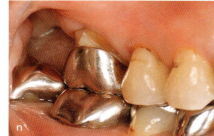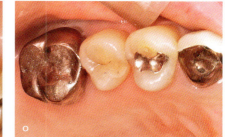

図32n, o　6⏌頬側に2つのNCCLが観察される．6⏌舌側咬頭内斜面よりも，頬側咬頭と舌側咬頭外斜面に強いファセットができている．下顎頬側にはNCCLはできていない．

えている（図32u）．

1）研磨剤配合の歯磨剤を使用し，摩耗を助長するブラッシング習慣（強圧，水平的ストローク）がある．
2）歯肉退縮が起きて，歯根象牙質が露出する．
3）耐摩耗性の差から象牙質部分に限局して摩耗が進行する．
4）エナメル突起部は残り，あたかも近遠心に独立してNCCLが発生したように見える．
5）CEJから咬合面までの距離を見ると，NCCLは

> 第2章 症例編

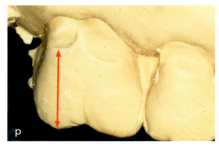
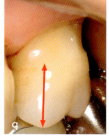
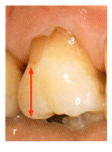

図32p〜r　NCCLの歯冠側マージンから咬合面までの距離を見ると，歯頸部エナメル質はほぼ喪失していないと考えられる．エナメル突起先端をもともとのCEJの位置と錯覚して，エナメル質が大きく喪失したと考えてはいけない．

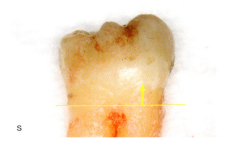
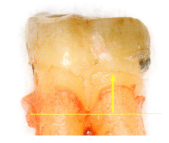

図32s, t　エナメル突起を基準に見てしまうと，歯頸部エナメル質が喪失してCEJが歯冠側へ移動したように錯覚する可能性がある．図32bは近遠心で歯頸部エナメル質が喪失して2つのNCCLができると想定しているが，実はエナメル突起で近遠心に隔てられた象牙質部分が減っているだけかもしれない．

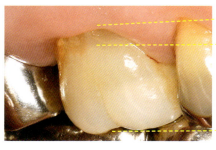
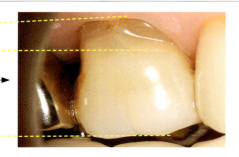

1．歯肉退縮により根面が露出
2．耐摩耗性の差から，歯根象牙質のみが摩耗
3．エナメル突起部は摩耗しないで残るため，あたかも二つの独立したNCCLのように見える
4．CEJはほとんど変化していない

図32u　経過から見る，1歯に2つのNCCLが発生した過程．

CEJの根尖側へ進行した（象牙質が喪失した）．

図32e〜oで示した症例は，エナメル突起がある大臼歯ばかりで，対合歯がない歯や，LeeとEakleの想定とは異なる咬合状態でも発生している．そのため，現在では1つの歯に2つあるNCCLをアブフラクションとは考えていない．少なくとも筆者が遭遇した大臼歯における1つの歯に2つあるNCCLは，エナメル突起によって2つに隔てられたものばかりであった．

経過のなかで2つのNCCLを隔てるエナメル突起の消失に遭遇することがある（図32v, w）．長期的な視点に立つと1つの歯に2つのNCCLは，本来は近心から遠心までつながった1つのNCCLとなるはずが，エナメル突起によって邪魔されている時期を見ているだけなのかもしれない．一時点の情報だけで判断することなく，長期経過を丹念に追いかける必要がある．

近年，小臼歯で2つのNCCLがオーバーラップしたような症例に遭遇した．NCCLの咬合面側マージンが2つの直線で形作られているが，それに対応した咬合接触状態にはなっていない（図32x〜z）．ファセットとNCCLの向きが一致しないことは多い（図32aa, bb）．LeeとEakleは自説に都合のよい症例だけを提示したが，あたかもそれが一般像であるように語ることはミスリーディングである．

1996年に遭遇した小臼歯症例を振り返って見

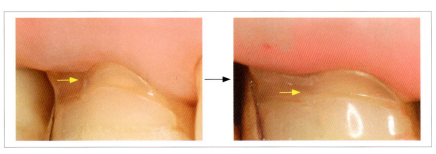

図32v 2つのNCCLを隔てていたエナメル突起が消失した症例．エナメル突起下の象牙質は比較的短期間で摩耗して，近遠心のNCCLは段差なくつながっている（この症例の詳細は症例15参照）．

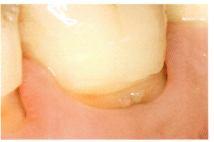

図32w NCCLの歯肉側壁にエナメル突起の先端部分が残っている．現在近遠心のNCCLはつながっているが，エナメル突起が残っていた時期は近遠心に分かれていたと考えられる．

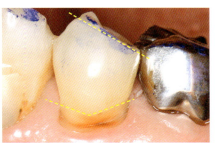

図32x 小臼歯で見られた2つのNCCLがオーバーラップしたようなNCCL．しかし，ファセットとNCCLはLeeとEakleが提唱したような関係にはなっていない．エナメル突起がないため，大臼歯とは異なりNCCLはつながっている．

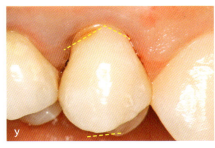
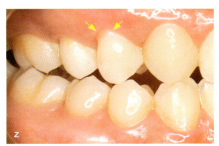

図32y, z 小臼歯で見られた2つのNCCLがオーバーラップしたようなNCCL．近遠心に2つNCCLがあるが，ファセットは1つである．zはNCCLを修復後に撮影．

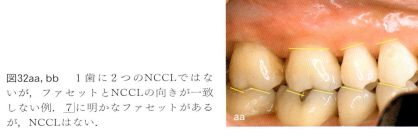
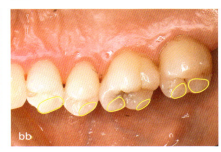

図32aa, bb 1歯に2つのNCCLではないが，ファセットとNCCLの向きが一致しない例．7|に明かなファセットがあるが，NCCLはない．

る．隣接した|5 は|4 と同様の咬合接触状態であるが，NCCLの形態は異なる（図32cc）．そして，|4 |5 よりも大きなファセットがある|3 にはNCCLがない（図32dd）．当時の筆者は探し求めていたアブフラクションを見つけたという嬉しさで舞い上がり，|4 にしか目がいかなくなっていた．隣在歯に目を配る冷静さがあれば，アブフラクションに不都合な事実にもっと早く気付くことができたはずである．

> 第2章 症例編

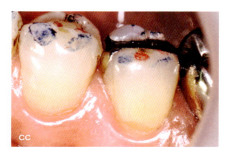
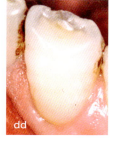

図32cc, dd　1996年に遭遇した印象的だったNCCLの再検証．|4と同様に咬合接触している|5のNCCLは，オーバーラップした形態になっていない．また，|4 5よりも大きなファセットがある|3にはNCCLはない．

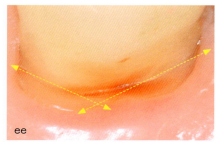
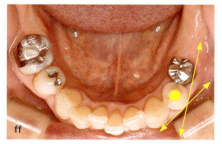
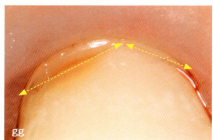
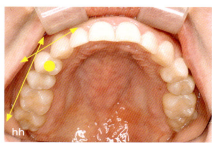

図32ee〜hh　歯ブラシが通ったと考えられる方向（黄色矢印）．2つのNCCLがオーバーラップしている歯（黄色丸）は，歯列の変曲点に位置している．

　エナメル突起がない小臼歯において，摩耗でこのような形態になるメカニズムは明らかになっていない．1つの可能性として，前方歯と後方歯でブラッシングストロークの方向が変わる点と当該歯の頬側中央がぴたりと一致した場合にできるのはないかと推測している（図32ee〜hh）．発生頻度が低く，2歯連続してこのようなNCCLに遭遇することがないこともこの仮説を支持する事実と考えている．

　「蹄の音を聞いたらシマウマではなく馬を探せ」という医療系の格言がある（Column 8 参照）．筆者の場合は最初にシマウマが来てしまい，その印象に引っ張られてそれ以降は馬が来てもシマウマに見えるようになってしまった．もし，最初に見たのが対合歯のない大臼歯だったならば，印象は異なっていたはずである．強烈な印象を与える症例によってその後の判断が引っ張られることはありがちなため，発生頻度に注意してつねに疫学的な視点をもつことがニュートラルな判断をするために重要である．

4）おわりに：Tooth wearとNCCLの統合

　近年では文献的にアブフラクションは否定されているが，アブフラクション抜きでNCCLをどう考えるべきかは示されていない．NCCLを特徴付けているアブフラクションがなくなるのであれば，NCCLの病因論は根本的な見直しが必要になる．文献に頼ることができなければ，臨床例に手がかりを求めることになる．本章ではNCCLの原因を明らかにするため，極力前向きで多くの症例を検証した．その結果，文献で否定されているように，NCCLの発生・進行にアブフラクションの影響を見出すことはできなかった．酸蝕の要因があると歯質の喪失が起きることは確認されたが，そうすると喪失は歯冠部エナ

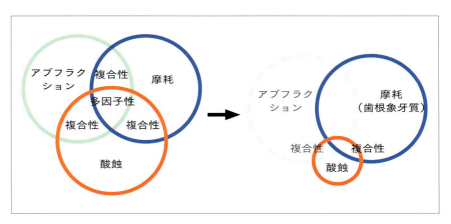

図33 左は2004年にGrippoが提唱したものだが（参考文献28より引用改変），その後に得られた知見を踏まえてアップデートすると右のようになると考えられる．

メル質を含む広範囲におよび，歯頸部に限局しなくなる．一方，NCCLに関して摩耗の影響は首尾一貫して観察された．「摩耗ではありえない」と考えられている種類のNCCLも，丹念に観察すると例外ではなかった．CEJ部のエナメル質が含まれる場合もあるが，NCCLの主体が象牙質の欠損であることは，主原因がアブフラクションや酸蝕ではなく摩耗であることを裏付ける．Grippoが提唱したNCCLの病因モデルでは3つの病因は同じ重み付け（円の大きさが同じ）がされているが，再考が必要になる（図33）．

Tooth wearとNCCLはいずれもう蝕以外の原因で歯質が喪失した状態であるが，別物として扱われている感がある．実際，tooth wear診断用のフローチャート[29, 30]には，NCCLに相当する状態は含まれていない．さらに酸蝕（erosive tooth wear）の教科書[31]には，NCCLに相当する状態はほとんど登場しない．病因論的にはアブフラクションの存在がNCCLを特徴付けており，NCCLが"咬合病"として扱われることが多い理由となっている．しかし，アブフラクションには他の非う蝕性歯質喪失原因（酸蝕，摩耗，咬耗）と同等のリアリティはなく，それらと同列に扱うべき存在ではない．アブフラクションがなくなればtooth wearとNCCLの病因論の差異は一気に小さくなるため，両者の統合は可能になると考えられる．

文献ならびに臨床例が示すようにNCCLが主に摩耗によるのであれば，NCCLの捉え方には同じく物理的喪失である咬耗が参考になる．咬耗は対合歯との接触部位に限局して歯質が喪失するため，咬耗の喪失面は平坦でエナメル質と象牙質が同じ高さとなる．しかし，酸蝕の要因が加わると，咬合接触していないエナメル質（裂溝部）も喪失し，露出した象牙質部分が陥凹して典型的な咬耗の喪失パターンとは異なる形態になる（図34）．つまり，酸蝕の要因があると酸蝕の特徴が強く出てしまう．これは咬耗と同じく物理的喪失である摩耗に対しても当てはまる．通常，摩耗はエナメル質への影響は小さく，摩耗による歯質喪失は象牙質が露出してから顕在化する（図35左の経路）．しかし，エナメル質を喪失させる酸蝕・erosive tooth wearは歯肉退縮がなくとも歯質喪失が始まるため，酸蝕と摩耗の要因が共存する場合は図35の右のようになる．物理的要因による歯質喪失（咬耗・摩耗）の典型的喪失パターンが成立するためには，酸蝕要因がないか少ないことが必要である．一方，酸蝕は物理的要因の有無にかかわらず，酸蝕の特徴が色濃く出た喪失パターンになる．物理的と化学的喪失要因の相互作用は非対称的で，酸蝕優位である．そのため，非う蝕性の歯質喪失に遭遇した場合，まず酸蝕要因の有無を確認することが重要である．

これら各要因の特徴を考慮して，第1章2で示したtooth wearの図にNCCLを加えてアップデートする（図36）．酸蝕の影響がもっとも強いことを考慮して，化学的喪失の円を大きくし，物理的喪失と重なる部分（erosive tooth wear）も大きくした．そして，歯肉退縮にともなう歯根象牙質の摩耗としてNCCL

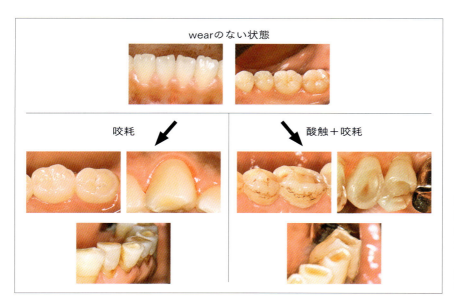

図34 咬耗が原因の歯質喪失は，咬合接触部位に限局し，喪失面はエナメル質と象牙質が同一平面になる．酸蝕の要因が加わると，喪失面は咬合接触部位以外にも広がり，象牙質面は陥凹する．酸蝕の要因が加わると，歯質喪失の特徴は酸蝕寄りになる．

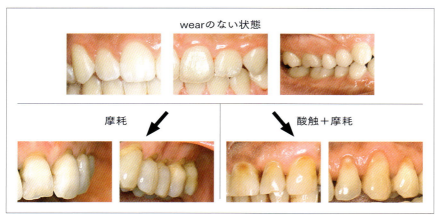

図35 摩耗の影響は，耐摩耗性が低い象牙質が露出すると顕在化する．摩耗に加えて酸蝕の要因があるとエナメル質の喪失が促進されて，酸蝕と類似した歯質喪失パターンになる．咬耗と同様に，物理的喪失の特徴が成立するためには，酸蝕の影響が小さいことが必要になる．

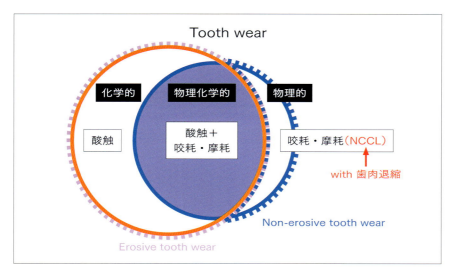

図36 第1章2で示したtooth wearの図にNCCLを加えてアップデートするとこのようになる．酸蝕は単独でも物理的要因と協働してもエナメル質を含め歯質を喪失させる最強のtooh wear要因であることを反映させて，酸蝕の円を大きくしている．物理的要因に対して優位であるため，物理的喪失と重なる部分も大きくした．NCCLは歯肉退縮にともなう歯根象牙質の摩耗として物理的喪失に追加することで，tooth wearに統合される．酸蝕の影響下にない物理的喪失である咬耗やNCCLは，erosive tooth wearと対比してnon-erosive tooth wearとした．

を物理的喪失に追加した．酸蝕の影響下にない物理的喪失である咬耗やNCCLは，erosive tooth wearと対比してnon-erosive tooth wearとした．

図36にそれぞれの状況に合致した臨床例を当てはめたものが図37である．非う蝕性の歯質喪失が満遍なく網羅されている．Erosive tooth wearは基本的

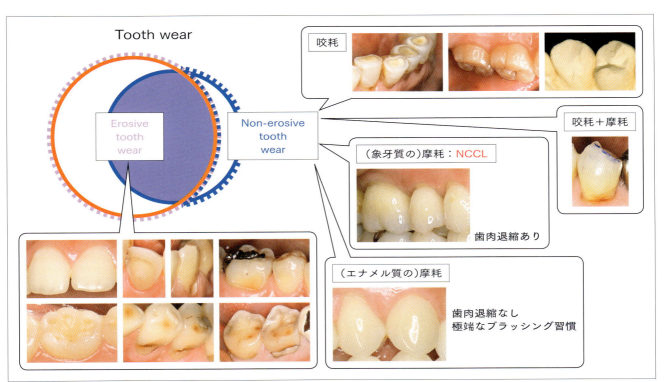

図37 図36のそれぞれのカテゴリーに該当する臨床例を当てはめてみる．Erosive tooth wearは酸蝕の臨床的特徴が強く現れる．物理的要因の修飾を受けると，酸蝕の典型像に物理的喪失の特徴も加味される．Tooth wear診断用フローチャートに取り上げられている摩耗はエナメル質の摩耗であるが，脱灰されていないエナメル質は非常に耐摩耗性が高いため，極端な条件下でのみ起きる稀な状態である．一方，歯肉退縮が起きて露出した歯根象牙質はより摩耗しやすいため，エナメル質の摩耗よりも重要視されるべきである．そしてこの状態が典型的なNCCLに相当する．咬耗と摩耗は作用部位が異なるため，共存することは可能である．咬耗とNCCLが同じ歯に存在すると，咬耗が原因でNCCLが結果と解釈される傾向があるが，それぞれ独立した現象である．

に酸蝕の特徴を色濃く示すが，物理的要因の関与程度に応じて酸蝕の典型像からの逸脱を示す．極端なブラッシング習慣があるとエナメル質の摩耗が起きる場合があるが，エナメル質の耐摩耗性は高いため稀な状態である．摩耗の影響が強く出るのは耐摩耗性がより低い象牙質で，象牙質の露出が必要となるため歯頸部が好発部位となる．咬耗と摩耗は好発部位が異なるため，共存可能である．アブフラクションの影響から，咬耗が原因でNCCLが結果と連想してしまう人は少なくないと思うが，それぞれが異なる原因によって生じた独立した事象である．NCCLの主原因は摩耗であると言うと，「NCCLは多因子性であるのに，単一の原因に限定するのはおかしい」との批判を受けることがある．しかし，このモデルではNCCLを多因子性疾患であるtooth wearの1つのバリエーションを位置付けているため，多因子性であることと摩耗が主原因であることは，矛盾なく両立することができる．

もちろん実際の臨床ではこの図のようにクリアカットに分かれるわけでなく，それぞれがオーバーラップする状態がある（図38, 39）．

VerrettならびにAbrahamsenのフローチャートでは，摩耗は唇頬側エナメル質の微細構造の消失とされており，NCCLに相当する状態は含まれていない[29,30]．そのため，NCCLを加えた改訂案を提唱する．Abrahamsenのフローチャートの適切と考えられる箇所にNCCLを加えた（図40）．NCCLが加わることで欠けていたピースが埋まり，より包括的なフローチャートになったと思われる．

本来であれば30年前に行われて然るべきだった検証の結果は，多くの読者にとって意外なものであったかもしれない．そもそも筆者はアブフラクションの確実な存在証明を求めてNCCLの記録を取り始めたため，当初の目的とは正反対の結果となった．定

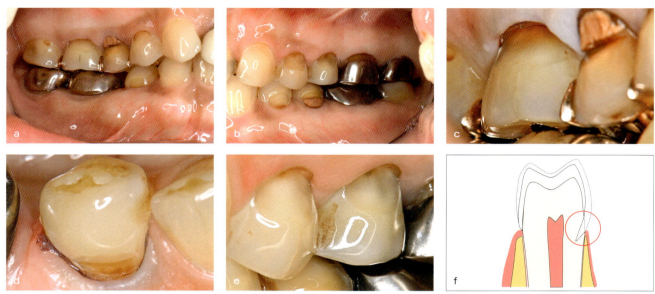

図38a〜f 酸性食品の過剰摂取の既往があり，酸蝕の典型的な所見が観察される．しかし，歯肉縁に沿って健全歯質は残っておらず，歯肉縁下に及ぶNCCLが形成されている点が，酸蝕では説明できない．この患者は長年研磨剤配合歯磨剤を用いて，バス法でブラッシングしていた．そのため，酸蝕では喪失しないはずの歯肉縁近くの歯質が喪失し，NCCLが歯肉縁下深くまで進行したと考えられる．歯肉側1/2の喪失面は，歯ブラシの方向と一致している．

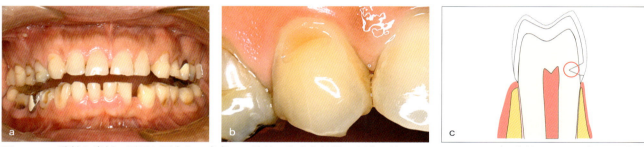

図39a〜c 酸蝕と摩耗の要因が両方ある患者で，酸蝕の臨床的特徴が色濃く見られる．しかし，3|は酸蝕のみでは説明が困難である．歯肉縁の近くを除き，唇側全面でエナメル質が喪失しているのは，酸蝕の典型像と一致している．しかし，エナメル質が開窓した部分では，象牙質がくさび状に喪失している点は酸蝕の典型像とは異なる．歯肉退縮して露出した歯根象牙質に摩耗によってくさび状のNCCLが発生するように，酸蝕によりCEJ歯冠側に露出した象牙質部分が摩耗によってくさび状に喪失した結果と考えられる．

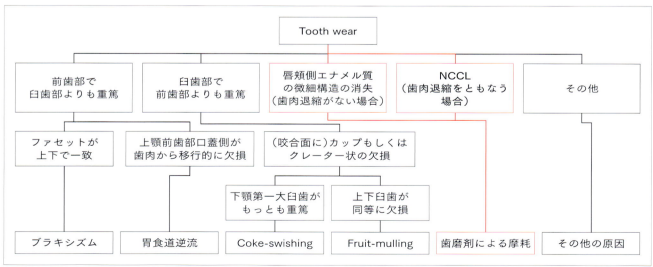

図40 Abrahamsenのtooth wear診断用フローチャートの然るべき箇所に，象牙質の摩耗（NCCL）を挿入したもの．象牙質の摩耗が加わることで，非う蝕性の歯質喪失が漏れなく網羅された．現実的には，図38や図39のようなクリアカットに分類できない中間形のtooth wearも存在する（参考文献30より引用改変）．

期来院中にNCCLの発生・再発を許したり，抜歯に至ったりした進んで公開したくない失敗症例群であるが，NCCLの病態を理解するために貴重な情報であるため読者と共有した．これまでアブフラクションに関して詳細な（とくに前向きでの）症例方向がなかったことを考慮すると，現時点で質・量ともに世界でも類を見ないNCCLの症例集である．しかし，検証対象が地方の一歯科医院を受診した患者に限定されるため，バイアスがかかったデータであることは否定できない．そのため，本章の結論が決定的であるとは考えておらず，「アブフラクションと考えられるNCCLがある」という反論を頭から否定するつもりはない．しかし，その根拠が従前の一時点における口腔内の一部を切り取った写真1枚では，反証とはならない．本書によって，検証に要求される臨床データのハードルは上がったため，咬合要因の変化を契機にNCCLが発生／進行し，咬合に介入することでNCCLの進行が停止したような症例の前向き記録が必要となる．これは筆者が長年探し続けても見つけられなかったもので，もしあれば世界初のアブフラクションに関する前向き臨床報告になる．そのような症例が一定数集まるようであれば，真摯に受け止めて再度考えを変えることはやぶさかではない．本書がNCCLに関してより良質な臨床データが集合知として蓄積されるきっかけとなることを願っている．

参考文献

1. Litonjua LA, Andreana S, Bush PJ, Tobias TS, Cohen RE. Noncarious cervical lesions and abfractions：a re-evaluation. J Am Dent Assoc. 2003 Jul；134（7）：845-50.
2. Michael JA, Townsend GC, Greenwood LF, Kaidonis JA. Abfraction：separating fact from fiction. Aust Dent J. 2009 Mar；54（1）：2-8.
3. Fan J, Caton JG. Occlusal trauma and excessive occlusal forces：Narrative review, case definitions, and diagnostic considerations. J Periodontol. 2018 Jun；89 Suppl 1：S214-S22.
4. Bhundia S, Bartlett D, O'Toole S. Non-carious cervical lesions - can terminology influence our clinical assessment? Br Dent J. 2019 Dec；227(11)：985-8.
5. Lee WC, Eakle WS. Possible role of tensile stress in the etiology of cervical erosive lesions of teeth. J Prosthet Dent. 1984 Sep；52（3）：374-80.
6. Grippo JO. Abfractions：a new classification of hard tissue lesions of teeth. J Esthet Dent. 1991 Jan-Feb；3（1）：14-9.
7. Grippo JO. Noncarious cervical lesions：the decision to ignore or restore. J Esthet Dent. 1992；4 Suppl：55-64.
8. 黒江敏史．歯頸部における非う蝕性の歯質欠損(Noncarious cervical lesion：NCCL)を再考する．日本歯科医師会雑誌．2020；73（5）：385-94.
9. Soares PV, Grippo JO. Noncarious Cervical Lesions and Cervical Dentin Hypersensitivity：Etiology, Diagnosis, and Treatment. Batavia：Quintessence Pub, 2017：132-3.
10. 服部佳功,佐藤智昭,渡辺誠．咬みしめ時の歯列における咬合力分布．顎機能誌．1996；2（2）：111-7.
11. Estafan A, Furnari PC, Goldstein G, Hittelman EL. In vivo correlation of noncarious cervical lesions and occlusal wear. J Prosthet Dent. 2005 Mar；93（3）：221-6.
12. Telles D, Pegoraro LF, Pereira JC. Prevalence of noncarious cervical lesions and their relation to occlusal aspects：a clinical study. J Esthet Dent. 2000；12（1）：10-5.
13. Bernhardt O, Gesch D, Schwahn C, Mack F, Meyer G, John U, Kocher T. Epidemiological evaluation of the multifactorial aetiology of abfractions. J Oral Rehabil. 2006 Jan；33（1）：17-25.
14. Lai ZY, Zhi QH, Zhou Y, Lin HC. Prevalence of non-carious cervical lesions and associated risk indicators in middle-aged and elderly populations in Southern China. Chin J Dent Res. 2015；18（1）：41-50.
15. Sabrah AH, Turssi CP, Lippert F, Eckert GJ, Kelly AB, Hara AT. 3D-Image analysis of the impact of toothpaste abrasivity on the progression of simulated non-carious cervical lesions. J Dent. 2018 Jun；73：14-8.
16. Turssi CP, Binsaleh F, Lippert F, Bottino MC, Eckert GJ, Moser EAS, Hara AT. Interplay between toothbrush stiffness and dentifrice abrasivity on the development of non-carious cervical lesions. Clin Oral Investig. 2019 Sep；23（9）：3551-6.
17. Turssi CP, Kelly AB, Hara AT. Toothbrush bristle configuration and brushing load：Effect on the development of simulated non-carious cervical lesions. J Dent. 2019 Jul；86：75-80.
18. Lee WC, Eakle WS. Stress-induced cervical lesions：review of advances in the past 10 years. J Prosthet Dent. 1996 May；75（5）：487-94.
19. Kuroe T, Itoh H, Caputo AA, Konuma M. Biomechanics of cervical tooth structure lesions and their restoration. Quintessence Int. 2000 Apr；31（4）：267-74.
20. McCoy Gene D. The Truth About Occlusion.https：//www.toothcrunch.com/app/download/7124263487/THE_TRUTH_ABOUT_OCCLUSION.pdf(2024年4月16日アクセス)
21. Braem M, Lambrechts P, Vanherle G. Stress-induced cervical lesions. J Prosthet Dent. 1992 May；67（5）：718-22.
22. Francisconi LF, Graeff MS, Martins Lde M, Franco EB, Mondelli RF, Francisconi PA, Pereira JC. The effects of occlusal loading on the margins of cervical restorations. J Am Dent Assoc. 2009 Oct；140（10）：1275-82.
23. Kuroe T, Itoh H, Caputo AA, Nakahara H. Potential for load-induced cervical stress concentration as a function of periodontal support. J Esthet Dent. 1999；11（4）：215-22.
24. Ganss C, Lussi A. Diagnosis of erosive tooth wear. Monogr Oral Sci. 2014；25：22-31.
25. Lussi A, Hellwig E, Zero D, Jaeggi T. Erosive tooth wear：diagnosis, risk factors and prevention. Am J Dent. 2006 Dec；19（6）：319-25.
26. McCoy G. Dental compression syndrome：a new look at an old disease. J Oral Implantol. 1999；25（1）：35-49.
27. Lippert F, Arrageg MA, Eckert GJ, Hara AT. Interaction between toothpaste abrasivity and toothbrush filament stiffness on the development of erosive/abrasive lesions in vitro. Int Dent J. 2017 Dec；67（6）：344-50.
28. Grippo JO, Simring M, Schreiner S. Attrition, abrasion, corrosion and abfraction revisited: a new perspective on tooth surface lesions. J Am Dent Assoc. 2004 Aug；135（8）：1109-18；quiz 1163-5.
29. Verrett RG. Analyzing the etiology of an extremely worn dentition. J Prosthodont. 2001 Dec；10（4）：224-33.
30. Abrahamsen TC. The worn dentition--pathognomonic patterns of abrasion and erosion. Int Dent J. 2005；55（4 Suppl 1）：268-76.
31. Vilaboa DR, Vilaboa BR, Reuss JM, Reuss D.Tooth wear The quintessential challenge. Berlin：Quintessence Publishing, 2023.

Column 8

蹄の音を聞いたらシマウマではなく馬を思い浮かべろ

　医学に関する格言に「when you hear hoofbeats, think of horses, not zebras(蹄の音を聞いたらシマウマではなく馬を思い浮かべろ)」というものがある．1940年代にメリーランド大学医学部教授が言った言葉とされ，「もっともありえる病気から疑い，稀な病気を最初に思い浮かべるべきではない」という意味である[1]．米国では馬に比べてシマウマは非常に稀であるため，蹄の音がすればそれは馬である可能性が高い．もしアフリカでこの格言が生まれていたなら，馬とシマウマは逆になっていたかもしれない．

　蹄の音をNCCLに置き換えると，NCCLの馬は何であろうか？　医療従事者であるわれわれは，科学的／臨床的根拠があるものを思い浮かべる必要がある．アブフラクションを最初に思い浮かべる人は少なくないと思われるが，現時点の科学的知見に基づけばアブフラクションは決してNCCLの馬ではない．アブフラクションの臨床報告は「ブラッシングで出来たとは思えない」という印象論に基づくものばかりで，そのNCCLが発生した部位に本当に強い応力が発生していたのかをしっかりと検証した症例報告は筆者の知る限り存在しない．形態がくさび状であることや咬耗があることは，アブフラクションである根拠にはならない．

　この格言が作られた環境(1940年代の米国)では，シマウマに遭遇する可能性が極めて低いが，シマウマ自体は現実に存在する．しかし，アブフラクションは学術的には「実証されていない仮説」とされて実在が疑われており，シマウマとも言えない．そのため，現時点ではアブフラクションは，誰もが知っているが実在が確認されていないユニコーンかペガサスのような存在である．実在を証明するには，「私は見た」という逸話的な根拠では不十分で，確固たる客観的証拠が必要になる．

　もし「咬合の変化を契機にNCCLが発生・進行し，咬合への介入で停止した」というような確実にアブフラクションと言える前向きの症例報告があれば，目撃情報として望ましい．「NCCLの主たる原因がアブフラクション」と主張するためには，まずユニコーンを捕まえる必要がある．筆者も30年近くNCCLの馬としてアブフラクションを追いかけてきたが，捕まえることはできなかった．第2章で示したように，蹄の音の主はことごとく摩耗であった．

　もし，現代のようなブラッシング習慣がなかった時代にNCCLがあったのであれば，摩耗はNCCLの馬ではない．しかし，現代のようなブラッシング習慣がなかった時代の人骨に残った歯にはNCCLはなかった．NCCLがコンスタントに見つかるようになったのは，現代と同じような歯ブラシと歯磨剤が普及してからだ．

　昔の人の咬合面は，現代人以上にダメージを受けていた．だが，現代のようなブラッシング習慣がなかった時代では，「蹄の音は聞こえなかった」ということである．

参考文献

1．Dickinson JA. Lesser-spotted zebras: Their care and feeding. Can Fam Physician. 2016 Aug；62(8)：620-1.

第 3 章

主要論文のレビュー

　第1章では初学者でもとっつきやすいように，文献に深入りせずに結果をできるだけ簡潔に提示することを心がけた．そのため，どうしても言葉足らずの部分があることは否めない．

　本章では，2024年時点におけるNCCLに関する科学的根拠を構成する文献について背景を含めてより詳細に紹介する．とくにアブフラクションがどのように登場し，検証されてきたかを中心に考察する．国際的な学術団体がアブフラクションに対して否定的になり，筆者がアブフラクションを諦めて摩耗を重要視するようなった経緯を時系列に沿って追体験していただきたい．

第3章 主要論文のレビュー

3 主要論文のレビュー

1. 20世紀の論文

　第2章で筆者が集めた臨床的根拠を示したが，本章では文献を紐解き，科学的根拠について第1章からさらに深掘りする．NCCLに関する研究は，う蝕や歯周疾患と比較するとまだまだ研究の質・量ともに劣っていることは否めない．前向き研究や無作為化対照試験は非常に限られており，メタアナリシスを行ったレビュー論文もない．そのため，NCCLに関する現在の結論は，う蝕や歯周疾患と比較してエビデンスレベルが低いことをわれわれは認識しておく必要がある．現在明らかになっていることを把握するため，アブフラクション仮説登場の背景から現在に至るまでの文献の変遷について，ナラティブに解説する．

　アブフラクションに関する科学的根拠は，21世紀に入って大きく変化した．1980～90年代ではごく少数の専門家の意見に限られていたのに対して，2000年前後を境にアブフラクション仮説を検証する論文が急激に増えてきた．端的に言えば，20世紀は少数の専門家の意見で構成された仮説が提唱・拡散された時代で，21世紀は遅れて参入してきた研究者たちによって科学的な検証が行われた時代となる．

　したがって，どの時代の論文を読むかでアブフラクションに対する印象は大きく変わってくる．また，NCCLに与える摩耗の影響に関する知見は21世紀に入ってから大きく動いており，NCCLを語るには近年の変化をアップデートして把握しておく必要がある．研究デザインの優れた臨床研究による検証が理想的ではあるが，NCCLは硬組織が物理・化学的に喪失する比較的シンプルな現象であるため，基礎研究が参考になる部分はう蝕や歯周疾患に比べて大きい．そのため，臨床研究だけでなく重要な関連基礎研究論文も含めた．

　文献は，アブフラクション仮説が登場・普及した1990年代までと，EBMが歯科に浸透してアブフラクションの検証が進んだ21世紀以降に大きく分けて紹介する．

　また，アブフラクション仮説登場の経緯と背景について詳細に語られることはなく，20世紀の論文は数も少ないため，アブフラクション仮説の真の姿を理解するために1編ずつ詳しく見ていく．

1) アブフラクション仮説の源流

　アブフラクションは，1991年にGrippoが発表した論文で提唱された仮説である[1]．しかし，Grippoがアブフラクション仮説を無から作り出したわけではなく，その礎となった論文が存在する．それらは1980年代に発表されたMcCoyならびにLeeとEakleよって発表された論文である[2,3]．まずはアブフラクション仮説がどのように提唱されたのか，そしてその出自を紐解く．

①提唱当時のアブフラクション仮説は，根拠が脆弱な専門家の意見だった

- Grippo JO. Abfractions：a new classification of hard tissue lesions of teeth. J Esthet Dent. 1991 Jan-Feb；3（1）：14-9.（参考文献1）
- Grippo JO. Noncarious cervical lesions：the decision to ignore or restore. J Esthet Dent. 1992；4 Suppl：55-64.（参考文献4）

＜これらの論文のポイント＞
1. アブフラクションとNCCLという用語を世に出した論文．
2. 科学的根拠はほとんどなかった．

3. 臨床例は発症過程の記録がある報告はなく，すべて後ろ向きの診断である．
4. Grippoはアブフラクションを「荷重点から離れた部位で起きる応力集中による歯質喪失」と定義し，必ずしも歯頸部に限定していなかった．

＜論文の要旨＞

う蝕が原因ではない歯質欠損の原因として，咬耗／酸蝕／摩耗が挙げられてきたが，Grippoは荷重を原因とするアブフラクションを追加した．アブフラクションの定義は「生体力学的荷重による力で生じた歯硬組織の病的な喪失．荷重点から離れた部位で起きるエナメル質と象牙質のたわみや疲労が，これらの病変の原因である」[1]とされた．

実際，Grippoは歯冠部エナメル質のヘアラインクラックや咬頭頂の窪みもアブフラクションに含めていた．アブフラクションを提唱した1年後に発表された論文は非う蝕性の歯頸部歯質欠損に特化し，noncarious cervical lesionという用語を提唱した．原因論的にはNCCLは酸蝕／摩耗／アブフラクションを包含し，各要因が協働で作用することも想定された（例：酸蝕＋アブフラクション＝stress corrosion）．しかし，これらの論文では実際に検証を行ってはおらず，参考文献も限定的であった．アブフラクションの臨床的根拠として，摩耗では説明のつかないと考えられるNCCL症例（歯肉縁下／舌口蓋側／1歯に限局／修復周囲に発生）を挙げた．

＜解説＞

1980年代の仮説に対して1991年のGrippo論文は約10年のアドバンテージがあったものの，「アブフラクション」という新しい用語を作った以外は，大きな違いはない．McCoyらはcervicalもしくはgingival erosionと既存の用語を流用したが，語呂がよくキャッチーなアブフラクションという新しい用語を用いたことが普及の要因だったと考えられる．

さらに包括的・中立的な総称としてNCCLを提唱したことも，Grippoの功績である．それまで用いられることが多かった特定の形態（WSD）や原因（摩耗，アブフラクション等）に限定される名称から一歩前進した．

しかし，当時は歯頸部に応力が集中することと歯頸部歯質が破壊することはほとんど検証されておらず，実情は根拠が脆弱な「専門家の意見」でしかなかった．

アブフラクションを提唱した論文は，広告を除くとわずか5ページで，本文はおよそ1.5ページ分しかなく，残りはGrippoがアブフラクションと考える症例写真（1症例1枚）で構成されていた．2論文ともに症例はすべて発生過程の情報がない後ろ向きの診断であった．摩耗が原因と考えられないとされたタイプのNCCLでも，よく観察すると摩耗が原因であるものが多い（第2章参照）．また，現在では酸蝕が原因と考えられている歯頸部エナメル質の半月状の欠損も，アブフラクションと決めつけていた．

1991年の論文でアブフラクション≒tooth wearと言わんばかりの勢いであったが，わずか1年でアブフラクションを多因子性疾患であるNCCLの一要因へと大きくシフトチェンジした理由は興味がある．1992年の論文ではNoncarious cervical lesionの略称としてNCLが用いられており，しばらくはNCCLとNCLが並存した時代が続いた．現在ではNCCLに統一され，GrippoもNCCLを用いている．

今日の基準で見直すと，教科書を変えた新説としては根拠があまりに脆弱で，急速に拡散される前に厳密に検証されるべきであった．アブフラクション仮説の科学的な検証が進むのは，21世紀になってからである．

② McCoy神話の正体

- McCoy G. On the longevity of teeth. Oral Implant 1983；11：248-67.（参考文献2）

＜この論文のポイント＞

1. アブフラクション仮説の源流であるが，科学的根拠が脆弱な専門家の意見である．
2. 当時は画期的な仮説であったが，現在の知見と照らし合わせると無理がある点が多い．
3. McCoy論文にある「歯頸部に発生する引張り応力は，エナメル小柱を引き剥がすほど強い」という記載は元論文の誤引用で，当時の研究結果ではこの結論は出せなかった．

> 第3章　主要論文のレビュー

<論文の要旨>

McCoyは，咬合力によって歯頸部に発生する応力で歯頸部歯質が破壊されNCCLのような状態になることを提唱した．本論文の内容を箇条書きで要約すると，以下のようになる．

- 有限要素法（コンピュータシミュレーションによる応力解析）研究を引用して，歯頸部に応力が集中することを示した．
- この応力によって歯質の疲労破壊が生じると考えて，博物館で昔の人の歯にNCCLを探した．しかし，見つけることができずに失望した．
- NCCLはないものの高度な咬耗と歯槽骨吸収があったため，昔の人もブラキシズムをしておりそれが原因で歯を失っていたと推測した．
- 歯ブラシの発明によって歯槽骨吸収が減ったため，ブラキシズムに抵抗できるようになった．その結果，歯の曲げが生じる位置に欠損（NCCL）が生じるようになった．歯ブラシが登場してからNCCLが発生するようになったが，歯ブラシが直接的なNCCLの原因ではない．
- ブラキシズムの影響はまず歯頸部における冷熱・甘味刺激とに対する過敏症状として現れ，歯肉退縮から硬組織の破壊へと進む．これ以降は患者の歯槽骨の強さによって疲労破壊が起きる部位が変わる．歯槽骨が強ければ歯冠部に疲労破壊が生じ，弱ければ歯槽骨が破壊される
- NCCLを有する患者がすべてブラキサーではなく，すべてのブラキサーにNCCLがあるわけではないため，骨密度だけではなく各患者の歯のしなやかさも影響している．
- 咬合調整（リシェイピング）を行い，咬合接触を斜面どうしから咬頭頂と窩に変えることで，歯に加わる力を最小限にできる．直近10年間に数百人のブラキシズム患者にこの原則に則って咬合調整を行ってきて，ブラキシズムの中等度から完全な消退が達成された．

<解説>

McCoyは来日講演しているため，日本人歯科医師に大きな影響を与えており，日本でアブフラクションと言えばGrippoではなくMcCoyの名前が出ることが多い．しかし，原著を読んでいる人は少ないと思われるため，抜粋して内容を紹介した．感想はさまざまであろうが，科学的根拠はほとんどなく，現在の知見に照らし合わせると手放しで肯定できない点が多い．有限要素法研究を引用して歯頸部に応力が集中すると主張し，これをGrippoが引用して常識化した．しかし，この時代の研究結果では歯頸部の応力集中は十分に確認できていなかったうえ，McCoyの論文引用に致命的な誤りがあった（本章-2）の①参照）．

Grippo論文と同様に臨床例は一時点での写真が提供されているだけで，情報も極めて限定的である．現代の基準に照らし合わせると，酸蝕ならびに摩耗の影響が大きいと考えられる症例も含まれている．ブラキシズムに対する咬合調整の効果に関しては1999年の論文ではかなりトーンダウンしている[5]が，その他の内容に関しては2010年でも基本的に同じである[6]．2010年に書かれたものでも歯頸部応力集中の根拠として1970年代の研究を挙げており，文献引用の誤りはそのまま放置されている．

また2010年までに発表されたアブフラクションに否定的な研究は一切反映されておらず，1980年代で時間が止まったままの内容である．画期的かつ魅力的な仮説ではあったが，知見が大きく変わった現在において額面通りに受け止めるべきものではない．

③アブフラクションの説明に使われるあの図は想像図だった

- Lee WC, Eakle WS. Possible role of tensile stress in the etiology of cervical erosive lesions of teeth. J Prosthet Dent. 1984 Sep；52(3)：374-80.（参考文献3）

<この論文のポイント>

1. エナメル質はエナメル小柱と直行する方向への引っ張りに対して強度が低いことを根拠に，引張り応力が作用する歯頸部エナメル質から破壊が生じると推測した仮説である．
2. この論文で提唱された図はアブフラクションの説明に使われることが多いが，発表当時は歯頸部での応力集中もマイクロクラックの発生も実

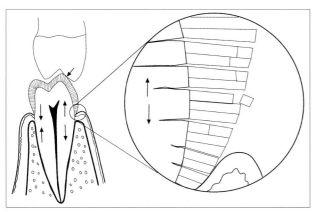

図1 LeeとEakleが提唱した咬合荷重による歯頸部歯質破壊のメカニズム（参考文献3より引用改変）．

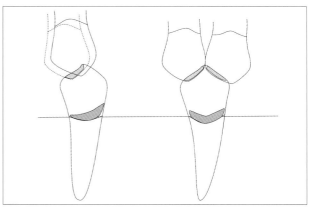

図2 LeeとEakleが考えた，力が原因であるNCCLの特徴（参考文献3より引用改変）．

証されていなかった．
3．この仮説では上顎頬側のNCCLを説明困難である．
4．NCCLの主体は象牙質の欠損であるが，この仮説はエナメル質の破壊を想定したメカニズムである．

＜論文の要旨＞

この論文が発表された当時，くさび状の歯頸部歯質欠損の原因は酸蝕と摩耗と考えられていたが，著者らは臨床観察から咬合による応力が主原因であると推測した．McCoy同様に初期の有限要素法研究を引用して，咬合荷重によって歯頸部に応力が集中すると考えた．そして，エナメル質は弾性が低く変形を許容できないためクラックが入りやすく，とくにエナメル小柱が引き剥がされるような引っ張り応力に対して弱いことを文献から示した．

これらを根拠に，歯頸部エナメル質の引っ張り応力が作用する部位でエナメル小柱が剥離し，そこからNCCLが発生するというメカニズムを提唱した（図1）．そして，歯質破壊の過程を以下のように説明した．

1）引っ張り応力により，ハイドロキシアパタイト結晶の化学的結合が破壊される．
2）結晶間に生じたスペースに水のような小さな分子が入り込み，結晶の化学的再結合を阻害する．
3）さらに作用する引っ張り応力によって，クラックが進行する．

4）結晶が剥離した部位は酸蝕や摩耗に弱くなる．

引張り応力によって生じたNCCLは歯の曲げの支点付近に位置し，鋭いマージンを有するくさび状になると主張した．また，歯質の欠損形態は咬合接触面の傾きによって決まり，咬合力が2つの方向に作用する場合は2つのNCCLが重なったような形態になると推測した（図2）．

＜解説＞

アブフラクションの説明図として定着している感がある図1が提唱された論文である．しかし，著者らは1）～4）のメカニズムを自身で検証しておらず，根拠となる参考文献も挙げていない．

また，McCoy同様に歯頸部応力集中の根拠としては弱い1970年代の有限要素法研究を引用した．しっかりと裏付けがあるのは「エナメル質はエナメル小柱を引き剥がす方向の力に対して弱い」ということだけであり，図1は想像図に過ぎない．まさかと思う読者も多いかもしれないが，この論文の最後には，「本論文の仮説に基づいた結論は，研究によって検証されていくだろう」と記されており，著者ら自身が検証を必要としていることを認識していた．この論文が発表され40年が経過し検証が進んだが，この図に示された現象のほとんどが確認されておらず，否定的な結果が多い（第3章2「21世紀の論文」を参照）．

咬合している上下顎の歯には同じ力が反対向きに加わっているため，力の影響は対合しているペアで

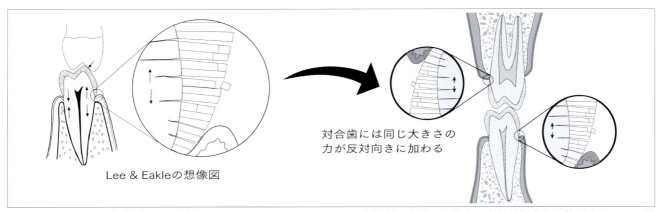

図3 LeeとEakleの想像図では下顎歯のみにフォーカスしているが，上顎歯にも同じ大きさの力が反対向きに作用する．この咬合状態では上顎口蓋側歯頸部に引っ張り応力が発生し，上顎ではアブフラクションは口蓋側に発生することが予測される（参考文献3より引用改変）．

考える必要がある．ところが，図1では下顎歯だけが注目されている．この仮説に従えば，上顎歯の歯頸部発生する応力は頬側が圧縮で口蓋側が引っ張りになる（図3）．そうなれば上顎歯では口蓋側にアブフラクションが発生することが予測されるが，上顎でもNCCLの好発部位は唇頬側である．下顎では理に適っているように見えるが，上顎に目を向けると一気に破綻する．咬合が原因とするならば対合歯への影響も考慮すべきであるが，この有名な図で無視されたことで意識されなくなってしまったとしたら残念である．対合するペアで応力分布を考えていれば，アブフラクション仮説の矛盾はもっと早くに認識されていたかもしれない．

他にもこの想像図には問題があり，NCCLの主体はCEJの根尖側における象牙質の欠損であるにもかかわらず，本仮説では初発部位をエナメル質に設定している．さらにエナメル質のクラックがもれなく象牙質に伝播するように描かれているが，通常エナメル質のクラックはDEJで止まり象牙質に進展することはまれである[7〜9]．また，力によるNCCLがくさび状になる理由を「引っ張り応力は歯の曲げの支点近くでくさび状に集中する」としているが，参考文献はなく何を指しているか不明である．「くさび状のNCCLはアブフラクションである」という主張の根拠は脆弱であった．McCoy論文と同様に原著の内容がよく知られていないまま，アブフラクションの根拠として一人歩きしている論文である．

2）アブフラクション仮説の大前提「咬合力で歯頸部に応力が集中する」の起源

アブフラクション仮説とそのプロトタイプが生まれた大前提が，「咬合力によって，直接力が作用する部位ではない歯頸部に応力が発生する」である．そしてその根拠となっているのが，1970年代に行われたコンピュータシミュレーションである．まだMacもWindowsも存在せず，コンピュータが未発達であった時代の研究でどこまでわかっていたのかを検証する．

①1970年代のコンピュータシミュレーションはアブフラクションの根拠にはならない

- Thresher RW, Saito GE. The stress analysis of human teeth. J Biomech. 1973 Sep；6(5)：443-9.（参考文献10）
- Farah JW, Craig RG. Finite element stress analysis of a restored axisymmetric first molar. J Dent Res. 1974 Jul-Aug；53(4)：859-66.（参考文献11）
- Selna LG, Shillingburg HT Jr, Kerr PA. Finite element analysis of dental structures--axisymmetric and plane stress idealizations. J Biomed Mater Res. 1975 Mar；9(2)：237-52.

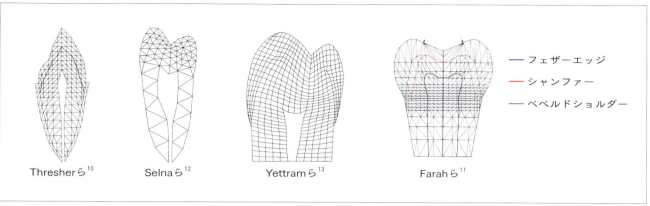

図4　1970年代のコンピュータは演算能力が低く，不完全（歯根・歯周組織なし，粗いメッシュ）なモデルしか再現できなかった．Farahの研究はフルクラウンを想定したにも関わらず，アブフラクションの根拠とされた（参考文献10～13より引用改変）．

（参考文献12）

- Yettram AL, Wright KW, Pickard HM. Finite element stress analysis of the crowns of normal and restored teeth. J Dent Res. 1976 Nov-Dec；55（6）：1004-11.（参考文献13）

＜これら論文のポイント＞

1. 有限要素法は1970年代に歯科へ導入され，アブフラクション仮説提唱当時に歯頸部に応力が発生する根拠として引用された．
2. 当時のコンピュータは演算能力が低く，極めて単純化されたモデル（二次元，歯根なし，歯周組織なし等）しか作ることができなかった（図4）．
3. 当時の研究目的は黎明期の新技術を歯科へ応用することであり，まだ臨床的疑問への答えを出せる段階ではなかった．
4. Yettram論文だけがエナメル小柱の剥離の可能性に言及しているが，咬合面裂溝部についてであって歯頸部ではない．

＜これら論文の要旨＞

　咬合力がどのように歯と歯周組織に伝達されるかを解明するために，工学領域で用いられていた有限要素法が歯科へ導入された．これらの論文は歯科における最初期の有限要素法研究である．新たな技術を導入する際のつねで，臨床的問題を解決するよりも手法ならびに結果の妥当性の検証に重きが置かれていた．

　Thresherらは，均質な歯のモデルと均質でない（エナメル質と象牙質で弾性係数を変えた）モデルを比較した[10]．Farahらは3種類のクラウンマージン形態の影響を比較した[11]．Selnaらは平面モデル（要素数少／多）と軸対称モデルで応力分布を検証した[12]．Yettramらは天然歯モデルでエナメル質の異方性／等方性が，クラウンモデルで材料の違い（ゴールドとレジン）が応力分布に与える影響を検証した[13]．

　これらの研究はアブフラクション仮説が提唱される以前に行われたため，当然ながらアブフラクションを検証していない．歯頸部に応力が集中することに言及しているのは，Yettram論文だけである[13]．

＜解説＞

　有限要素法はコンピュータシミュレーションによる数値解析であるため，現実の物理現象をどれだけ正確に表現できているかのvalidation（妥当性確認）が必須である．Validationされて初めて，臨床的疑問の現実的な解決手段となる．

　上記の研究は，有限要素法を歯科に応用した第一世代であり，まさにvalidationの時期であった．さらに1970年代におけるコンピュータの演算能力では，再現できるモデルが非常に限られていた．上記研究はすべて二次元であり，計算精度の肝である要素数（デジタルカメラの画素数に相当し，多いほど解析精度が上がる）は非常に少なく，歯根と歯周組織が省略もしくは極めて単純化されていた．後にLitonjuaら

が批判したように[14]，この当時の有限要素研究は歯頸部における応力集中の根拠として適切ではなかった．

さらに，McCoyが歯頸部の応力集中を示す根拠として引用した図は，荷重が加わっていない状態でのシミュレーションモデルの説明図で，クラウンの研究であるためエナメル質はすべて削合された想定である（図4：Farahら）．図の出典元も間違っており（誤：Yettram，正：Farah），ずさんな引用であったと言わざるを得ない．

McCoyは「エンジニア達は歯頸部の引張り応力はエナメル小柱を引き剥がすほど強いと結論付けた」と引用しているが[3]，Yettram論文の記載は「咬合面裂溝部でエナメル小柱が引き剥がされる可能性があり，その結果脱灰が進むかもしれない」[13]であり，これも誤引用である．

Leeらもこれらの論文を応力集中の根拠として引用しており，不適切な文献引用によって当時存在しなかった「咬合荷重で歯頸部に引張り応力が集中し，エナメル小柱が引き剥がされる」という根拠が作り上げられてしまった．Grippoはこれらの論文を根拠として引用したため，さらに拡散されていった．通常の読者は参考文献の孫引きまではしないため，これらの致命的とも言える誤引用は現代まで指摘されることはなかった（筆者も気付いたのは2018年頃である）．

そのため，アブフラクションの検証はまず歯頸部に咬合荷重によって応力が発生することの実証から始める必要があった．1990年代後半の研究者たちはこの必要性を認識していたため，アブフラクションを検証することを目的とした応力解析研究に着手した．筆者もそのうちの1人で，擬似三次元光弾性法を用いてアブフラクション仮説の検証を行った[15〜17]．

Reesが1998年にアブフラクションにフォーカスした有限要素法研究を発表した[18]のを皮切りに，今日に至るまで数多くの応力解析研究が行われてきた（本章2-2参照）．後に実証されたように，「咬合力で歯頸部に応力が集中する」という臨床感覚は正しかった．しかし，1990年代ではそれを科学的事実として扱うには根拠が不足していた．

3）20世紀におけるNCCLに関する知見

アブフラクション仮説の登場によりNCCLの見方は大きく変化したが，それ以前の知見を検証する．

①20世紀初頭にすでに，歯磨剤による摩耗でNCCLは実験的に再現されていた

- Miller WD. Experiments and Observations on the Wasting of Tooth Tissue Variously designated as Errosion, Abrasion, Chemical Abrasion, Denudation, Etc. Dent Cosmos. 1907；49(1)：1-23.（参考文献19）
- Miller WD. Experiments and Observations on the Wasting of Tooth Tissue Variously designated as Errosion, Abrasion, Chemical Abrasion, Denudation, Etc. Dent Cosmos. 1907；49(1)：109-24.（参考文献20）
- Miller WD. Experiments and Observations on the Wasting of Tooth Tissue Variously designated as Errosion, Abrasion, Chemical Abrasion, Denudation, Etc. Dent Cosmos. 1907；49(1)：225-47.（参考文献21）

＜これらの論文のポイント＞

1．NCCLに相当する状態を，歴史上もっとも早く詳細かつ体系的に扱った論文である．

2．この当時tooth wear／NCCLは原因不明であったが，臨床観察から粗い歯磨剤を使用したブラッシングがNCCLの原因であることを提唱した．

3．抜去歯を用いて，摩耗でNCCLを初めて実験的に再現した．歯ブラシと水では象牙質が喪失しなかったため，歯磨剤が主原因であることを明らかにした．

4．「粗い歯磨剤を用いて熱心にブラッシングする人は，健康な歯肉で覆われていない限り歯頸部（象牙質）に数年で欠損を発生させるだろう」と提言した．

5．摩耗と酸蝕の協働作用（現在で言うerosive tooth wear）も検証し，エナメル質も喪失することを

図5 Blackが考えた非う蝕性歯質欠損の原因（参考文献22より引用改変）.

1. 歯質の形成不全
2. 歯ブラシと歯磨剤による摩耗
3. 未知の酸の作用
4. 粘膜に存在する病的な腺からの酸性分泌液が作用した結果
5. 乳歯の歯根吸収と類似した，接触する病的粘膜による吸収
6. 痛風素質と関連し産生される酸の作用
7. アルカリ性液体の影響
8. う蝕原性細菌が産生する酵素の影響

示した．
6. 当時の歯磨剤は非常に研磨性が高かったため解釈には注意が必要だが，現代でも通用する内容は多い．

＜論文の要旨＞

当時謎の疾患だった非う蝕性の歯質欠損（tooth wearとNCCL）を臨床的／実験的に検証した合計63ページの大著である．当時主流だったerosion（現代の定義とは異なり，う蝕以外の歯質喪失全般を表していた）という用語に代わり，特定の原因に限定せず包括的なwastingを総称として用いることを提唱した．

臨床例に関する情報はGrippoらの論文に比べてずっと多く（全身状態も含む），欠損の発生と停止に関する経過を報告したものもある．Millerはそれらから歯磨剤（当時は粉末）による摩耗が主原因であると推測した．

その見解を裏付けるために，抜去歯を用いた再現実験を行った．摩耗によってNCCL様の歯頸部象牙質欠損を再現した．歯ブラシと水だけでは象牙質は喪失せず，歯磨剤を用いた場合でもエナメル質は象牙質のようには喪失せず，現代の摩耗によるNCCL再現研究と同様の結果を得ていた．

これらの結果から，「粗い歯磨剤を用いて熱心にブラッシングする人は，健康な歯肉で覆われていない限り歯頸部（象牙質）に数年で欠損を発生させるだろう」と提言した．

さらに，摩耗と酸蝕の協働作用（chemico-abrasion）を検証するために，酸を作用させた歯面に対して摩耗試験を行った．摩耗単独の場合と異なり，エナメル質の喪失が大きくなり，現代で言うerosive tooth wearの臨床的特徴と類似した状態を再現した．

＜解説＞

粉砕された牡蠣の殻が含まれた歯磨剤の使用や，実験結果が写真ではなく絵で提示されている箇所が多いなど，時代を感じさせる点が多い．しかし，現代でも参考になる内容が多く含まれている．

歯磨剤を併用したブラッシングにより，歯肉退縮で露出した象牙質が喪失するという，現在の研究と同等の結果が得られていた．また，20世紀初頭にすでにerosive tooth wearに通じる概念を提唱・検証し，歯の無機質と有機質の喪失を分けて考察するなど，100年以上前にこの境地に到達していた先見性は驚異的である．同時期にBlackが提唱した病因論[22]（図5）と比較すると，非常に現代に近い内容になっている．また，Millerは別論文でおそらく今日に至るまでもっとも詳細に，動物のtooth wear／NCCLについて考察している[23]．

GrippoはMillerの実験手法と結論を批判し，摩耗よりもアブフラクションの影響が大きいことを主張した[4]．しかし，Grippo自身は検証研究は行っておらず，臨床例の情報はMiller論文に比べて乏しく，不当な批判である．

現代よりもはるかに研磨性の高い歯磨剤を使っていること，ブラッシング条件（ストローク数／ブラッ

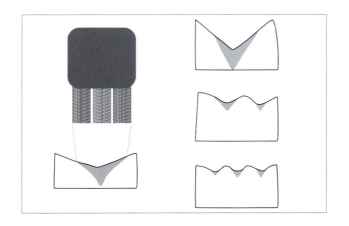

図6 摩耗の進行過程．あらかじめ浅い溝をつけた象牙の試料に，歯磨剤を用いた水平的ブラッシング（溝と平行方向に）を行った結果．溝の最深部に歯ブラシの毛先と歯磨剤が誘導され，最深部で選択的に摩耗が進行した．その結果，歯質喪失の進行にともない欠損形態はくさび状になっていった（参考文献24より引用改変）．

シング圧）の詳細な記載がないなど，確かに「昔話」とみなされても仕方ない部分はある．

著者のWD Millerは，う蝕が細菌によって産生される酸が歯の無機質を脱灰する現象（chemoparasitic theory）であること，口腔細菌が遠隔臓器の疾患に影響を与える可能性（focal infection）を示した，歯科の偉人の1人である．この論文が発表された1907年に，53歳の若さで生涯を閉じた．おそらく志半ばであったと推測され，もしMillerが研究活動を継続できていたら，NCCLの歴史は変わっていたかもしれない．

②くさび状の形態は歯磨剤による象牙質摩耗の基本的特徴

- Manly RS, Shickner FA. Factors influencing tests on the abrasion of dentin by brushing with dentifrice. J Dent Res 1944 ; 23(1) : 59-72.（参考文献24）

＜この論文のポイント＞

1．歯磨剤を併用した水平的ブラッシングで，抜去歯の象牙質がくさび状に摩耗した．
2．歯ブラシだけの場合と比較して，歯磨剤を併用すると象牙質の摩耗量が約100倍となった．
3．垂直的ブラッシング（ローリング法）でも歯頸部象牙質の摩耗は起きるが，水平的ブラッシングよりも摩耗量は少なく，皿状になる傾向があった．
4．摩耗によってできたくぼみの最深部に歯ブラシの毛先と歯磨剤が誘導されるため，最深部で選択的に摩耗が進行して最終的にくさび状の形態になる．

＜論文の要旨＞

前述のMillerの研究の発展型である．まず時代が進んだため，ペースト状の歯磨剤が加わった．

抜去歯を用いた実験で歯ブラシ単独ではほとんど摩耗しないことを示し，Miller同様に歯磨剤中の研磨剤が摩耗の主原因であることを確認した．摩耗試験の前後で写真撮影を行い，それらを重ね合わせることで摩耗量の定量化を行った点が新しい点である．また，水平的ブラッシングで垂直的ブラッシングと比べて摩耗量が大きくなり，くさび状の形態になりやすいことを示した．ブラッシング方法で摩耗量と形態が変わることを示した点も新たな知見である．

摩耗の初期ではU字状に喪失するにもかかわらず，摩耗の進行につれてくさび状に変化していくことに注目して進行過程の検証も行った．あらかじめさまざまな溝を付けた象牙の板に対して，歯磨剤を併用して，溝と平行な方向に水平的ブラッシングを行った．溝の最深部に歯ブラシの毛先と歯磨剤が誘導されて，欠損の辺縁部に比べて最深部では平均で約9倍摩耗が進行することが示された（図6）．そして，「くさび状に欠損することは，歯磨剤を併用したブラッシングによる象牙質摩耗の基本的な特徴である」と結論付けた．

歯磨剤の希釈の影響も調べ，希釈度に比例して摩耗量は減少しないことを示した．しかし，歯ブラシ

図7 Levitchらが提唱したNCCLの原因別の形態的特徴(参考文献27より引用改変).

	酸蝕	摩耗	アブフラクション
部位	舌口蓋側もしくは唇頬側	唇頬側	唇頬側
形態	U字状もしくは皿状,浅い	くさび状もしくは溝状	単独もしくは重なり合ったくさび状
マージン	なだらか	鋭い	鋭い
エナメル質の表面	滑らか,光沢がある場合もある	滑らか,引っ掻き傷	粗造,初期は波状を呈する場合もある

だけでは摩耗が起きないため,一定以上に希釈されると急激に摩耗量が減少する閾値があると推測した.

＜解説＞

Millerの研究をさらに進化させた研究である.摩耗によってくさび状に象牙質が喪失することと,そのメカニズムを示したことは大きな功績である.同時期に発表されたKitchinらの研究でも,歯磨剤を併用したブラッシングによってNCCLが再現されている[25].アブフラクション仮説が提唱されるはるか以前に,摩耗で象牙質がくさび状に喪失することは複数の研究で実証されていた.

しかし,アブフラクション仮説の提唱者たちは,これらの研究結果を無視して摩耗を軽視し,一切実証されていなかったアブフラクションをNCCLの主原因と主張したのはフェアでないと考えられる.確かに,Millerの研究と同様に歯磨剤の研磨剤は現在のものと比較して非常に粗いため[26],これらの結果をそのまま現代に当てはめることはできない.しかし,後述するが,最近の研究で現代の歯磨剤を用いてNCCLが実験的に再現されている.

③20世紀ではアブフラクションの科学的根拠は未検証だった

- Levitch LC, Bader JD, Shugars DA, Heymann HO. Non-carious cervical lesions. J Dent. 1994 Aug；22(4)：195-207.(参考文献27)

＜この論文のポイント＞
1. NCCLに特化した最初の文献レビュー.
2. NCCLは酸蝕,摩耗,アブフラクションを主たる原因とする多因子性疾患と提唱した.
3. 三大原因の根拠の強さには大きな隔たりがあり,この当時はアブフラクションの科学／臨床的根拠はほとんどなかった.

＜論文の要旨＞

本レビューの目的は,NCCLの原因と考えられている酸蝕,摩耗,アブフラクションの根拠を検証することと,それぞれの原因の臨床的特徴について考察することであった.

アブフラクションが登場した背景を,「隣在歯が健全で1本の歯に限局したくさび状のNCCLを説明するために,摩耗や酸蝕といった外的因子以外の,個々の歯に固有な原因が考慮されるようになった」と説明している.しかし,アブフラクションの根拠は専門家の意見と有限要素法研究が大半を占めており,直接的な根拠はほとんどなかった.

NCCLは酸蝕,摩耗,アブフラクションが共同で作用する多因子性疾患であると結論付けたが,同時にアブフラクションは大部分が未検証であることも認めている.個々の症例における原因分析を行うため,各原因の形態的特徴をまとめた表を提唱した(図7).

＜解説＞

NCCLの3大要因の根拠について文献レビューを

行ったが，各要因間に大きな開きがあることが浮き彫りになった．アブフラクションの根拠は他の2者と比べ，質・量ともに大きく見劣りした．鑑別診断の基準として「アブフラクションはくさび状になる」としているが，根拠はLeeとEakleの仮説のままである．「アブフラクションは将来有望な研究領域」と結論付けているが，これは当時まだ何もわかっていなかったということの裏返しである．

NCCLは唇頬側に圧倒的に多いにもかかわらず，舌口蓋側ならびに咬合面の酸蝕に関する記述が多く含まれていた．そのため，酸蝕の項はNCCLというよりもtooth wearの概論的内容になっている．

この当時は摩耗がもっともNCCLに直結した具体的な根拠がそろっていた．「ほとんどの臨床家と研究者は，ブラッシングに起因する摩耗がNCCLの主原因と考えている」との記載がある．また，「摩耗によるNCCLはくさび状になると考えられているが，くさび状に限定することは誤りで多様な形態を示す」との記載もあり，アブフラクションが広まる前は摩耗がもっとも有力な原因と考えられていたことが伺える．

著者らの所属するUniversity of North Carolina修復科は，1988年の論文で5級修復の脱離に過大な咬合力が関与している可能性を示唆し[28]，1995年に修復の教科書にいち早くアブフラクションを取り入れた[29]，アブフラクションに肯定的なグループである．ラストオーサーのHeymannは，アブフラクションを初めて提唱した1991年の論文を含めGrippo論文の多くをアクセプトしてきたJournal of Esthetic Dentistry（現Journal of Esthetic and Restorative Dentisrty）のeditor-in-cheifである．

アカデミアのなかでアブフラクションにもっとも肯定的な著者らから見ても「アブフラクションの科学的根拠の大部分は未検証」であった．広まりつつあった1990年代半ばのアブフラクションは，科学的／臨床的検証を待つ専門家の意見という状態であったことを示す論文である．

4）20世紀のまとめ

20世紀初頭（G.V. Blackの時代）から，NCCLは摩耗か酸蝕という二大原因論で大きな変化はなかった．ところが20世紀最終盤にアブフラクション仮説が登場して，状況が一変した．1980年代前半から咬合力の関与を示唆する仮説は提唱されていたが，広く知られるようになったのはアブフラクションと名前が付いた1990年代以降である．

もう1つの大きな変化は，NCCLが多因子性疾患と考えられるようになったことである．摩耗，酸蝕，アブフラクションは単一の原因に限定する名称であるため，う蝕ではない歯頸部歯質欠損の総称としては不適切とみなされるようになった．これに対して，NCCLは原因を限定しない中立的な用語である

NCCLという用語を提唱したのもGrippoである．日本でアブフラクションとともに名前が挙がることが多いのはMcCoyであるが，アブフラクションとNCCLともに名付け親はGrippoであり，1990年代におけるNCCLの大転換にはGrippoの影響がもっとも大きい．論文数も被引用回数もGrippoの方がずっと多い．来日講演の有無が影響していると考えられるが，アブフラクションで最初に名前が挙がるべきはGrippoである．

今日から振り返ってみると，アブフラクション仮説が提唱された当時の根拠はかなり心許ないものであった．しかし，アブフラクション仮説は目立って批判を受けることなく，急速に受け入れられていった．1994年には米国補綴学会用語集であるGlossary of Prosthodontic Terms第6版（GPT-6）に，ほぼGrippoの定義のままで収載された[30]．Grippoが「（力が）原因である（are due to）」と断言した箇所が，GPT-6では「原因と考えられる（is thought to be due to）」と書き換えられており，根拠が不足していることは認識されていたようである．また1995年に発刊された修復の教科書にもアブフラクションが記載された[29]．当時の科学的根拠を考慮すると異例と言ってもよいスピードで広まっていき，21世紀になる頃には臨床的事実として扱われるようになった．

この時期は根拠のない自説を提唱する人たちが

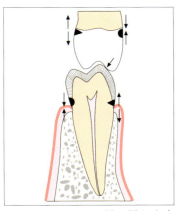

図8 Leinfelderは引っ張り応力が発生する部位ではNCCLはくさび状に，圧縮応力が発生する部位ではNCCLは皿状になると提唱した．しかし，元となったLeeとEakleの仮説ならびにNCCLの臨床的な分布とも矛盾している．

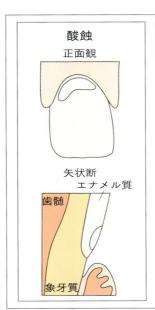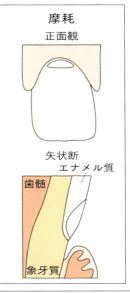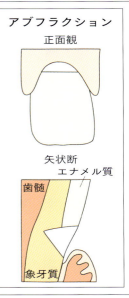

図9 Albersが提唱したNCCLの鑑別診断の基準．理由は不明だが，下敷きとなったと考えられるLevitchらの表（本章図7）から摩耗の特徴が大きく書き換えられている．摩耗により実験的に再現されたNCCLの特徴（歯根象牙質のくさび状の欠損）とは大きく異なっている（参考文献34より引用改変）．

いて，さらに混乱を深めることになった．たとえば，LeinfelderはLeeらの論文を引用して「引っ張り応力が作用する部位にはV字状，圧縮応力が作用する部位にはC字状のNCCLが発生する」と主張した[31]．Leeらはエナメル質の圧縮強さは高いため，引っ張り応力が作用する部位でのみNCCLが発生すると想定した[3]ことと矛盾する．側方力が加わった場合には歯頸部の片側には引っ張り応力が，反対側には圧縮応力が発生する．もしこの仮説が正しければ，NCCLは図8のような形態と分布になるはずである．しかし，これは実際とは異なる．この仮説は広まらなかったものの，亡霊のように定期的に浮上してくる[32,33]．

1994年のLevitchらの文献レビューでは，くさび状のNCCLは摩耗の典型像とされていたが，その見解を覆す知見が出ていないにもかかわらず，Albersは「アブフラクションはくさび状，摩耗は皿状」との診断基準を参考文献なしに唐突に提唱した（図9）[34]．ここに提示された摩耗の特徴は，酸蝕の典型像である．実験的に摩耗で再現されたNCCL（CEJの歯肉側に位置した象牙質の欠損）とは似ても似つかない形態である．この図が，「摩耗はくさび状にならない」，「くさび状のNCCLはアブフラクション」という誤解を，後押ししたと考えられる．

アブフラクション仮説の源流には臨床的にも問題があった．アブフラクションの臨床例としてブラッシングでできるとは考えにくいNCCL（歯肉縁下，舌口蓋側等）が挙げられているが，アブフラクションであることの検証が行われていない．提示された臨床情報は歯列の一部を切り取った写真1枚のみで，咬合状態の全体像ならびにNCCLがある歯に強い咬合力が作用した証拠は提示されていない．「ブラッシングでできるとは考えにくい」という印象論のみで，本当にブラッシングでできないかを検証した形跡が見られない．今日の基準で批判的に見れば，それまでの定説を覆す仮説の臨床的根拠としてあまりに脆弱である．第2章症例編でGrippoらが「ブラッシングでできない」と主張したタイプのNCCLを前向きの経過も踏まえて検証したが，アブフラクションの関与は確認できず，摩耗が原因と考えられた．

現代の読者は，1990年代になぜこのような脆弱な根拠でアブフラクションがなかば事実化してしまっ

第3章 主要論文のレビュー

たか疑問に思うかもしれない．この経緯を理解するためには，時代背景を考慮する必要がある．歯科にEBMが浸透したのは21世紀になってからであり，1990年代は現代ほど根拠が強く求められる時代ではなかった．そのため，「専門界の意見」が厳しい検証を経ることなく，事実として扱われるようになってしまった．一旦この流れになってしまうと，源流に遡って検証することはなくなってしまう．近年発表された広範なNCCLに関する文献レビューにおいて[35]，ここで取り上げたGrippo，McCoy，LeeとEakleらのアブフラクション仮説の源流となる論文が一切引用されていないことに筆者は驚愕した．少なくともNCCLに携わる研究者は，アブフラクションがどこからどのように現れたのかを把握しておく必要があるだろう．

いかなる「定説」も提唱された時には「仮説」であるが，厳密な検証を経て「定説」となる．不正確な文献引用など問題はあったもののアブフラクション仮説自体には罪はなく，当時の筆者自身も含めて検証なしに定説として扱ってしまった側に責任があったと考えられる．20世紀の仮説に対する筆者の個人的な臨床的検証が第2章であったが，次項で21世紀になって蓄積された科学的根拠をアップデートする．

参考文献

1. Grippo JO. Abfractions：a new classification of hard tissue lesions of teeth. J Esthet Dent. 1991 Jan-Feb；3（1）：14-9.
2. McCoy G. On the longevity of teeth. Oral Implant 1983；11：248-67.
3. Lee WC, Eakle WS. Possible role of tensile stress in the etiology of cervical erosive lesions of teeth. J Prosthet Dent. 1984 Sep；52（3）：374-80.
4. Grippo JO. Noncarious cervical lesions：the decision to ignore or restore. J Esthet Dent. 1992；4 Suppl：55-64.
5. McCoy G. Dental compression syndrome：a new look at an old disease. J Oral Implantol. 1999；25（1）：35-49.
6. McCoy G.Occlusion Confusion.https：//www.toothcrunch.com/app/download/7124280797/Occlusion+Confusion+Beijing.pdf（2024年4月16日アクセス）
7. Xu HH, Smith DT, Jahanmir S, Romberg E, Kelly JR, Thompson VP, Rekow ED. Indentation damage and mechanical properties of human enamel and dentin. J Dent Res. 1998 Mar；77（3）：472-80.
8. White SN, Miklus VG, Chang PP, Caputo AA, Fong H, Sarikaya M, Luo W, Paine ML, Snead ML. Controlled failure mechanisms toughen the dentino-enamel junction zone. J Prosthet Dent. 2005 Oct；94（4）：330-5.
9. Lee JJ, Kwon JY, Chai H, Lucas PW, Thompson VP, Lawn BR. Fracture modes in human teeth. J Dent Res. 2009 Mar；88（3）：224-8.
10. Thresher RW, Saito GE. The stress analysis of human teeth. J Biomech. 1973 Sep；6（5）：443-9.
11. Farah JW, Craig RG. Finite element stress analysis of a restored axisymmetric first molar. J Dent Res. 1974 Jul-Aug；53（4）：859-66.
12. Selna LG, Shillingburg HT Jr, Kerr PA. Finite element analysis of dental structures--axisymmetric and plane stress idealizations. J Biomed Mater Res. 1975 Mar；9（2）：237-52.
13. Yettram AL, Wright KW, Pickard HM. Finite element stress analysis of the crowns of normal and restored teeth. J Dent Res. 1976 Nov-Dec；55（6）：1004-11.
14. Litonjua LA, Andreana S, Patra AK, Cohen RE. An assessment of stress analyses in the theory of abfraction. Biomed Mater Eng. 2004；14（3）：311-21.
15. Kuroe T, Itoh H, Caputo AA, Nakahara H. Potential for load-induced cervical stress concentration as a function of periodontal support. J Esthet Dent. 1999；11（4）：215-22.
16. Kuroe T, Itoh H, Caputo AA, Konuma M. Biomechanics of cervical tooth structure lesions and their restoration. Quintessence Int. 2000 Apr；31（4）：267-74.
17. Kuroe T, Caputo AA, Ohata N, Itoh H. Biomechanical effects of cervical lesions and restoration on periodontally compromised teeth. Quintessence Int. 2001 Feb；32（2）：111-8.
18. Rees JS. The role of cuspal flexure in the development of abfraction lesions：a finite element study. Eur J Oral Sci. 1998 Dec；106（6）：1028-32.
19. Miller WD.Experiments and Observations on the Wasting of Tooth Tissue Variously designated as Errosion, Abrasion, Chemical Abrasion, Denudation, Etc.Dent Cosmos. 1907；49（1）：1-23.
20. Miller WD.Experiments and Observations on the Wasting of Tooth Tissue Variously designated as Errosion, Abrasion, Chemical Abrasion, Denudation, Etc.Dent Cosmos. 1907；49（1）：109-24.
21. Miller WD.Experiments and Observations on the Wasting of Tooth Tissue Variously designated as Errosion, Abrasion, Chemical Abrasion, Denudation, Etc.Dent Cosmos. 1907；49（1）：225-47.
22. Black GV. A work of operative dentistry volume one. Chicago：Medico-Dental Publishing Company, 1908.
23. Miller WD. Further investigations of the subject of wasting. Dent Cosmos1907；XLIX（7）：677-94.
24. Manly RS, Shickner FA. Factors influencing tests on the abrasion of dentin by brushing with dentifrice. J Dent Res 1944；23（1）：59-72.
25. Kitchin PC, Robinson HB. The abrasiveness of dentifrices as measured on the cervical areas of extracted teeth. J Dent Res. 1948 Apr；27（2）：195-200.
26. St John S, White DJ. History of the Development of Abrasivity Limits for Dentifrices. J Clin Dent. 2015；26（2）：50-4.
27. Levitch LC, Bader JD, Shugars DA, Heymann HO. Non-carious cervical lesions. J Dent. 1994 Aug；22（4）：195-207.
28. Heymann HO, Sturdevant JR, Brunson WD, Wilder AD, Sluder TB, Bayne SC. Twelve-month clinical study of dentinal adhesives in class V cervical lesions. J Am Dent Assoc. 1988 Feb；116（2）：179-83.
29. Sturdevant CM, Robertson TM, Heymann HO, Sturdevant JR．The Art and Science of Operative Dentistry 3rd Edition．St. Louis：Mosby, 1995.
30. The glossary of prosthodontic terms. The Academy of Prosthodontics. J Prosthet Dent. 1994 Jan；71（1）：41-112.
31. Leinfelder KF. Restoration of abfracted lesions. Compendium. 1994 Nov；15(11)：1396, 1398-1400；quiz 1400.
32. Terry DA, McGuire MK, McLaren E, Fulton R, Swift EJ Jr. Perioesthetic approach to the diagnosis and treatment of carious and noncarious cervical lesions：Part I. J Esthet Restor Dent. 2003；15（4）：217-32.
33. Wiens JP. Fundamentals of Occlusion. Chicago：American College of Prosthodontists．2015.
34. Albers HF. Tooth-colored restoratives：principles and techniques. Ninth Edition. Hamilton：BC Decker Inc，2002.
35. Peumans M, Politano G, Van Meerbeek B. Treatment of noncarious cervical lesions：when, why, and how. Int J Esthet Dent. 2020；15（1）：16-42.

Column 9

Erosion? corrosion? bio-corrosion?

酸蝕に相当する英語の歯科用語として，G.V. Blackの時代から伝統的にerosionが使われている．ただし，Blackが考えたerosionの原因は現代の酸蝕とは大きく異なり，erosion≒tooth wearのように使われる場合も多く（1980年代にはNCCLに相当する状態はcervical erosionと呼ばれることがあった），昔の文献に出ているerosionをわれわれが考える酸蝕と同一視しないほうがよい．

Grippoは1992年に発表した論文のなかで，工学領域ではerosionは水や気体の流れや氷河の移動によって起きる物理的喪失（例：グランドキャニオンやフィヨルド）を示す用語であり，酸による歯質の化学的喪失に対して用いるのは誤りであると批判した[1]．化学的喪失を示す正しい用語はcorrosionであり，歯科もこれらと同じ定義を採用すべきであるとも主張した[1]．確かに，百科事典の定義はその通りである[2,3]．しかし，歯科ではerosionが長年使われてきたこともあり，今でも酸による歯質喪失にはerosionが使われている[4]．

Grippoは歯に生じる酸による溶解に対してbio-corrosionという用語を用いることを提唱し[5]，徐々に広まりつつある．そして，bio-corrosionには，①内因性の酸（プラーク中の酸を酸性する細菌，歯肉溝滲出液，胃液），②外因性の酸（酸性飲食物，職業に関連する酸），③タンパク質分解（う蝕，タンパク質溶解酵素，歯肉溝滲出液），④電気化学的（象牙質におけるピエゾ電流効果）という4つのカテゴリーがあると主張した．

しかし，工学領域におけるbio-corrosionの定義は「材料（金属あるいは非金属）の表面におけるバイオフィルム内の細菌によって促進されるcorrosion」[6]であり，Grippoの定義とは異なる．細菌による腐食という考えは1910年には報告されており[7]，PubMedで調べると少なくとも1987年の論文タイトルにbio-corrosionという単語が使われている．

Grippoが初めてbio-corrosionという言葉を用いたのは1995年である．当時は「bio-corrosion＝う蝕」としていた[8]．う蝕は細菌性バイオフィルムによる化学的喪失といえるため，工学領域でのbio-corrosionの定義に矛盾しない．しかし，Grippoは2012年の論文で唐突に細菌の関与がないものにまでbio-corrosionを広げてしまった[5]．

Grippoはerosionに関して，歯科は工学領域の定義に合わせるべきと批判し続けているが，bio-corrosionについては自分でも同じことをしている．1990年代からのGrippo論文ウォッチャーである筆者からすると，bio-corrosionはアブフラクションのデジャヴに見えてしまう．Grippoはアブフラクションやbio-corrosionといった目新しく刺激的な用語や概念を提唱してきたが，その根幹部分はいずれも心もとなく，鵜呑みにするのは危険である．

参考文献

1. Grippo JO. Noncarious cervical lesions：the decision to ignore or restore. J Esthet Dent. 1992；4 Suppl：55-64.
2. Britannica.https://www.britannica.com/science/erosion-geology（2024年6月18日アクセス）
3. Britannica.https://www.britannica.com/science/corrosion（2024年6月18日アクセス）
4. Schlueter N, Amaechi BT, Bartlett D, Buzalaf MAR, Carvalho TS, Ganss C, Hara AT, Huysmans MDNJM, Lussi A, Moazzez R, Vieira AR, West NX, Wiegand A, Young A, Lippert F. Terminology of Erosive Tooth Wear：Consensus Report of a Workshop Organized by the ORCA and the Cariology Research Group of the IADR. Caries Res. 2020；54(1)：2-6.
5. Grippo JO, Simring M, Coleman TA. Abfraction, abrasion, biocorrosion, and the enigma of noncarious cervical lesions：a 20-year perspective. J Esthet Restor Dent. 2012 Feb；24(1)：10-23.
6. Beech IB, Gaylarde CC. Recent advances in the study of biocorrosion：an overview. Revista de microbiologia. 1999；30(3)：117-90.
7. Dou W, Xu D, Gu T. Biocorrosion caused by microbial biofilms is ubiquitous around us. Microb Biotechnol. 2021 May；14(3)：803-5.
8. Grippo JO, Simring M. Dental 'erosion' revisited. J Am Dent Assoc. 1995 May；126(5)：619-20, 623-4, 627-30.

3 主要論文のレビュー

2. 21世紀の論文

21世紀になって発表された文献は，1990年代までと比較して数は飛躍的に増え，多岐に渡るようになった．そこで，以下の項目に分けて解説する．
1）文献レビュー
2）応力解析研究
3）NCCLの実験的再現
4）NCCLを有する歯の観察
5）臨床研究

まず文献レビューの変化を追うことによって，時代の変遷の全体像を把握する．コンピュータの性能向上によって，咬合荷重によって歯に発生する応力に関する解明が進んだ．1990年代には確認が取れていなかった「咬合面への荷重によって，直接の咬合接触点ではない歯頸部歯質に応力が発生する」ことが実証された．しかし，コンピュータシミュレーションでは，その力によって歯質が本当に破壊するかはわからないため，抜去歯を使って検証する必要がある．NCCLの実験的再現を目的とした研究の結果をまとめる．さらに天然のNCCLを有する抜去歯を電子顕微鏡等で観察した研究の結果も紹介する．基礎研究よりもエビデンスレベルの高い臨床研究は1990年代にはほとんどなかったが，21世紀には増えたためこれらも総括する．21世紀の論文は多いため，20世紀の論文ように1編ずつ紹介せずにテーマごとにまとめた．

1）文献レビューの変遷

文献レビューはその時代の知見を写す鏡であるため，文献レビューの変化を追うことで時代の変遷の全体像を把握することができる．

①アブフラクション仮説への異議

2003年に2編の文献レビューが発表されたが，ほぼ反対の結論になっている．Litonjuaらは「アブフラクション説がNCCLの主原因であることを支持する直接的な根拠はほとんどない」[1]と，Reesらは「歯頸部歯質喪失に対する咬合荷重の潜在的な役割を認識することは重要である」[2]と結論づけた．

Litonjuaらのレビューはアブフラクションに対して否定的な見解を示した初めての文献レビューである．「20世紀の論文」で示したように，アブフラクションの根拠は初期の有限要素研究であったことを示した．そして，これら1970年代の研究では歯根膜と歯槽骨が再現されておらず，これらが再現されたより新しい研究とは結果が異なる場合があることを指摘した．また，NCCLと咬合の相関を示唆する臨床研究はあるものの，これらは必ずしも因果関係を示すわけではない．アブフラクションがNCCLの主要な原因であることを示す直接的なエビデンスはないが，否定的なエビデンスはいくつか存在すると結論付けた．アブフラクション仮説の勢いが強かった時代で，アブフラクションに否定的な見解を出しにくい空気感があった．当時肯定派だった筆者も，このレビューに対して苦々しく思ったことを記憶している．

しかし，現代から振り返ってみると，アブフラクション仮説の問題点と当時の限界を冷静に指摘したレビューであり，1つのターニングポイントであったと評価している．この後に出た文献レビューは，本論文の同様の結論に至っている[3〜5]．

2003年当時はまだアブフラクションに関する研究が少なく，質的にもエビデンスレベルの低い研究デザインのものがほとんどだった．そのため，結果の

解釈にレビューアーの主観が入り込む余地が大きかった．Reesは最初にアブフラクションにフォーカスした応力解析研究を発表した人であり，アブフラクションに肯定的なバイアスがかかっても不思議ではない．

②システマティックレビューの登場

2010年代になると論文数が増えて，システマティクレビューを制作することが可能になった．Sennaらは臨床研究に限定し，3編の前向き研究と25編の横断研究を対象として検証を行った[6]．研究デザインや診断基準にばらつきが大きいため，メタアナリシスは不可能であった．咬合関連要因（ガイド様式／早期接触・咬頭干渉／咬耗／パラファンクション）とNCCLの相関の有無は，結果が分かれた．咬耗との相関を調べた研究がもっとも多く，相関ありが13件，相関なしが4件であった．咬耗とNCCLが相関したと報告した研究はすべて，盲検化されていなかった（同一人物が咬耗とNCCLを評価）．盲検化された研究[7]では相関関係が認められなかったため，アブフラクションに肯定的な結果を求めるバイアス（NCCLがあった場合は微妙な咬耗もでも「咬耗あり」とカウントしてしまう）の可能性を指摘した．

前向き研究は3件あったが，1件は1名の被験者の3つのNCCLのみを対象にしたものであり，残りの2件は2.5年と3年という短期的なものであった．横断研究であれば多変量解析を用いるべきであるが，2研究でしか行われなかった．研究数は増えたものの，質的には改善の余地がある．

咬合とNCCLの間に因果関係は確認できず，NCCLの発生における咬合の役割はいまだに不確定であると結論づけた．本レビューと同時期に発表された咬合要因とNCCLの関連を検証したシステマティックレビューがもう1編あるが，結論は同様である[8]．

本レビューの対象となった論文は，1994年のLevitchらのレビューには1つも含まれておらず，2004年のLitonjuaのレビューでも6編のみである．いかに2000年代に臨床研究が進んだかがわかる．

しかし，臨床研究数は増えたものの質的には問題があり，因果関係を検証するためによくデザインされた前向き研究が望まれる．アブフラクションに関する臨床研究の結果はばらつきが大きいため，自説に有利な特定の研究だけを引用しないように注意が必要である．そのためには，最新のレビューで知見の全体像を把握することが重要である．

③欧米の二大歯周病学会がアブフラクションを否定

歯周疾患の新分類を提唱した米国歯周病学会（AAP）と欧州歯周病連盟（EFP）のWorld Workshopの一環として制作されたレビュー[9]と合意声明[10]で，アブフラクションも取り上げられている．アブフラクションを支持する理論的なエビデンスは存在するものの，その大部分はコンピュータシミュレーション（有限要素法研究）であることを指摘した．コンピュータシミュレーションは，臨床状況を正確に再現しているわけではないため解釈に注意が必要である．咬合要因とNCCLが相関することを示唆する横断研究はある．しかし，因果関係の検証を目的とした研究は非常に少なく，結果も割れている．そのため，「アブフラクションは生体力学に基づく理論的コンセプトで，適切な臨床的エビデンスで支持されていない」と結論付けた．そして，以下のクリニカルクエスチョンに対して合意声明が出された．

Q．外傷性の咬合力によってNCCLが発生するか？

A．外傷性の咬合力によってNCCLが発生するという信頼できるエビデンスはない

Q．アブフラクションが存在するというエビデンスは何か？

A．アブフラクション（患歯のCEJ付近に生じるくさび状の欠損を示す用語）はエナメル質と象牙質のたわみと疲労によって生じると主張されてきた．現在のエビデンスはアブフラクションが現実であることを支持しない．

本レビューの主題は「外傷性の咬合力が歯周炎の発症と進行に与える影響」であり，アブフラクションに関する記述は1ページに満たない．また，ナラティブレビューにもかかわらず，取り上げられている論文数は少なく，他のレビューと比較すると物足

りなさを感じる．そして，結論に目新しい点はない．しかし，これまで発表されたレビューは数名の著者の合意事項であるのに対し，100名を超える米国とヨーロッパのそうそうたるメンバーの合意声明として学会名義で出された意味は非常に大きい．

欧米の歯周病専門医は咬合力の影響（歯周炎の発症・進行，インプラント周囲骨の吸収）に関して伝統的に否定的な立場を取っているため，当然の結論と言えるかもしれない．AAPの用語集のアブフラクションの項では，「アブフラクションが実在することを示すデータは不確実である」と記載されている[11]．一方，米国補綴学会用語集（GPT-2023）のアブフラクションの項は，GPT-9よりも省略されたものの，基本的には1991年のGrippo論文をいまだに踏襲している[12]．歯周病専門医は咬合に対する思い入れが小さい分，アブフラクションに対して客観的に判断しているようである．

④Tooth wear専門家集団はアブフラクションを不適切用語と認定

European Organization for Caries Research（ORCA）とInternational Association for Dental Research（IADR）が選出したerosive tooth wearの専門家15名が2日間のワークショップを行い，erosive tooth wearに関連する用語についてコンセンサスを形成した[13]．1つの用語に複数の定義が存在したり，1つの状態に対して複数の用語が存在したりして混乱が生じているため，頻繁に使用される用語の定義を明確化することを目的とした．議長2名が頻繁に用いられる用語とその定義の原稿を制作して，参加者がそれらを評価した．参加者からのフィードバックを元に修正を加え，最終的に投票で参加者の80％以上の合意が得られたものを選定した．

アブフラクションの項には「現在のエビデンスはアブフラクションが実在することを示すには弱すぎるため，使用を推奨せずここで定義することもしない．」（合意率100％）と記されている．

本論文の著者にはtooth wearに関する主要な著書・論文の編者・著者が名を連ねており，このグループの見解は非常に重みがある．AAPとEFPは軟組織と骨を専門とする歯周病専門医集団であるが，本論文の筆者たちはまさに非う蝕性歯質喪失の専門家であり説得力がより高い．これまでのレビューでは「アブフラクションにはエビデンスがない」という消極的否定であったが，本論文ではアブフラクションという用語の除外を提唱し，一歩進んだより積極的なアクションを起こした．

興味深いことに，この用語集にはNCCLも収載されていない．アブフラクションのように除外された理由が明記されていないため，80％の合意が得られず収載が見送られたと推測される．深読みすると，tooth wearの専門家たちは歯頸部に限局した歯質欠損に対して必ずしも独立した用語を割り当てる必要はないと考えている可能性がある．筆者は，NCCLはtooth wearに統合されるべきと考えているため（第2章1-4）を参照），NCCLという用語がなくなることに関して反対ではない．

Grippoは以前から酸蝕に相当する用語としてerosionではなくcorrosionを使用すべきと主張し，さらにcorrosionの概念を拡大してbio-corrosionを用いている[14]．しかし，本論文ではcorrosion，bio-corrosionともに除外された．Bio-corrosionを目にすることが増えてきたが，そもそもGrippoの言うbio-corrosionは，工学領域の定義とは異なっており（Column⑨Erosion? corrosion? bio-corrosion?参照），全員一致で除外されたことは妥当な判断と考えられる．

⑤アブフラクションを擁護することの限界

数は少ないがアブフラクションに肯定的な文献レビューもあり，公平を記すために取り上げる．「咬合応力がNCCL発生のメカニズムであるかを検証すること」を目的とした文献レビューであり，NCCLにおけるアブフラクションの役割を検証した実験的ならびに臨床研究を対象とした（実験的研究38件，臨床研究31件）[15]．このなかで56件の研究が，咬合応力とNCCLが関連していることを示した．応力単独でNCCLが発生したことを示した臨床研究はないものの，23件の臨床研究が応力とNCCLが関連することを報告した．24件の有限要素法研究が，歯頸部に応

力が集中することを示した．9件の実験的研究が応力はNCCLの原因であることを示唆し，5件が否定した．現在の文献は咬合応力とNCCLが相関することを支持したと結論づけた．

このレビューが他のレビューと異なる点は，1）相関関係があることがアブフラクションを肯定する根拠と捉えている点と，2）有限要素法研究を臨床研究と同等に扱っている点である．

咬合応力とNCCLに相関関係があることは必ずしも因果関係があることを意味せず，実際は無関係である可能性もある（Column⑥相関関係と因果関係を参照）．そのため，他のレビューでは「因果関係を示した研究がない」という事実を，「相関関係を示した研究がある」ことよりも重要視している．

また，他の文献レビューではコンピュータシミュレーションである有限要素法研究を強い根拠とはみなしていない．そのため，「アブフラクションの根拠は理論的なものしかない」という否定的な評価になっている．そもそもコンピュータシミュレーションにおいて，咬合荷重の結果は歯頸部の応力であって歯質の破壊ではない．そのため，有限要素法研究を臨床研究と同列で扱うことは適切ではない．

従来の結論を一気に覆すような新しい知見が得られたわけではなく，既存のデータを極力アブフラクションに有利になるようにして解釈したのが本レビューである．それでも結論は「咬合ストレスとNCCLの相関関係を示唆する研究が多い」にしかならず，現在のエビデンスでアブフラクションを肯定することの限界を示している．

⑥文献レビューのまとめ

1. 1990年代から2000年代前半は科学的根拠がないことが認識されていたものの，アブフラクションは今後実証されるであろう有望な仮説という扱いだった．
2. 2000年代以降に増えたアブフラクションに関する臨床研究の結果を受けて，レビュー論文の結論はアブフラクションに否定的になり，「アブフラクションは実証されていない仮説」という評価が定着した．
3. 現状では前向き臨床研究やRCTは非常に少なく，メタアナリシスを行うことはできない．
4. 現時点の肯定的なエビデンスは，「直接の荷重部位ではないものの，咬合荷重によって歯頸部に応力が発生する」と「咬合関連因子とNCCLが相関関係を示す場合がある」のみである．

2）進歩したコンピュータによる応力解析研究

McCoyの不適切な文献引用によって，1990年代には「咬合面への荷重によって，咬合接触のない歯頸部に応力が発生する」ことは常識のように扱われていたが，それを支持する確実な科学的根拠は存在していなかった．この点に注目した研究者たちはアブフラクションにフォーカスした応力解析研究に着手し，コンピュータテクノロジーの進歩にも後押しされて，多くの知見が得られた．

アブフラクションを念頭においた最初の応力解析研究はReesによって1998年に発表された[16]．まだ二次元の有限要素モデルであったが，1970～80年代の研究と比較して要素数は増え，歯根と歯周組織も再現されていた．咬合面への荷重で直接荷重部位ではない歯頸部に応力が発生すること，咬合面にアマルガム窩洞があると歯頸部の応力が高くなることが示された．DejakらはDEJに沿って発生する高い応力に注目し，CEJ部のエナメル質がDEJに沿って剥離し遊離エナメル質となり，水平方向の外力で破折するモデルを提唱した（図1）[17]．これはLeeとEakleやGrippoらが想定していなかったメカニズムである．

コンピュータの演算能力向上により要素数はさらに増えて三次元モデルになり，かなり詳細に応力分布と集中部位がわかるようになった（図2）[20～23]．

進歩した応力解析研究で明らかになった情報を整理すると以下のようになる．

1. コンピュータの演算能力の向上を受けて，アブフラクション仮説が提唱された当時と比べて飛躍的に精緻なシミュレーションが可能になった．
2. 歯軸の長軸上への荷重では，歯の内部応力は均等で歯頸部に高い応力は発生しない．一方，側方荷重では，CEJ部エナメル質と骨頂部象牙質

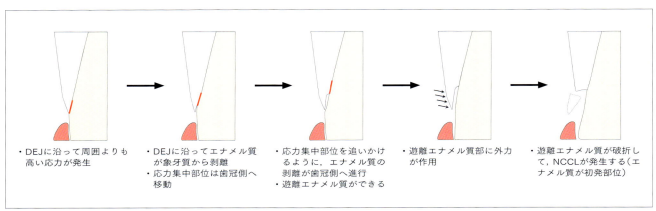

図1a　Dejakらが提唱した咬合力による歯頸部エナメル質が破壊するメカニズム（参考文献17より引用改変）．まず，咬合力が加わるとDEJに高い応力が発生する．次に，DEJに沿ってエナメル質が象牙質から剥離する．その後，応力集中部位はDEJが剥離していない歯冠側へ移動する．すると，応力集中部位を追いかけるようにエナメル質の剥離が歯冠側へ進行し，遊離エナメル質が発生する．そして，遊離エナメル質に外力が作用すると，遊離エナメル質が破折してNCCLが発生する．

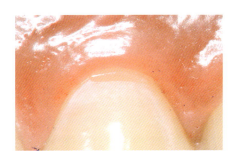

図1b　DEJに沿ってエナメル質が剥離した結果と考えられるNCCL．摩耗と酸蝕によってこの形態にエナメル質が喪失するとは考えにくい．

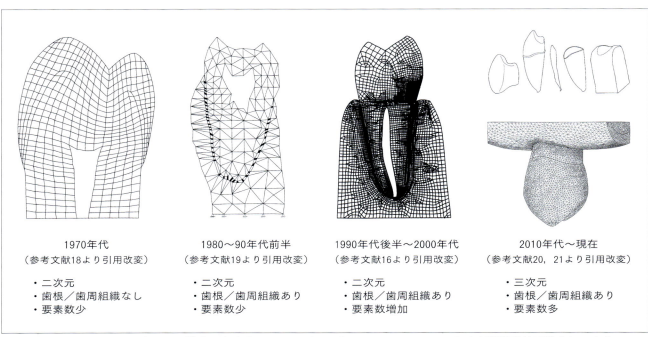

図2　コンピュータハードウェアの進歩にともない，コンピュータシミュレーションである有限要素法は進化してきた．コンピュータの演算能力が低かった1970年代には，二次元で歯根や歯周組織が省略されたメッシュが粗いモデルしか制作することができなかった．1980〜90年代前半頃には，歯根や歯周組織を含めることができるようになったが，メッシュは粗いままだった．1990年代後半になるとメッシュはかなり細かくなったが，まだ二次元のモデルであった．現代では，天然歯をマイクロCTでスキャンして，エナメル質，象牙質，歯髄，歯根膜，歯槽骨の形態を抽出し，それぞれに固有な物性値を付与した三次元モデルの構築が可能になっている．コンピュータの演算能力が向上して，かなり細かいメッシュ設定ができるようになった．

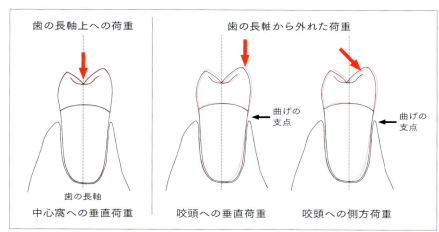

図3 歯の長軸上への荷重では、歯は純粋に沈下するため歯に曲げは生じない。一方、歯の長軸から外れた荷重では、骨頂部を視点として歯に曲げが生じ、側方荷重ではより強い曲げが生じる。

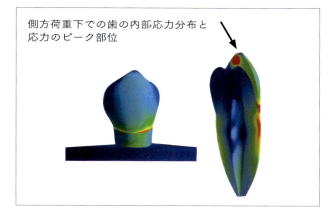

図4 側方荷重によって生じる応力のピークは、咬合接触点、CEJ部のエナメル質、骨頂部に隣接する歯根象牙質部に存在することが示されている(赤色の部分)。歯頸部の応力集中は飛び地的に比較的狭い範囲で起き、咬合接触点と歯頸部の中間部分の応力は低いことが特徴である(参考文献22より引用改変)。

の比較的狭い範囲に他の部位よりも高い応力が発生する。

3．歯頸部の応力ピーク部位は、荷重点の位置(咬合接触部位)と荷重方向(咬合力の方向)によって変化する。

4．DEJに沿って高い応力が発生し、エナメル質が象牙質から剥離することでNCCLが発生・進行することを示唆する研究もある。

5．歯頸部に歯質欠損があると欠損最深部に応力が集中するが、修復することで健全歯に近い応力分布状態に回復する。

歯の長軸上に荷重が加わると、歯は純粋に沈下して曲げは生じない。一方、歯の長軸を外れた荷重が加わると、歯には骨頂部を支点とした曲げが生じる(図3)。歯の長軸上への荷重では、歯の内部応力分布は均等で、歯頸部の応力は他の部位と大差がない。垂直荷重でもっとも高い応力が生じるのは、咬合接触点である。しかし、歯の長軸から外れた荷重では歯の曲げが生じ、歯頸部に他の部位よりも高い応力が発生する。

応力のピークは、咬合接触点、CEJ部のエナメル質、骨頂部に隣接する歯根象牙質部に存在することが示されている(図4)。咬合接触点に加わった力は、主として硬いエナメル質を介して根尖側へ伝達される。そして、咬合力はCEJ部で象牙質に移行して、歯根→歯根膜→歯槽骨→顎骨へと分散していく。弾性係数が異なる物質が接する界面では応力集中が起きるため、CEJ、とくにエナメル質で、応力が高くなる。骨頂部が曲げの支点となるため、その周囲の象牙質で応力が高くなる。歯頸部の応力集中は飛び地的に比較的狭い範囲で起き、咬合接触点と歯頸部の中間部分の応力は低いことが特徴である。応力のピーク部位は荷重位置と方向によって変化し、頬側咬頭と舌側咬頭への荷重によって生じる応力分布はそれぞれ鏡像のようになる(図5)。

健全な状態に加えて、NCCLがある状態ならびに

> 第3章 主要論文のレビュー

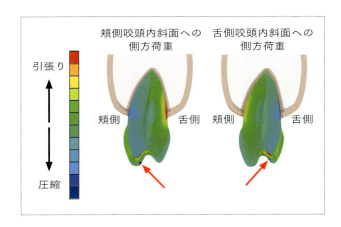

図5 応力分布と応力のピーク部位は，荷重が加わる位置と方向によって変化する．頬側咬頭内斜面への頬側方向荷重と舌側咬頭内斜面への舌側方向荷重では，頬舌的に鏡像のような応力分布となる（参考文献20より引用改変）．

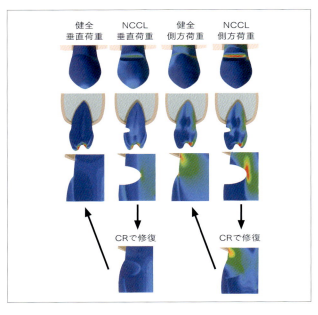

図6 垂直荷重を健全な状態に加えた場合，荷重点以外には高い応力は発生しない．NCCLがあると応力分布が変化し，欠損の最深部周囲で応力が高くなる．側方荷重（舌側咬頭への舌側方向荷重）を健全な状態に加えた場合，咬合荷重点・CEJのエナメル質部・骨頂部と接する歯根象牙質に高い応力が発生する．NCCLがあると欠損最深部に高い応力が発生する．その反面，NCCLのマージン部にはほとんど応力が発生しなくなる．側方荷重のほうが，NCCLの有無による応力分布の変化が顕著になる．修復を行うことで，いずれの荷重条件でも応力分布状態は健全な状態に近くなる（参考文献23より引用改変）．

修復された状態に関しても検証が進んだ．NCCLがあると欠損の最深部で応力が高くなるが，欠損のマージン部には応力が発生しなくなる．最深部の応力集中の程度は，くさび状の形態で皿状よりも強くなる．修復することにより欠損最深部の応力集中は緩和され，健全歯に近い応力分布状態に回復する（図6）．歯頸部歯質欠損と修復による応力分布の変化は，NCCLだけでなくう蝕による歯質欠損でも共通である．そのため，力が歯質欠損の原因であるか否かにかかわらず，歯頸部歯質欠損の管理には力学的配慮が必要になる．修復によって欠損最深部での応力集中が軽減され，応力分布が健全歯に近い状態に回復することは，修復するか否かの意思決定の際に考慮に加えるべきである．

＜解説＞

21世紀に入り，有限要素法研究は飛躍的に進歩して，咬合荷重下における歯の応力分布の解明に大きく貢献した．その背景にはコンピュータの著しい性能向上がある．1970～80年代最高のコンピュータでも演算能力は現代のスマートフォンにも遠く及ばず，当時の有限要素法研究は結果から臨床的示唆を導き出せるレベルではなかった（本章1-2）の①参照）．つまり，McCoyの誤引用で歯頸部に応力が集中することが実証されているかのように広まってしまったが，アブフラクション仮説が提唱された当時は歯の内部応力分布はほとんどわかっていなかった．

実際に検証が進むと，アブフラクション仮説で想定されたように歯頸部には咬合荷重で応力が発生す

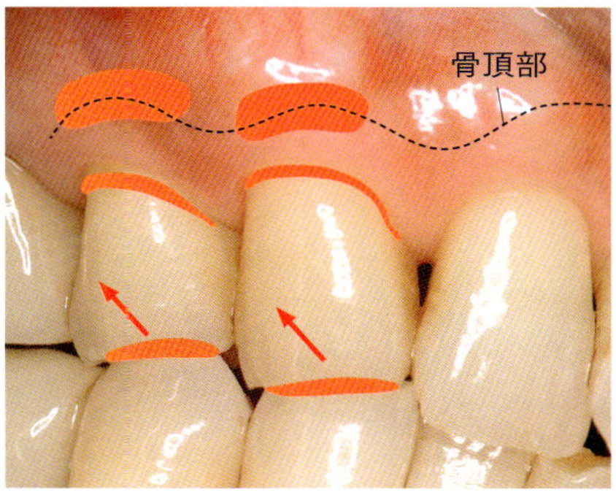

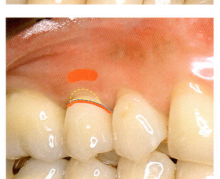

図7 応力解析研究から明らかになった応力のピークと口腔内写真の重ね合わせ．右側方へのグラインディングを想定した場合，咬合接触点と唇頬側CEJ部のエナメル質と骨頂部に近接した歯根部に応力のピークが発生する（赤色の部分）．骨頂部はポケット深さに骨縁上組織付着の高さを足した分だけ，歯肉縁よりも根尖側に位置している．そのため，歯の曲げの支点の位置は，歯肉縁下の深くに位置している．

図8 典型的なNCCL（黄色点線）に，咬合荷重により発生する応力のピーク部位（赤）を重ね合わせた図．NCCLはCEJ（青色点線）の歯肉側に位置しており，応力のピーク部位の中間に発生している．

ることが実証された．側方荷重に対して応力のピークのイメージ図を図7に示す．硬いが脆いエナメル質が薄くなっているCEJで応力が高くなることから，エナメル質から歯質の喪失が始まることが想定された（エナメル質自体のクラックとDEJに沿った剥離の2パターンがある）．しかし，この想定は，NCCLの多くがCEJの根尖側に位置する象牙質の欠損であること，あるいはDEJでの剥離とは無関係に象牙質の喪失が発生していること（本章2-4)の②参照），といった臨床的事実と一致しない．

典型的なNCCLが発生している部位は，応力のピークならびに物理的破壊が起きる想定部位と微妙にずれていることになる（図8）．詳細な知見がなかった1980〜90年代は，ざっくりと「歯頸部に応力が集中し，歯頸部歯質が破壊される」でよかったかもしれないが，現代ではより厳しく検証する必要がある．

現在の有限要素法は非常に強力な応力解析ツールであるが，結局はシミュレーションであるため結論には限界がある．そのため，アブフラクションに肯定的な根拠が有限要素法研究に依存している現状では，文献レビューの結論は「理論的根拠だけで，臨床的根拠はほとんどない」以上にはなり得ない．

応力解析研究は伝統的に1本の歯を対象に行われてきており，咬合している状態における対合歯の応力分布には注意が払われてこなかった．このことは，アブフラクション仮説の欠陥をマスクしてきた（第2章図17bb参照）．

3）NCCLの実験的再現

歯頸部は直接対合歯と接触する部位ではないものの，咬合荷重によって応力が発生することが応力解析研究によって確認されたが，あくまでもシミュレーションの結果である．そこからは歯頸部がリスク部位であることしか言えず，実際に歯質の破壊が起きるかは別な方法で検証する必要がある．

生物学的過程であるう蝕や唾液の影響を考慮しなければならない酸蝕と比較して，物理的な破壊であるアブフラクションの検証は簡単である．抜去歯に繰り返し荷重を加え続け歯頸部歯質の破壊が確認できれば，一定のアブフラクションの証明となる．応力解析研究と組み合わせることで，どのような応力

(圧縮，引っ張り，せん断)の影響が大きいかを検証することも可能である．

①荷重によるNCCLの実験的再現

ヒト抜去歯を用いて，繰り返し荷重と酸蝕が歯頸部エナメル質の喪失に与える影響を検証した研究がある[24]．荷重の有無にかかわらず，酸性溶液に浸漬した試料ではエナメル質の喪失が確認された．荷重なしの場合は，歯の表面は均等に喪失した．しかし，繰り返し荷重が加わった場合は，引っ張り応力が発生する部位で圧縮応力が発生する部位よりも酸蝕が促進され，歯質喪失量は不均等になった．蒸留水中で荷重を加えた場合，酸蝕のような歯質喪失は起きず，エナメル質のクラックは5試料のうちの1つで，1か所でのみ確認された．酸蝕と荷重によって，臨床で見られるNCCL様の形態に歯質は喪失しなかった．

ヒト抜去歯を用いて，繰り返し荷重と摩耗の影響を検証した研究もある[25]．研磨剤配合歯磨剤を併用したブラッシングでは歯頸部歯質の喪失が起きた．一方，繰り返し荷重は，単独で歯頸部歯質を喪失させず，摩耗と組み合わせても摩耗による喪失を増幅することはなかった．

検証の対象はNCCLではなくセメント質のクラックであるが，繰り返し荷重単独の影響を評価した研究もある[26]．歯頸部でセメント質のクラックが発生し，荷重回数が増加するとクラックは根尖方向へ進展することが示された．人工のアブフラクションが発生したと報告しているが，歯根表面のごく狭い範囲に限局した浅い凹みで(おそらくセメント質剥離)，顕微鏡写真が2枚提示されただけで発生頻度は言及されていない．

酸蝕と静荷重の組み合わせでNCCLを実験的に再現したと主張する研究もある[27]．しかし，示されたのは酸蝕を思わせる歯冠部エナメル質の広範な喪失をともなうCEJ歯冠側に位置した歯質欠損であり，NCCLの臨床像とは異なるものであった．そして，試料の8％(50本中4本)にしか観察されず，確実な実験的再現とは言い難い．

荷重単独でNCCLを実験的に再現した研究はいまだ存在せず，「抜去歯に繰り返し荷重を加え続ける」というかなり単純な実験デザインで検証できるにもかかわらず論文数は少ない．おそらくアブフラクションの実験的再現を試みた研究者はいたものの，結果が出ずに論文にできなかったのではないかと推測される．論文になっている研究のほとんどが酸蝕もしくは摩耗との抱き合わせであることが，この推測を裏付ける．これまでに行われてきたアブフラクションの再現実験における荷重条件はかなりマイルドであり，より厳しい荷重条件下では人工のアブフラクションが発生する可能性は否定できない．そのため，より強い荷重をより長時間作用させて，検証を行う必要がある．もし，それでもアブフラクションが実験的に再現できなかったとしても，それは現在のアブフラクションに否定的なコンセンサスを強化するものであり，十分に発表する価値のある結果である．

②現代の歯磨剤を用いた摩耗によるNCCLの実験的再現

荷重によってNCCLを実験的に再現した研究は存在しないものの，前述のように摩耗によるNCCLの再現研究は古くは20世紀初頭から存在している[28〜32]．しかしながら，アブフラクション仮説の提唱者たちはこれらの研究をほぼ無視したため，アブフラクションに関する論文だけ読むと摩耗でNCCLができる根拠は存在しないかのような印象を受けてしまう．

これらの古い摩耗によるNCCL再現研究の問題点として，研究が行われた当時の歯磨剤は現代のものと比較して研磨性が非常に高いことが挙げられる[33]．そのため，結果を現代にそのまま当てはめるべきではない．21世紀に入り，低研磨性のものを含む現代の歯磨剤を用いたNCCL再現実験が多数行われており，それらの結果をまとめる．

＜Litonjuaらの研究：2004年＞

抜去歯を用いて，歯磨剤を併用した水平的ブラッシングでのNCCLの実験的再現(研究1)[34]と，垂直／側方荷重が摩耗に与える影響の検証(研究2)[35]を行った研究である．RDA70と研磨性が低めの市

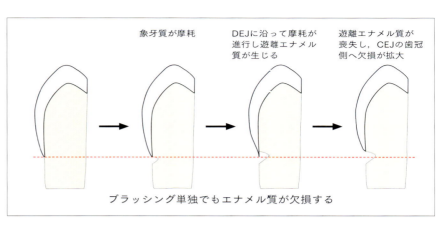

図9 摩耗によるNCCL再現実験で喪失するのはCEJ根尖側の象牙質であるが，LitonjuaらはCEJ部エナメル質の喪失も報告した．最初はCEJ根尖側の象牙質にNCCLが発生したが，進行の過程でDEJに沿って下掘れ式に象牙質が摩耗して遊離エナメル質が生じた．その後遊離エナメル質が喪失して，もともとのCEJよりも歯冠側へNCCLが拡大した（参考文献34より筆者作図）．

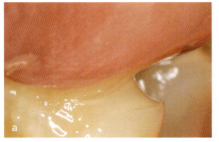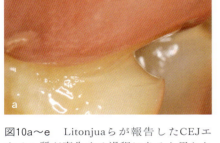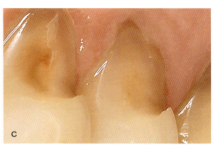
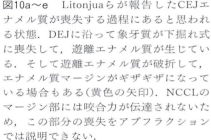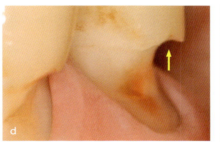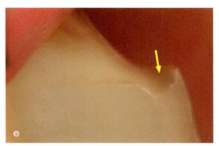

図10a〜e Litonjuaらが報告したCEJエナメル質が喪失する過程にあると思われる状態．DEJに沿って象牙質が下掘れ式に喪失して，遊離エナメル質が生じている．そして遊離エナメル質が破折して，エナメル質マージンがギザギザになっている場合もある（黄色の矢印）．NCCLのマージン部には咬合力が伝達されないため，この部分の喪失をアブフラクションでは説明できない．

販の歯磨剤を用いたが，水平的ブラッシングで人工のNCCLを再現できた．垂直荷重を加えた場合は非荷重群よりも歯質の喪失量が少なく，側方荷重では荷重群／非荷重群間に差がなかった．同一のブラッシングの条件で実験を行ったが，人工のNCCLはさまざまな形態になった（およそ半分がくさび状，1/4が皿状，1/4が混合型）．研究2では矯正治療のために同一患者から抜去した小臼歯のペアで荷重／非荷重の比較を行ったが，人工のNCCLの形態はほとんどのペア内で一致しており，荷重／非荷重で形態に差は出なかった．一方，ペア間（他人の歯）では，NCCLの形態は異なっていた．そのため，歯の形態や石灰化度の差がNCCLの臨床的特徴を規定する要因の1つであると推測した．

摩耗によって再現されたNCCLはCEJ根尖側に位置した象牙質の欠損であるが，研究1ではCEJ部のエナメル質の喪失も観察された（図9）．歯頸部の遊離エナメル質が発生・喪失する過程と思われる状況に遭遇することがあり（図10a〜e），現実的にあり得るシナリオである．

研究2で加えた側方荷重は，疲労破壊の原因となる繰り返し荷重ではなく静荷重である点には注意が必要である．この点は「荷重は摩耗に影響しない」という結論の説得力を弱めるものである．しかし，より最近の研究でも，繰り返し荷重が摩耗の進行を促進しないことが確認された[25]．まことしやかに「咬合荷重で歯頸部歯質にマイクロクラックが入って，摩耗しやすくなる」と言われているが，少なくとも現時点ではこの見解を支持する科学的根拠はない．

第3章　主要論文のレビュー

＜Dzakovichらの研究：2008年＞

　異なる歯ブラシと歯磨剤を用いて，摩耗によるNCCLの実験的再現を行った研究である[36]．切歯・犬歯・小臼歯・大臼歯の抜去歯を4本1セットにして歯列を模した実験試料を製作し，歯ブラシに関して6条件（ジェネリック／ブランド製×毛の硬さ：柔／中／硬）と歯磨剤に関して4条件（歯磨剤なし，RDA低／中／高）を組み合わせて検証した．肉眼で人工NCCLの有無と形態を判定し，定量的評価は行わなかった．各条件につき1試料であるため，統計学的分析も行っていない．

　歯磨剤を使用しない場合はNCCLを再現できなかったが，歯磨剤を併用すると約9割の歯に人工のNCCLが発生した．RDAの高低にかかわらず，歯磨剤が付いた歯ブラシが接触した象牙質部分でのみ歯質が喪失した．NCCLの形態は豊隆が消失した程度から皿状やくさび状までさまざまで，同一試料内でも一定でなく，歯磨剤・歯ブラシの種類とは関連がなかった．NCCLの形態は，歯列／歯肉のカントゥア／歯ブラシの毛の硬さ／歯面上での毛束の動きといった要因の動的な相互作用で決まると考察した．

　前述のLitonjuaらの研究では歯磨剤なしのコントロールがなかったため，何が象牙質を摩耗させたのかを特定できなかった．この研究では歯磨剤なしのコントロールでは象牙質は減っていないため，歯磨剤（その中の研磨剤）が原因であることが明らかになった．RDAの差によって人工のNCCLに明確な違いが出なかったが，肉眼による定性的な評価であり，実験条件1つあたり1試料しか調べていないため統計学的検討ができない，といった実験デザインの限界があるため決定的な結論ではない．

　これら2000年代の研究によって，研磨性が低くなった現代の歯磨剤でもNCCLを実験的に再現されることが示された．しかし，歯ブラシや歯磨剤の種類の影響，ならびに歯ブラシと歯磨剤の相互作用を明らかにできる研究デザインではなかった．これらに関しては2010年代後半の研究を待つ必要がある．足りない点があったもののDzakovichらの研究が与えたインパクトは大きく，この結果を見てDawsonがアブフラクション肯定派から否定派に転向した[37]．また，アブフラクション否定派の急先鋒であるAbrahamsenはこの研究に関与しており，DawsonはAbrahamsenのアブフラクションに関する見解に影響を受けたことを認めている．アブフラクション否定派の点と点はつながっている．

　NCCLから離れるが，Dzakovichらは酸蝕の典型像と考えられている切縁・咬合面におけるカップ状歯質欠損に対する摩耗の影響も検証した[38]．NCCLと同様に，研磨剤配合歯磨剤と水平的なブラッシングによってカップ状の歯質欠損が実験的に再現された[38]．さらに酸蝕を組み合わせた場合には，エナメル質と管間象牙質が喪失し外套象牙質が盛り上がったカップ状の欠損とは逆の形状となった[39]．カップ状の欠損に酸蝕が関与することを示す臨床的根拠はたくさん存在するため，実験的研究2つで酸蝕の関与が完全に否定されるわけではない．しかし，摩耗の関与も想定する必要性を示す結果である．

＜インディアナ大学修復・カリオロジーグループの研究：2017～2019年＞

　2000年代に行われた摩耗によるNCCL再現研究の進化版であり，細やかな実験条件設定を行い，摩耗に与える歯磨剤や歯ブラシの影響を明らかにした．

研究1：歯磨剤の研磨性が人工的NCCLに与える影響[40]

　歯ブラシとブラッシング方法（水平的ストローク，200g）を統一して，6種類の歯磨剤と脱イオン水（コントロール）で生じる抜去歯歯頸部象牙質の摩耗量と形態を，三次元表面形状測定装置を用いて評価した．歯磨剤の研磨性が高くなると，人工のNCCLは進行が速く，より大きくなり，くさび状が占める割合も高くなった．Dzakovichらの研究では研磨性の違いでNCCLの形態に差が出なかったことと対照的であり，評価法の差（肉眼vs三次元表面形状測定装置）に起因すると考察した．摩耗が原因と考えられるNCCLの進行抑制もしくは発生予防には，RDAの低いもしくは研磨剤無配合の歯磨剤の使用が効果的と考えられる．ストローク数が大きくなるほど喪失量が増え研磨性の差がより顕著になるため，歯磨剤と歯の接触時間を減らすことも摩耗予防に有効と考えられる．

研究2：毛の硬さと研磨性の相互作用[41]

研究1の続報で，歯磨剤の種類を減らし歯ブラシを3種類に増やして，歯磨剤と歯ブラシの相互作用を検証した研究である．歯ブラシを3種類（軟／中／硬）と歯磨剤3種類（研磨性：低／中／高）ならびに脱イオン水（コントロール）を組み合わせた12パターンによって生じる摩耗量の差を，抜去歯を用いて検証した．コントロールと低研磨性歯磨剤では，歯ブラシによる差はなかった．高／中研磨性歯磨剤を使った場合，硬／中の歯ブラシ間に差はなかった．すべての歯ブラシで，高研磨性→中→低→コントロールの順で喪失量が減少した．

硬い歯ブラシと研磨性の高い歯磨剤の組み合わせは，NCCL発生と進行のリスクが高いことが示された．しかし，過去の研究では柔らかい歯ブラシのほうが喪失量は大きくなるという報告があり，他の要因（歯磨剤の組成，歯ブラシの毛の形態，ストロークの回数等）も影響している可能性を考察した．象牙質の摩耗に関して，歯磨剤だけでなく歯ブラシをはじめとする他の要因にも注意する必要がある．しかし，歯磨剤なし／低研磨性の歯磨剤では歯ブラシによる摩耗量の差がなかったため，象牙質摩耗の主原因は歯磨剤の研磨性で，歯ブラシの種類は修飾因子である．

研究3：歯ブラシのデザインとブラッシング圧の影響[42]

歯磨剤（RDA=98.6）とブラッシング方法（水平的ストローク）を一定にして，歯ブラシの種類（①通常毛・平切り，②山切り，③交差多段植毛・ラバー毛併用，④交差多段植毛・可動性ヘッド，⑤細・テーパー毛）とブラッシング圧（約100g／約300g）を組み合わせて，象牙質の摩耗量と形態を比較した．NCCLの形態は平坦／カップ状／くさび状に分類した．

歯ブラシ①でもっとも歯質の喪失量が大きくなった（統計学的有意差あり）．くさび状が占める割合は②と③がもっとも高く（それぞれ53.1%，43.8%），⑤でもっとも低かった（3.1%）．ブラッシング圧の違いは，摩耗量と形態に影響しなかった．歯ブラシ①は他に比べて毛の直径が飛び抜けて太いことが，喪失量が大きい理由ではないかと考察した．

歯ブラシの毛の違い（直径，形態，植立方向等）によって，摩耗量とNCCLの形態が変わることは新たな知見である．象牙質を摩耗させるのは歯磨剤中の研磨剤であるが，そのキャリアーである歯ブラシのデザインによって摩耗の仕方にかなり大きな違いが生じることは興味深い．象牙質が露出した／NCCLがある患者に対して，歯ブラシの選択はNCCLの予防／進行抑制に影響する可能性がある．しかし，歯ブラシの選択で優先されるべきはバイオフィルムの除去効果であるため，本末転倒にならないように注意が必要である．

研究4：酸蝕が摩耗に与える影響[43]

上記の3研究とは異なり，ウシの歯を用いた研究である．エナメル質と象牙質両方を含む試料を用いて，3種類の歯ブラシ（柔／中／硬）と研磨性の異なる歯磨剤2種類（低／高）の6パターンの組み合わせを，酸蝕を含めた摩耗サイクルで比較した．摩耗サイクルはより臨床的状況に近くなるように，酸蝕と再石灰化を考慮した1日の生活を模したプロトコールを採用した．

酸蝕1（クエン酸，5分）→再石灰化（人工唾液，60分）→摩耗1（ブラッシング，150g 45ストローク）→再石灰化（人工唾液，60分）→酸蝕2（5分）→再石灰化（人工唾液，60分）→酸蝕3（5分）→再石灰化（人工唾液，60分）→酸蝕4（5分）→再石灰化（人工唾液，60分）→摩耗2（ブラッシング，150g 45ストローク）→再石灰化（人工唾液，夜間）このサイクルを3日分と5日分行った時点で，非接触型表面形状測定装置を用いて喪失量を計測した．

エナメル質の喪失量に歯磨剤と歯ブラシによる差はなく，摩耗サイクル数のみが歯質の喪失量に影響した．サイクル数と喪失量は比例していた．象牙質の喪失量は研磨性の高い歯磨剤で大きくなり，硬い歯ブラシとの組み合わせで喪失量がもっとも大きくなった．サイクル数により喪失量は増えるが，比例してはいなかった．

酸蝕を加え，現実の状況により近づけた摩耗サイクルを用いた研究である．ここまで示してきた摩耗単独の研究ではエナメル質の喪失はほとんどなかったが，酸蝕が加わるとエナメル質も喪失することが示された．本研究ではエナメル質と象牙質の喪失量の比を1：2.5と算出しているが，摩耗単独ではエ

ナメル質と象牙質の喪失量はおよそ1：20という報告がある[44]．酸蝕の影響が強いとエナメル質と象牙質の喪失量の差が小さくなるため，摩耗と酸蝕による歯質喪失のパターンは象牙質が選択的に喪失したNCCLの典型像とは異なってくると考えられる．

＜歯ブラシの種類が摩耗量に与える影響＞

RDAが高め（150）の歯磨剤を用いて，音波歯ブラシ／電動歯ブラシ／手用歯ブラシによる象牙質の摩耗量を抜去歯で比較した研究がある[45]．摩耗量は手用歯ブラシ＜電動歯ブラシ＜音波歯ブラシの順で大きくなり，それぞれ統計学的に有意差があった．しかし，ストローク数を統一できる手用歯ブラシどうしの比較とは異なり，音波歯ブラシ／電動歯ブラシ／手用歯ブラシをフェアに比較する条件設定は難しい．この研究ではブラッシング圧をすべての歯ブラシで2Nに統一しているが，手用歯ブラシと音波歯ブラシのブラッシング圧を口腔内で実測した研究では，手用ブラシのほうが統計学的に有意に高かった[46]．その値を反映させてウシの歯を用いて摩耗試験を行ったところ，手用歯ブラシのほうが音波ブラシよりも象牙質の摩耗量が多かった[46]．このように，条件設定によって摩耗量が異なるため，一概に「〇〇歯ブラシのほうが削れる」と結論付けることはできない．

③ Stress corrosionの検証

ウシ前歯から規格化した試料を製作し6群に振り分けて，酸ならびに応力の種類（引っ張り／圧縮）がCEJ付近に与える影響を検証した[47]（図11a）．

結果の要約を図11bに示す．精製水に浸漬した試料では応力の有無／種類にかかわらず，CEJ付近には変化が起きなかった．一方，酸性溶液に浸漬した試料ではエナメル質が脱灰し，引っ張り応力を作用させた試料で統計学的に有意に脱灰量が大きかった．DEJに沿ったエナメル質の剥離も起きた．酸と引っ張り応力を作用させた試料でのみエナメル質のマイクロクラックが観察されたが，それらはDEJで止まり象牙質へは伝播しなかった．この研究で観察された現象は典型的NCCLの歯質欠損のごく一部しか説明できず，アブフラクション仮説はNCCLの原因であることを支持できないと結論付けた．

荷重単独ではマイクロクラックが発生せず酸の存在が必須であり，無荷重で酸に浸漬した試料でもDEJでのエナメル質の剥離が観察されたことからも，酸が主原因で応力は修飾因子と考えるべきである．歯肉縁付近では歯肉溝滲出液によって酸蝕は抑制されるが，歯肉退縮してCEJが歯肉縁から離れている場合は，この実験で観察された現象がNCCLの歯冠側への進行に貢献しているかもしれない．荷重条件が，繰り返し荷重ではなく静荷重である点がこの研究の弱点である．

＜NCCL再現研究のまとめ＞

NCCLは摩耗／酸蝕／アブフラクションを三大原因とする多因子性疾患と考えられているが，それぞれの影響力は大きく異なることがこれまでの研究で示されている．アブフラクションは今日まで実験的に実証されておらず，酸によって歯質が喪失することを実証した研究は多数存在するが，酸蝕単独でNCCLの形態を再現したものはない．

それらに対して，摩耗によるNCCLの実験的再現は数多く存在し，関連要因の影響についても詳細な検証が進んでいる．しかしながら，アブフラクション肯定派の集大成といえるNCCLの教科書には「摩耗はNCCLの原因の中で，影響の小さい補助因子である」ならびに「ブラッシング圧が過剰だと硬組織喪失が増えるが，摩耗は無視できる程度である」と結論付けられている[48]．2017年の発刊で，LitonjuaらならびにDzakovichの論文はすでに発表されていた時期であったにもかかわらず，かなり攻めた結論である．

なぜその結論に至ったかを検証するため参考文献を確認したところ，本章で取り上げた論文を含めヒト抜去歯を用いて摩耗で人工的NCCLを再現した研究がまったく含まれていなかった．たまたますべて抜け落ちるとは考えにくく，うがった見方かもしれないが文献の選択に意図的なものを感じる．この教科書の編者の1人であるアブフラクション仮説提唱者のGrippoは，一貫して摩耗を軽視している．もう1人の編者であるSoaresはNCCLに関する有限要

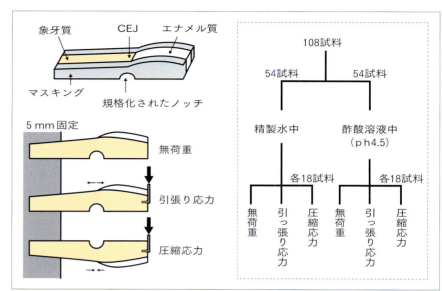

図11a 静荷重と酸蝕がエナメル質の脱灰とCEJに与える影響(参考文献47より引用改変).

	DEJのギャップ(狭)	DEJのギャップ(広)	エナメル質のクラック
酸＋引っ張り応力	33.3%	50.0%	88.3%
酸＋圧縮応力	66.7%	0.0%	0%
酸のみ	50.0%	33.3%	0%
精製水(すべての荷重条件)	0%	0%	0%

図11b 静荷重と酸蝕がエナメル質の脱灰とCEJに与える影響(参考文献47より引用改変).

素法研究の第一人者である．アブフラクションに肩入れしたい心情は理解できるが，不都合な結果をまったくなかったことにするのは科学的に不誠実である．もし摩耗によるNCCL再現研究の手法に問題があると考えて除外したのであれば，具体的に問題点を挙げて考察すべきであろう．

2017年以降，さらに摩耗によるNCCL再現研究は増えて，研究デザインも洗練されてきた．その反面，アブフラクションはいまだに実験的に再現されていないままである．Tooth wearの第一人者でアブフラクションに否定的なAbrahamsenは，「アブフラクション仮説を広めることは，科学的文献を知らないか利己的に隠しているかのいずれかである」[49]と批判しているが，Grippoらの摩耗に関する文献の取り扱いによく当てはまる．今後アブフラクション肯定派が，アップデートされた知見に対してどのように折り合いをつけていくのか注視したい．

NCCLを再現した条件では例外なく研磨剤入りの歯磨剤が使われており，歯ブラシ単独でNCCLを再現した研究は1つも存在しないことから，歯磨剤中の研磨剤が象牙質を喪失させていることは明らかである．公平を期すため，「歯磨剤を併用した一生分のブラッシングでも象牙質の喪失量は少なく，1mm未満である」[50〜52]と結論付けたレビューもあることを記す．しかし，この結論の根拠として引用された2つの研究はゾウの象牙[53]とメチルメタクリレート(レジン)[54]を用いた摩耗実験であり，ヒト象牙質の長期的摩耗に関して結論を出せるような参考文献ではない．

最新のものでも2005年の文献レビューであるため，本章で取り上げた21世紀の研究はどれも含まれていない．新たな研究をアップデートし適切な論文を選択すれば，異なる結論に至ると考えられる．NCCL再現研究の結果を要約すると，以下のようになる．

1．荷重単独でNCCLを実験的に再現した研究は存在しない．
2．NCCLを実験的に再現できたのはブラッシングによる摩耗だけであり，象牙質が選択的に喪失する摩耗はNCCLの臨床的特徴をもっともよく説明する．

3. 象牙質を摩耗し人工のNCCLを作っているのは歯磨剤中の研磨剤であり，研磨性が高いほど喪失量が増え，鋭いくさび状の割合が高くなる．
4. 歯ブラシに関する要因（毛の硬さと形態／植毛状態，手用か電動か）は歯磨剤と相互作用し，象牙質の摩耗量を増やしたり減らしたりする．
5. 酸蝕が関与してくるとエナメル質の喪失も起きるようになり，酸蝕で軟化したエナメル質は摩耗によって容易に喪失する．
6. 引っ張り応力はエナメル質の酸蝕を促進する修飾因子である（stress corrosion）．

4）口腔内でできたNCCLの詳細な検証

アブフラクションが実験的に再現できていないことは，あくまでも調べられた実験条件内での話であり，アブフラクションが臨床的に存在することを完全に否定するものではない．実際に口腔内で発生したNCCLを観察して，アブフラクションとしての特徴があるかを検証した研究がある．

①NCCLを有する抜去歯の観察

観察方法として電子顕微鏡を用いた研究[55〜59]が主流で，マイクロCTを用いた研究[60]もある．NCCLの位置が明記されている研究では，すべてのNCCLはCEJの根尖側に位置した象牙質の欠損だった[55,60]．アーチファクト以外で，CEJ部エナメル質のマイクロクラックのようなアブフラクション仮説を支持するような所見は見つからなかった．Abdallaらの研究ではくさび状のNCCLにおいて欠損最深部の象牙質にマイクロクラックが観察されたが，これはアブフラクション仮説から予想される所見とは異なっている．そのため，AbdallaらはNCCLの微細構造が明らかでなかった時代に提唱されたアブフラクション仮説は，新たな所見を取り入れてアップデートする必要があることを提唱した[59]．

Nguyenらは，アブフラクション仮説を支持する所見はなかったものの，すべてのNCCLで摩耗（水平的な引っ掻き傷）および／もしくは酸蝕（平滑な表面）の所見が観察されたと報告した[55]．

抜去歯を用いた研究では，抜去時のダメージによるアーチファクトの可能性を除外できないことが共通の問題である．

②口腔内でNCCLの断面を観察できる新しい方法

光干渉断層計（OCT）は口腔内で歯の断面を直接観察できるため，抜去歯を用いた研究に付き物であるアーチファクトの問題がなくなる．OCTを用いて，NCCLがある歯を口腔内で観察した研究がある[61]．NCCLを有する歯ではNCCLがない歯と比較して，咬耗／DEJに沿ったクラック／知覚過敏症状／象牙質表面の脱灰が統計学的に有意に多く観察された．象牙質表面の脱灰は，NCCLが大きいグループでより頻繁に観察された．咬耗とDEJに沿ったクラックは年齢の高いグループでより頻繁に観察された．

Dejakらが予測したDEJに沿ったエナメル質の剥離（図1a）が実証されたことになる．しかし，DEJに沿ったクラックが観察された歯ではすでにNCCLが発生していた（図12a）．同じグループの別論文でも，同様の状態が報告されている[62]．2症例で絶対的な結論を出すことはできないが，NCCLの発生に必ずしもDEJに沿ったクラックは必須でないことが示される．むしろDEJからの歯頸部エナメル質の剥離は，象牙質に初発したNCCLがCEJを超えて歯冠側へ拡大することに貢献していると考えられる（図12b）．LeeとEakleが想定したようなエナメル質のマイクロクラックは確認されておらず，電子顕微鏡等を用いた研究と同様に，NCCLへの力の関与はアブフラクション仮説提唱当時からアップデートすべきであることを示す結果と考えられる．

肉眼では確認できない微妙な脱灰やDEJに沿ったクラック等，これまで検出できなかった多因子性を示唆する所見を抜歯することなく得られたことは進歩である．しかし，本研究は横断研究であるため，口腔内で非破壊的に測定できるというOCTの利点を生かしてNCCLの経時的変化を追跡する研究が待たれる．

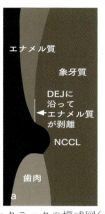
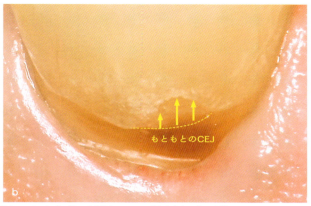

図12a, b　OCTで観察されたDEJに沿ったクラックの模式図(a)(文献87, 88を参考に制作). CEJ根尖側の象牙質にすでにNCCLが存在しており, かならずしもエナメル質の剥離からNCCLが発生するわけでないことが示唆される. むしろ, 剥離したエナメル質が喪失し, NCCLの歯冠側への拡大に寄与すると考えられる. その過程にあると考えられる臨床写真を示す(b). エナメル質の被覆がなくなり露出した象牙質は, 摩耗によって容易に喪失していくと予測される.

5) NCCLの臨床研究

これまで多くのNCCLに関する論文を紹介してきたが, 基礎研究もしくは横断研究である. よりエビデンスレベルが高い前向きの臨床研究もまだ少ないが存在する. それらをまとめて紹介する.

①NCCLの進行に影響する要因に関する5年間の前向き研究

NCCLの5年間での進行と関連した要因を検証した前向き研究である[63]. 被験者29名に対して, 観察開始時／1年後／2年後／5年後に印象採得を行って石膏模型を製作し, 非接触型三次元表面形状測定装置を用いてスキャンした. 各データを重ね合わせて, NCCLの体積変化を算出した. 感圧シートを用いてNCCLがある歯の咬頭嵌合位における咬合圧の絶対値を, 咬合圧センサーを用いて咬頭嵌合位／左右側方位／前方位におけるNCCLがある歯の相対的咬合力(すべての咬合接触点を合計した平均に対する比率)を測定した. 食事／全身疾患／ブラッシング／口腔の悪習癖について口頭で質問した. 5年後に採得した模型を用いて, 咬耗とガイド様式を検証した. 咬頭嵌合位における咬合圧の絶対値と相対的咬合力のみが, 統計学的に有意にNCCLの進行と関連していた.

一見すると, アブフラクションに肯定的な強い根拠との印象を受ける. しかし, 関連がなかった咬合関連要因(偏心位における相対咬合力／咬耗／自己申告による歯ぎしり・咬爪癖)のほうが多かったことに注意が必要である. アブフラクションは咬耗とブラキシズムと関連すると考えられていることから, かならずしもアブフラクションを全面的に肯定する結果ではない.

ブラッシングと酸蝕にNCCLは関連しなかったとの結果であるが, 質問項目が「1日に1回以上ブラッシングするか？／ミディアムかハードな歯ブラシを使っているか？／強く・水平的にブラッシングするか？」と自己評価のみであり, 歯磨剤の情報が収集されていない. 酸蝕に関する質問項目は「柑橘類や酸っぱい飴を長時間口腔内にとどめておくか？／日に1度以上炭酸飲料・ジュース・ワインを飲むか？／日に1度以上酸性のドレッシングやソースを摂取するか？」のみであった. 歯質を溶かす可能性がある飲食物・薬剤・習慣は多岐に渡るため, 酸蝕の要因を取り漏らしている可能性がある. NCCLのような多くの要因が関与する疾患において, どの要因を調べる(調べない)かによって結論が変化する可能性があり, 解釈する際には注意が必要である.

②酸蝕とNCCLの進行と要因に関する6年間前向き研究

　被験者55人に対して6年間での酸蝕とNCCLの進行を評価した[64]．被験者は26～30歳と46～50歳の2つの年齢グループからランダムに選択された．酸蝕は唇頬側と咬合面／舌口蓋側に分けて，Grade 0から3で評価した．NCCLはGrade 0から2（0：NCCLなし，1：深さ1mm未満，2：深さ1mm以上）で評価した．食習慣（果物，柑橘類，フルーツジュース，アップルジュース，野菜，ヨーグルト），口腔清掃習慣（歯磨剤の種類，ブラッシングの頻度，歯ブラシの毛の硬さ），服用薬剤，胃食道逆流，放射線治療，唾液腺疾患，環境からの酸ばく露，知覚過敏症状について調査した．咬合に関連する要因は調査しなかった．

　酸蝕とNCCLともに年齢の高いグループで進行が顕著だった．酸蝕の進行は酸性食品の摂取と，NCCLの進行はブラッシングの頻度と相関したため，それぞれ主原因が異なると推測した．酸蝕とNCCLは独立した疾患ではなく，原因の関与度が異なるだけで連続した疾患との仮説を示した（図13）．酸蝕とNCCLはともに全員が同じように進行するわけではなく，著しい進行を示すハイリスク群とほとんど変化が見られない低リスク群が存在した．

　おそらくtooth wearとNCCLを一緒に評価した唯一の臨床研究である．本論文ではNCCLではなくwedge-shaped defectが使われていたが，NCCLという用語が定着する前の論文である．図13は酸蝕とNCCLを非う蝕性の歯質喪失で一括りにして，酸蝕と摩耗の関与度の両極端であることを示した非常に興味深い仮説である．筆者がtooth wearとNCCLは統合されるべきと考えるようになったきっかけである．アブフラクションが疑問視される以前の論文で，NCCLの原因としてアブフラクションが含まれている．しかし，著者のLussiはアブフラクションを不適切用語としたコンセンサス[13]を策定したメンバーの1人であり，現時点では図13からアブフラクションを除外すると推測される．

③NCCLの3～5年の進行に関する三次元的解析

　共焦点レーザー顕微鏡（CLMS）を用いて，NCCL（16人の83か所）の3～5年間での進行を形態学的・定量的に評価した研究である[65]．くさび状が28％，皿状が58％，複合型が14％であった．皿状のNCCLは主として高さが増加したのに対して，くさび状のNCCLは高さと深さが増加した．深さの年間増加量は，ベースライン時の深さが深いほど大きかった．形態にかかわらず，ほとんどのNCCLで深化は緩徐であった．

　NCCLの進行には活動期と休止期があることを示唆しており，Lussiらが進行の速い群と遅い群があると示したことと合わせて，第2章で提示したNCCLの前向き経過観察を裏付けてくれる結果である．活動期に作用した要因が特定できれば，NCCLの病因により近付くことができるだろう．

④NCCL進行抑制を目的とした介入研究

　NCCLの進行抑制を目的として咬合調整を行った研究である[66]．前向きの介入研究であるため，これまで紹介した研究のいずれよりもエビデンスレベルが高い結果が得られる研究デザインである．

　グループファンクションの側方ガイドとなっていて，NCCLがある上顎歯を2本有する被験者39名を対象として，1本をランダムに選択し，偏心運動時の咬合接触部位を削合した（咬頭嵌合位の接触は残した）．もう一方の歯はコントロールとした．印象採得して模型を製作し，実験開始時と30か月後のNCCLの大きさを比較した．評価者にはどちらが咬合調整した歯かわからないように盲検化した．NCCLの進行に関して，咬合調整した群とコントロール群の間に統計学的に有意な差は認められなかった．そのため，NCCLの進行抑制目的で咬合調整を行うことは支持できないと結論付けた．

　ランダム化した前向き介入研究であり，評価者の盲検化も行っているため，非常によく練られた実験デザインである．その研究の結果が「咬合調整ではNCCLの進行を止めることはできなかった」である

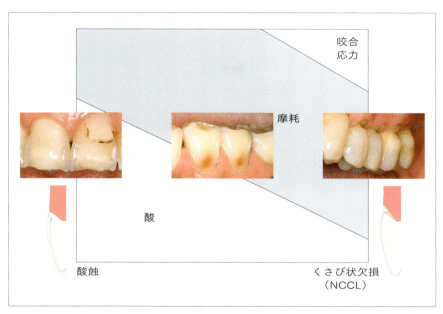

図13 酸蝕とNCCLは作用する要因の割合が異なるだけで同一線上にある疾患であることを示唆する図．酸蝕の影響が強い場合，歯肉縁近くを除きエナメル質全面が喪失する．酸蝕の影響が小さく，摩耗の影響が大きい場合は，エナメル質の喪失は少なくなり，露出した象牙質部分が選択的に喪失する．酸蝕と摩耗の影響が拮抗する場合は，両極の中間的な喪失形態となる．酸蝕の影響が少ない状況で摩耗の影響が顕在化するには，歯肉退縮により歯根象牙質が露出する必要がある．この図の元となった図が提唱されたのは2000年で，まだアブフラクションに否定的な見解がほとんどなかった時代である．そのため，NCCLに対するアブフラクションの影響が考慮されていた（参考文献64より引用改変）．

ことは，真摯に受け止める必要がある．よく考えられた研究デザインではあるが，臨床研究としての限界もある．咬頭嵌合位の接触は残しているため，咬合荷重は0になったわけではない．食物を介した荷重はコントロール歯にも同様に加わるため，実験歯とコントロール歯が観察期間で受けた力にどれだけ差があるかは不明である．

実験歯に咬合荷重がまったく加わらないようにする介入は，現実的に実行不可能である．そもそもRCTのような介入研究は治療効果を確認するための研究デザインであるため，NCCL（アブフラクション）のような病的状態を発生させるような研究に用いることはできない．そのため，おそらく本研究の実験デザインが倫理的に許容される限界でないかと考えられる．また，ヒトを対象とした場合，摩耗や酸蝕に関する習慣を被験者間で統一することは現実的に不可能であり，臨床研究で咬合の影響だけを切り出すことは困難である．

実験デザイン上，グループファンクションの側方ガイドになっていることが被験歯の条件であるため，被験者を集める段階で多くのNCCLが除外されたと記載されている．そのなかには，前方開咬でまったく咬合していない歯に生じたくさび状のNCCLも含まれた．この事実からも，著者らは，アブフラクション仮説に疑問を呈している．

6) NCCLに関する研究の現在地

アブフラクション仮説の登場は，NCCLの歴史において大きな転換点であった．しかし，教科書を書き換える新説としては根拠が圧倒的に不足していたにもかかわらず，わずか数年で証明された事実であるかのように扱われるようになってしまったのが現実である．21世紀以降に行われた検証研究によって根拠がないことが再認識された結果が，AAP／EFPのコンセンサスに代表される現代における文献レビューの結論である．この点はアブフラクションを肯定的に捉えている人たちも押さえておかなければならない．アブフラクション仮説提唱から現代に至る流れを図14に時系列に沿って示す．

この章で紹介したようにアブフラクションに関する否定的な知見は相当量が蓄積された一方で，肯定的な結果は1）咬合荷重で歯頸部に応力が発生すること，2）ある種の咬合関連要因とNCCLが相関すること（同時に相関しないとする研究も相当数存在する），3）修飾因子として引っ張り応力がエナメル質の酸蝕を増強することにとどまっている．今後，よりエビデンスレベルの高い研究が出てきて，今日の知見が書き換えられていく可能性はある．しかし，約20年間の蓄積をひっくり返すには1つや2つの肯

第3章 主要論文のレビュー

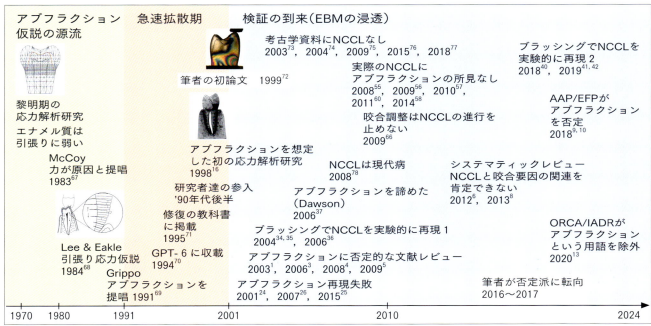

図14 論文から見たアブフラクションの歴史を示す．アブフラクションという用語は1991年にGrippoによって提唱されたが，1980年代の仮説が下敷きとなっている．これらの仮説は，1970年代の応力解析研究と「エナメル質は引っ張りに弱い」ということが根拠となっている．このように根拠は脆弱であったにもかかわらず，アブフラクション仮説は1990年代に急速に広まり事実のように扱われるようになった．1990年代後半から研究者が参入するようになり，アブフラクションにフォーカスした応力解析研究を皮切りに，21世紀になると論文が飛躍的に増えていった．応力解析研究を除いたアブフラクションに関する文献と，摩耗によるNCCL再現研究を時系列に沿って提示する（疫学研究はレビュー論文で代表）．アブフラクション仮説の登場から，学術団体による否定に至った経緯が理解できるであろう．考古学資料に関する研究は，第1章8で解説している．筆者は1990年代後半にアブフラクションの実証を目指して応力解析研究に従事した肯定論者であったが，21世紀の研究と自身の臨床観察（第2章参照）を踏まえて否定的に考えを変えた．

定的な論文では不十分であり，容易なことではないと筆者は考えている．

もしアブフラクションを再検証するのであれば，比較的弱い荷重条件でしか行われていない抜去歯を用いた実験的再現が狙い目であろう．より強い荷重条件で人工のアブフラクションを再現できれば，その特徴（初発部位がエナメル質か象牙質か，進行の仕方，形態，荷重点との位置的関係等）は有益な情報をもたらすだろう．しかし，もしより過酷な荷重条件でもNCCLの再現ができなければ，それはGrippoらに端を発するアブフラクション仮説の決定的な終焉となるであろう．

アブフラクションとは対照的に，21世紀以降の摩耗に関する知見の充実ぶりは目を見張るものがある．とくに，インディアナ大学グループによる研究で，歯磨剤と歯ブラシの影響と相互作用の解明が進んだ．アブフラクション仮説の登場で言われるようになった「ブラッシングが原因なんて時代遅れ」と言う見解こそが，今や過去の遺物である．

しかし，GrippoやLeeらの仮説が否定されたことが，NCCLと力が無関係であることを意味しない点には注意が必要である．力がエナメル質の酸蝕やDEJに沿ったエナメル質の剝離を助長することは確認されており，増悪因子として臨床的に注意を払う必要はある．

アブフラクション仮説は無駄だったかというと，決してそうではない．NCCLに対する注目が高まり研究が進んだ点は，アブフラクション仮説が登場したことによるプラス面である．とくに，有限要素法研究による検証は，歯の内部応力分布と応力集中部位に関して多くの有用な知見をもたらした．

21世紀以降の摩耗に関する研究はアブフラクション仮説に対するアンチテーゼとしての側面があり，アブフラクション仮説が提唱されなければ行われなかったかもしれない．アブフラクション仮説の登場によって，明らかになったことは多い．ただ残念な

点があるとすれば，これらの検証がアブフラクション仮説が浸透する前に行われなかったことである．すべての仮説は検証を経て定説になっていくものであるが，アブフラクション仮説ではその過程が残念ながら飛ばされてしまった．自分自身の信条に合致した仮説は誰しも無批判で受け入れがちであるが，アブフラクション仮説の経緯を教訓にして，われわれは客観的・批判的に検証するように習慣付ける必要がある．

参考文献

1. Litonjua LA, Andreana S, Bush PJ, Tobias TS, Cohen RE. Noncarious cervical lesions and abfractions：a re-evaluation. J Am Dent Assoc. 2003 Jul；134(7)：845-50.
2. Rees JS, Jagger DC. Abfraction lesions：myth or reality? J Esthet Restor Dent. 2003；15(5)：263-71.
3. Bartlett DW, Shah P. A critical review of non-carious cervical (wear) lesions and the role of abfraction, erosion, and abrasion. J Dent Res. 2006 Apr；85(4)：306-12.
4. Wood I, Jawad Z, Paisley C, Brunton P. Non-carious cervical tooth surface loss：a literature review. J Dent. 2008 Oct；36(10)：759-66.
5. Michael JA, Townsend GC, Greenwood LF, Kaidonis JA. Abfraction：separating fact from fiction. Aust Dent J. 2009 Mar；54(1)：2-8.
6. Senna P, Del Bel Cury A, Rösing C. Non-carious cervical lesions and occlusion：a systematic review of clinical studies. J Oral Rehabil. 2012 Jun；39(6)：450-62.
7. Estafan A, Furnari PC, Goldstein G, Hittelman EL. In vivo correlation of noncarious cervical lesions and occlusal wear. J Prosthet Dent. 2005 Mar；93(3)：221-6.
8. Silva AG, Martins CC, Zina LG, Moreira AN, Paiva SM, Pordeus IA, Magalhães CS. The association between occlusal factors and noncarious cervical lesions：a systematic review. J Dent. 2013 Jan；41(1)：9-16.
9. Fan J, Caton JG. Occlusal trauma and excessive occlusal forces：Narrative review, case definitions, and diagnostic considerations. J Periodontol. 2018 Jun；89 Suppl 1：S214-S22.
10. Jepsen S, Caton JG, Albandar JM, Bissada NF, Bouchard P, Cortellini P, Demirel K, de Sanctis M, Ercoli C, Fan J, Geurs NC, Hughes FJ, Jin L, Kantarci A, Lalla E, Madianos PN, Matthews D, McGuire MK, Mills MP, Preshaw PM, Reynolds MA, Sculean A, Susin C, West NX, Yamazaki K. Periodontal manifestations of systemic diseases and developmental and acquired conditions：Consensus report of workgroup 3 of the 2017 World Workshop on the Classification of Periodontal and Peri-Implant Diseases and Conditions. J Periodontol. 2018 Jun；89 Suppl 1：S237-S48.
11. American Academy of Periodontology. Glossary of Periodontal Terms, https：//members.perio.org/libraries/glossary(2024年5月23日アクセス)
12. The Glossary of Prosthodontic Terms 2023：Tenth Edition. J Prosthet Dent. 2023 Oct；130(4 Suppl 1)：e7-e126.
13. Schlueter N, Amaechi BT, Bartlett D, Buzalaf MAR, Carvalho TS, Ganss C, Hara AT, Huysmans MDNJM, Lussi A, Moazzez R, Vieira AR, West NX, Wiegand A, Young A, Lippert F. Terminology of Erosive Tooth Wear：Consensus Report of a Workshop Organized by the ORCA and the Cariology Research Group of the IADR. Caries Res. 2020；54(1)：2-6.
14. Grippo JO, Simring M, Coleman TA. Abfraction, abrasion, biocorrosion, and the enigma of noncarious cervical lesions：a 20-year perspective. J Esthet Restor Dent. 2012 Feb；24(1)：10-23.
15. Duangthip D, Man A, Poon PH, Lo ECM, Chu CH. Occlusal stress is involved in the formation of non-carious cervical lesions. A systematic review of abfraction. Am J Dent. 2017 Aug；30(4)：212-20.
16. Rees JS. The role of cuspal flexure in the development of abfraction lesions：a finite element study. Eur J Oral Sci. 1998 Dec；106(6)：1028-32.
17. Dejak B, Mlotkowski A, Romanowicz M. Finite element analysis of mechanism of cervical lesion formation in simulated molars during mastication and parafunction. J Prosthet Dent. 2005 Dec；94(6)：520-9.
18. Yettram AL, Wright KW, Pickard HM. Finite element stress analysis of the crowns of normal and restored teeth. J Dent Res. 1976 Nov-Dec；55(6)：1004-11.
19. Atmaram GH, Mohammed H. Estimation of physiologic stresses with a natural tooth considering fibrous PDL structure. J Dent Res. 1981 May；60(5)：873-7.
20. Soares PV, Machado AC, Zeola LF, Souza PG, Galvão AM, Montes TC, Pereira AG, Reis BR, Coleman TA, Grippo JO. Loading and composite restoration assessment of various non-carious cervical lesions morphologies - 3 D finite element analysis. Aust Dent J. 2015 Sep；60(3)：309-16.
21. Jakupović S, Anić I, Ajanović M, Korać S, Konjhodžić A, Džanković A, Vuković A. Biomechanics of cervical tooth region and noncarious cervical lesions of different morphology；three-dimensional finite element analysis. Eur J Dent. 2016 Jul-Sep；10(3)：413-8.
22. Zeola LF, Pereira FA, Machado AC, Reis BR, Kaidonis J, Xie Z, Townsend GC, Ranjitkar S, Soares PV. Effects of non-carious cervical lesion size, occlusal loading and restoration on biomechanical behaviour of premolar teeth. Aust Dent J. 2016 Dec；61(4)：408-17.
23. Machado AC, Soares CJ, Reis BR, Bicalho AA, Raposo L, Soares PV. Stress-strain Analysis of Premolars With Non-carious Cervical Lesions：Influence of Restorative Material, Loading Direction and Mechanical Fatigue. Oper Dent. 2017 May/Jun；42(3)：253-65.
24. Palamara D, Palamara JE, Tyas MJ, Pintado M, Messer HH. Effect of stress on acid dissolution of enamel. Dent Mater. 2001 Mar；17(2)：109-15.
25. Dickson WJ, Vandewalle KS, Lien W, Dixon SA, Summitt JB. Effects of cyclic loading and toothbrush abrasion on cervical lesion formation. Gen Dent. 2015 Mar-Apr；63(2)：e1-5.
26. Noma N, Kakigawa H, Kozono Y, Yokota M. Cementum crack formation by repeated loading in vitro. J Periodontol. 2007 Apr；78(4)：764-9.
27. Whitehead SA, Wilson NH, Watts DC. Development of noncarious cervical notch lesions in vitro. J Esthet Dent. 1999；11(6)：332-7.
28. Miller WD. Experiments and observations on the wasting of tooth tissues variously designated as erosion, abrasion, chemical abrasion, denudation, etc. Dent Cosmos 1907；49：1-23.
29. Miller WD. Experiments and observations on the wasting of tooth tissues variously designated as erosion, abrasion, chemical abrasion, denudation, etc. Dent Cosmos 1907；49：109-24.
30. Miller WD. Experiments and observations on the wasting of tooth tissues variously designated as erosion, abrasion, chemical abrasion, denudation, etc. Dent Cosmos 1907；49：225-47.
31. Manly RS, Schickner FA. Factors Influencing Tests on the Abrasion of Dentin by Brushing with Dentifrices. Journal of Dental Research. 1944；23(1)：59-72.
32. Kitchin PC, Robinson HB. The abrasiveness of dentifrices as measured on the cervical areas of extracted teeth. J Dent Res. 1948 Apr；27(2)：195-200.
33. St John S, White DJ. History of the development of abrasivity limits for dentifrices. J Clin Dent. 2015；26(2)：50-4.
34. Litonjua LA, Andreana S, Bush PJ, Tobias TS, Cohen RE. Wedged cervical lesions produced by toothbrushing. Am J Dent. 2004 Aug；17(4)：237-40.
35. Litonjua LA, Bush PJ, Andreana S, Tobias TS, Cohen RE. Effects of occlusal load on cervical lesions. J Oral Rehabil. 2004 Mar；31(3)：225-32.
36. Dzakovich JJ, Oslak RR. In vitro reproduction of noncarious cervical lesions. J Prosthet Dent. 2008 Jul；100(1)：1-10.

37. Dawson PE. Occlusal Disease.In：Dawson PE. Functional Occlusion. Amsterdam：Elsevier，2006；17-26.

38. Dzakovich JJ, Oslak RR. In vitro reproduction of incisal/occlusal cupping/cratering. J Prosthet Dent. 2013 Jun；109（6）：384-91.

39. Dzakovich JJ, Oslak RR. In vitro effects of acid challenge on incisal/occlusal cupping/cratering. J Prosthet Dent. 2017 Jan；117（1）：124-31.

40. Sabrah AH, Turssi CP, Lippert F, Eckert GJ, Kelly AB, Hara AT. 3D-Image analysis of the impact of toothpaste abrasivity on the progression of simulated non-carious cervical lesions. J Dent. 2018 Jun；73：14-8.

41. Turssi CP, Binsaleh F, Lippert F, Bottino MC, Eckert GJ, Moser EAS, Hara AT. Interplay between toothbrush stiffness and dentifrice abrasivity on the development of non-carious cervical lesions. Clin Oral Investig. 2019 Sep；23（9）：3551-56.

42. Turssi CP, Kelly AB, Hara AT. Toothbrush bristle configuration and brushing load：Effect on the development of simulated non-carious cervical lesions. J Dent. 2019 Jul；86：75-80.

43. Lippert F, Arrageg MA, Eckert GJ, Hara AT. Interaction between toothpaste abrasivity and toothbrush filament stiffness on the development of erosive/abrasive lesions in vitro. Int Dent J. 2017 Dec；67（6）：344-50.

44. Stookey GK. In vitro estimates of enamel and dentin abrasion associated with a prophylaxis. J Dent Res. 1978 Jan；57（1）：36.

45. Bizhang M, Schmidt I, Chun YP, Arnold WH, Zimmer S. Toothbrush abrasivity in a long-term simulation on human dentin depends on brushing mode and bristle arrangement. PLoS One. 2017 Feb 21；12（2）：e0172060.

46. Wiegand A, Burkhard JP, Eggmann F, Attin T. Brushing force of manual and sonic toothbrushes affects dental hard tissue abrasion. Clin Oral Investig. 2013 Apr；17（3）：815-22.

47. Leal NMS, Silva JL, Benigno MIM, Bemerguy EA, Meira JBC, Ballester RY. How mechanical stresses modulate enamel demineralization in non-carious cervical lesions? J Mech Behav Biomed Mater. 2017 Feb；66：50-7.

48. Soares PV, Grippo JO. Noncarious Cervical Lesions and Cervical Dentin Hypersensitivity Etiology, Diagnosis, and Treatment. Batavia：Quintessence Pub，2017.

49. Abrahamsen TC, Grippo JO, Singh MI, Winter R. Round table. Question Non-carious cervical lesions：Does occlusion affect their formation and treatment? Inside Dentistry 2011 September；26-8.

50. Hunter ML, Addy M, Pickles MJ, Joiner A. The role of toothpastes and toothbrushes in the aetiology of toothwear.Int Dent J.2002 October；52（5）：399-405.

51. Addy M, Hunter ML. Can tooth brushing damage your health? Effects on oral and dental tissues. Int Dent J. 2003；53 Suppl 3：177-86.

52. Addy M. Tooth brushing, tooth wear and dentine hypersensitivity--are they associated? Int Dent J. 2005；55（4 Suppl 1）：261-7.

53. Phaneuf EA, Harrington JH, Dale PP, Shklar G. Automatic toothbrush：a new reciprocating action. J Am Dent Assoc. 1962 Jul；65：12-25.

54. Dyer D, Addy M, Newcombe RG. Studies in vitro of abrasion by different manual toothbrush heads and a standard toothpaste. J Clin Periodontol. 2000 Feb；27（2）：99-103.

55. Nguyen C, Ranjitkar S, Kaidonis JA, Townsend GC. A qualitative assessment of non-carious cervical lesions in extracted human teeth. Aust Dent J. 2008 Mar；53（1）：46-51.

56. Daley TJ, Harbrow DJ, Kahler B, Young WG. The cervical wedge-shaped lesion in teeth：a light and electron microscopic study. Aust Dent J. 2009 Sep；54（3）：212-9.

57. Michael JA, Kaidonis JA, Townsend GC. Non-carious cervical lesions：a scanning electron microscopic study. Aust Dent J. 2010 Jun；55（2）：138-42.

58. Walter C, Kress E, Götz H, Taylor K, Willershausen I, Zampelis A. The anatomy of non-carious cervical lesions. Clin Oral Investig. 2014 Jan；18（1）：139-46.

59. Abdalla R, Mitchell RJ, Ren YF. Non-carious cervical lesions imaged by focus variation microscopy. J Dent. 2017 Aug；63：14-20.

60. Hur B, Kim HC, Park JK, Versluis A. Characteristics of non-carious cervical lesions--an ex vivo study using micro computed tomography. J Oral Rehabil. 2011 Jun；38（6）：469-74.

61. Wada I, Shimada Y, Ikeda M, Sadr A, Nakashima S, Tagami J, Sumi Y. Clinical assessment of non carious cervical lesion using swept-source optical coherence tomography. J Biophotonics. 2015 Oct；8（10）：846-54.

62. 田上順次．トゥースウェアの病態と治療指針．日本歯科医師会雑誌.2018；71（3）：29-37.

63. Sawlani K, Lawson NC, Burgess JO, Lemons JE, Kinderknecht KE, Givan DA, Ramp L. Factors influencing the progression of noncarious cervical lesions：A 5-year prospective clinical evaluation. J Prosthet Dent. 2016 May；115（5）：571-7.

64. Lussi A, Schaffner M. Progression of and risk factors for dental erosion and wedge-shaped defects over a 6-year period. Caries Res. 2000 Mar-Apr；34（2）：182-7.

65. Hayashi M, Kubo S, Pereira PNR, Ikeda M, Takagaki T, Nikaido T, Tagami J. Progression of non-carious cervical lesions：3D morphological analysis. Clin Oral Investig. 2022 Jan；26（1）：575-83.

66. Wood ID, Kassir AS, Brunton PA. Effect of lateral excursive movements on the progression of abfraction lesions. Oper Dent. 2009 May-Jun；34（3）：273-9.

67. McCoy G. On the longevity of teeth. J Oral Implantol. 1983；11（2）：248-67.

68. Lee WC, Eakle WS. Possible role of tensile stress in the etiology of cervical erosive lesions of teeth. J Prosthet Dent. 1984 Sep；52（3）：374-80.

69. Grippo JO. Abfractions：a new classification of hard tissue lesions of teeth. J Esthet Dent. 1991 Jan-Feb；3（1）：14-9.

70. The glossary of prosthodontic terms. The Academy of Prosthodontics. J Prosthet Dent. 1994 Jan；71（1）：41-112.

71. Sturdevant CM, Robertson TM, Heymann HO, Sturdevant JR．The Art and Science of Operative Dentistry 3rd Edition．St. Louis：Mosby, 1995

72. Kuroe T, Itoh H, Caputo AA, Nakahara H. Potential for load-induced cervical stress concentration as a function of periodontal support. J Esthet Dent. 1999；11（4）：215-22.

73. Aubry M, Mafart B, Donat B, Brau JJ. Brief communication：Study of noncarious cervical tooth lesions in samples of prehistoric, historic, and modern populations from the South of France. Am J Phys Anthropol. 2003 May；121（1）：10-4.

74. Aaron GM. The prevalence of non-carious cervical lesions in modern and ancient American skulls：lack of evidence for an occlusal etiology. MDS thesis. Florida The University of Florida.2004.

75. Ritter AV, Grippo JO, Coleman TA, Morgan ME. Prevalence of carious and non-carious cervical lesions in archaeological populations from North America and Europe. J Esthet Restor Dent. 2009；21（5）：324-34.

76. Urzua I, Cabello R, Rodriguez G, Sanchez J, Faleiros S, Pacheco A. Absence of non-carious cervical lesions（NCCLs）in a Chilean Pre-Columbian sample with severe occlusal tooth wear. Int J Odontostomat. 2015；9（1）：59-64.

77. Pogoncheff CM. Investigation of Occlusal Wear and Non-Carious Cervical Lesions in Skeletal Remains. Dent Pract 2018；1：001-5.

78. Kaidonis JA. Tooth wear：the view of the anthropologist. Clin Oral Investig. 2008 Mar;12 Suppl 1（Suppl 1）：S21-6.

索引

あ

アブフラクション ……… 9, 38, 39, 46, 69, 83, 124, 156, 201, 208, 217, 222, 223, 224, 234, 239, 240
胃食道逆流症 ……… 19
医療面接 ……… 81, 82
因果関係 ……… 60, 65
エッチング ……… 96, 98, 99, 100, 102, 103
エナメル突起 ……… 170, 196, 197, 198, 199
音波ハブラシ ……… 234

か

強圧でブラッシング ……… 170, 171
くさび状欠損（WSD）……… 10
グラスアイオノマー ……… 95, 114, 118
クリーピング ……… 128, 162, 163
結合組織移植術（CTG）……… 104, 107, 108, 110, 118
研磨剤配合歯磨剤 ……… 40, 132, 183, 188, 191
硬化象牙質 ……… 75, 76
咬合性外傷 ……… 138, 142
咬合調整 ……… 238
咬耗 ……… 9, 20, 60, 61, 62, 73, 202, 203
コンポジットレジン ……… 94, 95, 111, 114, 118
根面被覆処置 ……… 106, 107, 108, 110, 111, 114, 118, 119

さ

酸蝕 ……… 9, 13, 41, 69, 73, 80, 81, 83, 172, 185, 201, 203, 233, 234, 235, 237
サンドブラスト ……… 96, 97, 99, 101, 103, 104, 105, 106
歯間ブラシ ……… 89, 133, 134
歯根破折 ……… 140, 141, 143, 144
歯肉圧排 ……… 96, 97, 100, 101, 102, 104
歯肉退縮 ……… 49, 54, 57, 62, 73, 74, 75, 85, 108, 111, 114, 119, 128, 135, 162, 163, 165, 166, 170, 171, 181, 182, 183, 184, 194, 195, 197
歯肉弁歯冠側移動術（CAF）……… 107

歯磨剤 ……… 40, 48, 49, 50, 66, 69, 74, 84, 85, 87, 88, 92, 126, 133, 139, 164, 170, 179, 181, 216, 230, 231, 232, 235
習慣性嘔吐 ……… 82
修復材料の浮き上がり ……… 15, 17, 19
食習慣 ……… 81, 82
水平的ブラッシング（水平的ストローク）……… 40, 48, 55, 85, 92, 126, 132, 133, 135, 139, 164, 170, 171, 191, 216
ストロークが大きく圧が強いブラッシング ……… 179, 181, 183, 188, 191
ゼロポジション ……… 81
相関関係 ……… 60, 65
象牙細管 ……… 73, 75
象牙質知覚過敏 ……… 72, 74, 75, 85, 90, 111

た

第三象牙質（修復象牙質）……… 75, 76, 92
第二象牙質 ……… 92
唾液 ……… 17
電動歯ブラシ ……… 234
動水力学説 ……… 72, 73

な

乳歯の咬耗 ……… 22
乳歯の酸蝕 ……… 20

は

歯ブラシ ……… 40, 49, 66, 69, 85, 88, 154, 155, 232, 233, 235
引っ張り応力説（LeeとEakleの理論）……… 157, 180, 211
ファセット ……… 146, 147
フェノタイプ ……… 57, 58, 85, 86, 108, 110, 112, 115, 164, 165, 166, 167
ブラキシズム ……… 22, 145
ブラッシング圧 ……… 49, 92, 94, 133, 135, 139, 191, 233, 234

フレミタス ……………………………………………………… 140

ま
摩耗 ……… 9, 22, 40, 83, 84, 172, 195, 197, 201, 202, 203, 214, 216, 230, 231, 232, 233, 234, 235, 240
モチベーション ……………………………………………… 81

や
有限要素法 ……………………………… 213, 224, 225, 226
遊離エナメル質 ………………………………… 17, 226, 231

ら
ラバーダム防湿 ……………………………… 96, 101, 104
臨界pH ……………………………………………………… 14, 15

A
AbrahamsenのTooth wear診断用フローチャート
……………………………………………………………… 204

B
bio-corrosion ……………………………………… 221, 224

C
Cairoの分類 ……………………… 54, 107, 108, 112, 119
CEJ ……… 96, 104, 106, 108, 110, 111, 112, 114, 115, 118, 119, 227, 228, 231, 234, 236

D
DEJ ………………………………… 226, 227, 231, 234, 236

E
Enamel Matrix Derivative(EMD) ……………… 109, 113
Erosive tooth wear …………… 9, 23, 42, 162, 172, 174, 185, 202

F
Fruit sucking ……………………………………………… 18

G
The Glossary of Prosthodontic Terms(GPT) ……… 8, 9, 218, 224

M
Maximum Root Coverage(MRC) ……… 111, 114, 118

N
NCCL ……… 9, 73, 75, 108, 111, 114, 118, 119, 201, 202, 224, 228, 236, 237, 238, 239, 240
　1歯に2つのNCCL ……………………………………… 196
　大きく深いNCCL ……………………………………… 187
　下顎舌側で観察されたNCCL ……………………… 174
　歯肉縁下のNCCL ………………………… 128, 162, 204
　修復・クラウンマージン部のNCCL ……… 31, 168, 177, 178, 193, 194
　舌・口蓋側のNCCL …………… 31, 134, 149, 181, 182
　狭くて深いNCCL ……………………………………… 190

タンデムなNCCL	176, 177
とびとびのNCCL	180, 182
乳歯に見られたNCCL	35
隣接面のNCCL	31, 70, 133
NCCLの疫学	35

P
Pini-Pratoの分類	106

R
RDA	48, 52, 232, 233

S
Santamaria	106
Soda swishing	18
Stress corrosion	41, 234

T
Tooth wear	9, 13, 201, 202

V
Verrettのtooth wear診断用フローチャート	14

Z
Zucchelli	109, 114

あとがき

　筆者がアブフラクションを初めて知ったのは，「the Quintessence」1994年4月号の特集記事であった．大きな衝撃を受けてのめり込み，熱烈なアブフラクションの信奉者となった．それから30年間にわたり研究者，臨床医としてアブフラクションを追いかけた記録が本書となる．筆者は，次第にアブフラクションではNCCLを説明できないと考えるようになり，そこから遅ればせながらtooth wear(酸蝕／摩耗／咬耗)を学んでいった．おそらくほとんどの人が酸蝕をきっかけにtooth wearを学ぶのとは，異なる道を辿ってきたのである．これが，「う蝕以外の原因で歯が減っている」現象への筆者の解釈が独自路線である大きな理由の1つだろう．

　結局，過去に発信した情報を自ら否定する結果になったが，過去の検証が甘かったという反省はあってもアブフラクションにのめり込んだことに後悔は一切ない．情報が変われば結論が変化するのは科学のつねであり，1990年代にはなかった情報(自院でのNCCL症例の長期的経過観察と21世紀に出た論文)を手にした現在の筆者が考えを変えることは，自然な流れである．そのため，本書で示した結論も将来的に変化する可能性はある．その際はアップデートした情報をまた発信したいと考えている．筆者は，歯科医師としてはベテランと言われる年代に差し掛かったが，自説とは異なる事実や考え方を受け入れる柔軟性，常識を疑い源流までさかのぼって検証する熱量，必要とあらば持論を捨て去る勇気を，なくさないようにしていきたい．

　大学の医局にあった雑誌の特集記事に目を止めなければ，雲の上の存在である今回の共著者の方がたと一緒に書籍を作る機会をもつことなどできなかっただろう．アブフラクションを知ったことが，とくに目的もなく漫然と研修医をしていた筆者にスイッチを入れ，歯科医師として大きなターニングポイントとなった．そのきっかけを作ってくれたともいえるクインテッセンス出版から本書を上梓できたことを光栄に感じている．そして，もし本書が読者のなんらかのスイッチを入れるきっかけとなれば，望外の喜びである．

　忙しい時にNCCLの写真を撮り出す院長に内心うんざりしているかもしれないが，筆者を献身的にサポートしてくれる当院のスタッフに深く感謝したい．過去に在籍してくれたスタッフを含め，本書に提示した臨床例の情報は彼女達がいなければ集めることはできなかった．最後になるが，辛抱強く原稿を待って何度も修正に対応していただいた，担当編集の武部知佳子氏と多田裕樹氏には心から感謝の意を表したい．

2024年7月
黒江敏史

略歴

【監著者】

黒江　敏史
（くろえ　としふみ）

1993年　東北大学歯学部卒業
1993年〜1997年　東北大学歯学部歯科補綴学第二講座研修医・研究生
1997年〜1999年　UCLA Biomaterials Science 客員研究員
1999年〜2001年　北海道大学歯学部歯科補綴学第二講座医員
2001年〜2009年　北海道大学大学院歯学研究科高齢者歯科学教室助手
2009年　山形県にて黒江歯科医院を開業
現在に至る

＜主な所属・役職＞
ITIフェロー／CID Club／北海道形成歯科研究会／勝史塾／日本口腔インプラント学会／日本臨床歯周病学会／日本補綴歯科学会／日本顎咬合学会

【著者】

青島　徹児
（あおしま　てつじ）

1995年　日本大学歯学部卒業，同歯科補綴学教室Ⅲ講座入局
1998年　都内診療所にて修行
2002年　入間市にて青島デンタルオフィス開業
現在に至る

＜主な所属・役職＞
日本歯科審美学会会員／日本顎咬合学会認定医／American Academy of Cosmetic Dentistry会員／Leading Dentists Association (LDA)会員／Esthetic Explorers副会長／Bio-Emulationメンバー／oral designメンバー／入間市歯科医師会会長

【著者】

井上　和
（いのうえ　かず）

東京都歯科医師会附属歯科衛生士専門学校卒業．
保健所，都内歯科医院勤務の後，卒後5年目から現在まで臨床を続けながら全国の歯科医院でスタッフトレーニングなどを行っている．「ぶっちゃけK's seminar」主宰．

【著者】

築山　鉄平
（つきやま　てっぺい）

2001年　九州大学歯学部卒業
2001年〜2004年　佐賀医科大学(現佐賀大学医学部)歯科口腔外科勤務
2004年〜2006年　矢澤歯科医院(東京都中央区日本橋)勤務
2006年〜2009年　タフツ大学歯学部歯周科 post-graduate program 修了，最優秀臨床賞(certificate of excellence)受賞
2009年　米国歯周病学会認定歯周病インプラント学専門医取得 (Diplomate, American Board of Periodontology)
2010年　米国歯科修士取得(Master of Science)
2009年〜2010年　タフツ大学歯学部審美補綴フェロー
2011年〜　医療法人雄之会つきやま歯科医院
現在に至る

＜主な所属・役職＞
米国歯周病学会ボード認定歯周病インプラント専門医／ヨーロッパインプラント学会認定インプラント専門医／日本歯周病学会／日本臨床歯周病学会理事／日本口腔インプラント学会／OJ (Osseointegration Japan)正会員，理事／日本顎咬合学会／日本小児口腔発達学会(NPD)／米国歯科大学院同窓会(JSAPD)会長／Perio Health Institute Japan (PHIJ), Dental Square Japan(DSJ)主宰

クインテッセンス出版の書籍・雑誌は，弊社Webサイトにてご購入いただけます．

PC・スマートフォンからのアクセスは…

歯学書　検索

弊社Webサイトはこちら

なぜ起きる？　どう対応する？
非う蝕性歯頸部歯質欠損 NCCL

2024年9月10日　第1版第1刷発行

監　　者	黒江敏史（くろえとしふみ）
著　　者	青島徹児（あおしまてつじ）／井上　和（いのうえかず）／築山鉄平（つきやまてっぺい）
発 行 人	北峯康充
発 行 所	クインテッセンス出版株式会社 東京都文京区本郷3丁目2番6号　〒113-0033 クイントハウスビル　電話(03)5842-2270(代表) 　　　　　　　　　　　(03)5842-2272(営業部) 　　　　　　　　　　　(03)5842-2278(編集部) web page address　https://www.quint-j.co.jp
印刷・製本	サン美術印刷株式会社

Printed in Japan　　　　　　　　　　　　　　禁無断転載・複写
ISBN978-4-7812-1026-1　C3047　　　落丁本・乱丁本はお取り替えします
　　　　　　　　　　　　　　　　　　　　定価はカバーに表示してあります